THINKI
新思

新 一 代 人 的 思 想

DEADLIEST ENEMY

ENEMY

致命

命

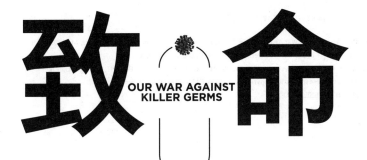

OUR WAR AGAINST
KILLER GERMS

敌

人

为下一次
大流行病做准备

[美]迈克尔·T.奥斯特霍姆
[美]马克·奥尔沙克————著

张彦希 张瑾 黄怡洁 王宸————译

中信出版集团 | 北京

图书在版编目（CIP）数据

致命敌人：为下一次大流行病做准备 /（美）迈克尔·T.奥斯特霍姆,（美）马克·奥尔沙克著；张彦希等译. -- 北京：中信出版社, 2020.11
书名原文：Deadliest Enemy: Our War Against Killer Germs
ISBN 978-7-5217-1969-7

Ⅰ.①致… Ⅱ.①迈… ②马… ③张… Ⅲ.①传染病防治—研究 Ⅳ.① R183

中国版本图书馆 CIP 数据核字 (2020) 第 178674 号

致命敌人：为下一次大流行病做准备

著　　者：［美］迈克尔·T.奥斯特霍姆　［美］马克·奥尔沙克
译　　者：张彦希　张瑾　黄怡洁　王宸
出版发行：中信出版集团股份有限公司
　　　　　（北京市朝阳区惠新东街甲 4 号富盛大厦 2 座　邮编　100029）
承 印 者：北京市十月印刷有限公司

开　　本：880mm×1230mm　1/32　　印　张：12.5　　字　数：200 千字
版　　次：2020 年 11 月第 1 版　　印　次：2020 年 11 月第 1 次印刷
京权图字：01-2020-3300
书　　号：ISBN 978-7-5217-1969-7
定　　价：78.00 元

目录

谨将本书献给这三个以信仰和爱影响我人生道路的人。他们每个人都以自己的方式教会我从过去和今天的经验中学习，并梦想一个更美好的明天：

已故的拉维恩·基特尔·赫尔，在我还年幼时，是他为我规划出人生的发展方向；

大卫·罗斯林博士是为我指明方向的"北极星"，他将科学与政策融合，在超过45年的时间里激励我去追求梦想；

克里斯汀·摩尔博士，如果没有她的专业支持和建议，我就不会有今天的成就。

——迈克尔·奥斯特霍姆

谨将本书献给我的兄弟乔纳森·S.奥尔沙克博士，他长期奋斗于抗疫前线，我对他充满爱和钦佩。

——马克·奥尔沙克

人类只有三大劲敌：发热性传染病、饥荒和战争；其中最强大和最可怕的，就是发热性传染病。

——威廉·奥斯勒爵士，医学博士

一个好的冰球运动员能找准球的位置。一个伟大的冰球运动员能预测球的位置。

——韦恩·格雷茨基，著名冰球运动员

2020年新版序言

在 2014 年至 2016 年西非埃博拉病毒疫情暴发期间，我们提出了撰写此书的计划。在寨卡病毒暴发，从太平洋诸岛传播到美国北部和南部地区期间，我们完成了此书的撰写。在写作过程中，我们仍对 2002 年始于东南亚后又蔓延到加拿大的 SARS（严重急性呼吸综合征）冠状病毒暴发记忆犹新，此外还有 2009 年从墨西哥突然暴发的 H1N1 流感，以及 2012 年席卷阿拉伯半岛的另一种冠状病毒 MERS（中东呼吸综合征）。当我们撰写这篇新版序言之时，我们正面临着 COVID-19（新型冠状病毒）肺炎的全球大流行，疫情在 2019 年底暴发。这种冠状病毒大流行在某种程度上与流感传播类似，它通过呼吸道吸入被感染者的飞沫和充斥着病毒的微小气溶胶颗粒，来实现人与人的传播，正如我们在本书第 19 章所详细描述的一种流感大流行传播过程一样。所有此类传染病的暴发到底有何共同之处呢？

它们的暴发都具有突然性，但事情本不该如此。下一场疫情也不该是突然暴发的；我们敢肯定，**以后必定还会有疫情来临**，而且不会只有一次。正如本书所述，未来将会暴发的疫情甚至会比COVID-19疫情更为严重，波及范围更广，影响更为深远。更有可能的是，正如我们在书中所写，它将是一种新型流感病毒，其破坏性影响将与1918—1919年造成5 000万到1亿人口死亡的大流感相同，但它将会在一个人口三倍于当时的世界里暴发，在那时国际商业航空旅行更加频繁，第三世界特大城市崛起，人类对自然栖息地的侵占已经把动物的疾病储藏库带到了"自家门口"，数亿人和携带病毒的宿主动物聚居在一起。此外还有一个全球的即时供应链，供应从电子产品、汽车零部件到救生药品的所有用品，如果没有这些用品的即时供应，世界上最先进的医院就无法运转。

我们不禁要问，人类用了一个世纪所实现的科学进步，足以让我们做好准备来应对这场大灾难了吗？遗憾的是，正如本书第19章所描述的那样，我们并未做好充分的准备。事实上，我们在撰写《致命敌人》一书的初版时所做的那些分析，指出的那些当务之急，以及提出的一些预防建议，就目前来看仍是正确且值得借鉴的。我们并不因能有这种先见之明而自满，但事实上，我们确实提出过警告。

我们再来看一下目前的实际情况。

试图阻断一种类似于流感的病毒的传输，如COVID-19的传播，就像是试图阻断风一样困难。我们最多只能做到让其传播速度减缓，如中国政府对数亿公民实施强有力的限制措施，减缓了其扩散速度，再比如其他国家，像韩国和新加坡，为确诊感染者和发现所有可能的接触者做出了努力，这是美国极其缺乏的。唯一可以遏制这种病毒传播的方法是使用一种有效的疫苗，而这种疫苗尚未被开发。从零开始研发疫苗需要几个月甚至几年的时间。

在任何传染病全球性大流行的情形下，有效的领导力都是关键，一国首脑的首要职责就是提供准确的最新信息，这些信息应该由公共卫生领域的专家来提供，而不是由有政策倾向性的政府工作人员来提供。我们宁愿听到"我们还不清楚，但我们在努力获取信息"这样的实话，也不愿听到一些盲目乐观，还很可能被下一条新闻"打脸"的言论。如果一国总统舍弃了他的信誉，公众将不知道该向何处求助。而研究一再表明，如果政府对公众开诚布公，提供真实信息，随之而来的就不会是恐慌，而是我们都学会了团结一致。

明尼苏达大学的传染病研究与政策中心（CIDRAP）在 2020 年 1 月 20 日就发布声明，基于此类病毒的明显传播特征，COVID-19 将会导致全球大流行。为什么世界卫生组织直到 3 月 11 日才宣布全球大流行？我们认为，这导致了许多领导人和组织的盲目自信，以为仍有很大把握控制疫情，这不幸地成了一种不必要的干扰，阻碍了我们研究如何缓和病毒的威胁和适应病毒的重要规划过程。这种混乱和争执应该使我们认识到，当我们的世界面临新的致命敌人时，我们需要一种更有效的方法来评估其威胁。

我们亟待解决的首要问题是：我们是如何被卷入这场危机之中的？如同大多数灾难事件一样，这场危机也是多种因素共同作用的结果。自 SARS 疫情以来的近 20 年里，全世界对中国的制造业资源产生了更为严重的依赖。

今天的我们生活在一个能够提供即时生产（just-in-time）的制造业、供应链和配送方式的时代。如果我们因位于湖北省或广东省的一家工厂在疾病暴发期间关闭，而不能买到想要的最新款电视机或智能手机，那还是小事。但如果我们得不到储备在医院急救车中的救命药物，无法维持数百万慢性病患者或其他健康状况不佳的人的日常生活，或者那些直接接触 COVID-19 患者的医护人员得不到个人防护设备的重点保护，那就是有严重影响的大事了。

我们一起来回顾一下这些令人警醒的统计数字：在 2009 年 H1N1 流感大流行前不久，CIDRAP 开展了一次针对医院药剂师、重症监护室和急诊科医生的全国性调查，我们在本书第 18 章中对此进行了详细说明。这项调查的最新结果表明，在美国有 150 多种用于治疗各类疾病的极其重要的救命药物，是经常使用的，如果没有这些药物，许多病人将在数小时内死亡。这些药物都是仿制药，其中很多药物或药物中的活性成分主要在中国或印度制造生产。在 COVID-19 暴发之初，美国就有 63 家药店在短期内暂停营业，或在正常营业的情况下出现资源短缺——就这么一个例子，便能体现出我们有多么不堪一击。此外，由于疫情影响和隔离政策，中国工厂被迫停产，运输航线被迫中断或关闭，不论美国西部的大城市中有多么先进的现代医院，如果急救车上运送药物的瓶瓶罐罐空空如也，再好的医院也无济于事。我们大量地依赖中国廉价而高效的制造业生产的药物与器材，若因为疫情阻隔而无法满足这些需求，可能会让很多人得不到救治，这也是 COVID-19 病毒和未来全球性大流行病暴发的次生影响。

此外，现代医疗卫生事业的经济状况导致大多数医院的个人防护用品库存极其有限，包括呼吸器和 N-95 口罩。如果我们连医护人员都无法保护，却还要依赖他们来治疗所有病人，这些病人很容易就会让我们已经负担过重的医疗机构超负荷运转，那么这种状况下我们该如何应对？从某种非常真实的意义上讲，发生在我们医护人员身上的事情将成为一种历史标准，用来衡量我们该如何应对这场危机和未来的危机。不管在何种情况下，如果我们不竭尽所能地保护这些医护人员，他们将迅速从提供护理的人员变成患者，并进一步加重已经超负荷运转的医疗体系的负担。

世界各国都未曾想到，疫情影响下，中国的制造和出口会受影响，于是我们无法获得充足的紧急物资。以当下的现实状况来说，这并不是我们当前物资匮乏的充分理由。如果我们要在未来真正避免这种威胁，各国政府就必须做出国际承诺，扩大重点药品、用品和设备的生产，并使生产渠道多样化。我们需要从保险模式的角度来考虑这个问题。保险公司并不致力于预防灾难，而是力图减轻灾难的影响。

这样做成本会更高吗？毫无疑问，但这是唯一能够确保在全球性传染病灾难暴发时，我们能够做出强有力回应的方法。当停产、贸易中断和隔离成为常规的时候，我们必须有办法保持药品和其他重要物资（如针头、注射器，甚至生理盐水袋等基本物品）的生产和分销链的运作。

我们不仅需要在世界范围内发展医疗设施生产力，拥有更多医疗储备，我们还必须在政府层面上投入巨资，开发新药和抗生素，而这些都不存在有效的商业模式。我们不能指望商业性质的制药公司为只有在突发情况下才有用处的药物投资数十亿美元。2014—

2016 年埃博拉疫情暴发后，在政府的敦促下，出现了生产疫苗的热潮。流行病预防创新联盟（CEPI）在一项国际倡议下诞生了，该组织致力于促进和加速开发新传染病的疫苗，让人们能够在疫情期间获得这些疫苗。虽然在多方努力下，埃博拉疫苗的研制取得了进展，但是其他疫苗的研制所取得的进展非常有限。在感染原扩散之前，这些疫苗几乎没有商业市场，等到疫情暴发则为时已晚。更何况，许多此类疾病都易出现在世界上疫苗和其他药物购买力最低的地区，显然我们需要用一种不同的模式来研究、开发和分销特定类别的药物。唯一的解决办法是政府补贴和保障性购买。这样做的成本虽高，但从长远来看，从挽救生命的角度来说，其带来的好处将远远超过成本。

目前的问题是，在公共卫生方面，我们很少会从长计议，这一点必须改变。我们需要的是国际合作，需要有一种地缘政治认识，即无论我们有何种分歧，我们都应团结一致，抗击疫情，这甚至可能成为全球性疫情危机中我们能看到的一线希望。

这就是为什么应对疫情的所有决定都应该以证据为基础。一旦 COVID-19 成为一种全球性流行病，限制从欧洲飞往美国的航班是否能够减缓疫情扩散或减少新增病例？也就是说，这样做能否使疫情的发展曲线趋于平缓？举例来说，埃博拉或 SARS 病毒在患者出现感染症状的几天后才开始传播。然而，流感和 COVID-19 病毒可在患者出现症状之前传播，甚至还有无症状感染者。鉴于 COVID-19 病毒的特点，在日本横滨港的"钻石公主号"邮轮上对乘客和船员采取的隔离措施，看起来像是对人体进行的残酷实验。在隔离期间，健康的人也被迫与感染的同伴一起呼吸循环空气。这项措施只不过证明了病毒在传播中的有效性。

政府决策必须根据特定疾病的具体特征及其目标人群制定。我们知道，对于流感的传播模式，在疾病暴发早期关闭学校是有效的防控措施。在 COVID-19 病毒大流行早期，一些国家也关闭了学校，尽管当时还没有数据支持说，学校上课会导致各自的社区疫情加重。

与此同时，我们也必须要考虑到任何公共政策的制定可能导致的次生影响。在美国，当学校停课，孩子们不得不待在家里时，一般会请家里的老人过来帮忙照顾孩子。然而，COVID-19 病毒疫情下，重症患者大多数是老年人，我们正尝试将他们与潜在的病毒携带者隔离，把他们的感染风险降到最低。

再举个例子，在美国的许多医疗机构中，多达 35% 的护士是学龄儿童的父母，其中有 20% 的护士不得不待在家里照顾孩子，因为除此之外他们只能将孩子送去学校看管，没有其他选择。因此，在医疗危机之际关闭学校可能会造成 20% 的重要医护人员无法在岗，导致医护人员还没有真正上战场就遭遇严重减员。所以，在任何情况下，我们都需要把这些问题作为一个整体来仔细而彻底地考量，这本身就是一个重大挑战。

我们每年为国家安全和国防事业投入数十亿美元，一次性开出跨越数年的预算。然而，我们似乎忽视了对于国家安全来说最大的威胁——致命微生物所造成的传染病威胁。我们从未想过要开战，也不想让人类同胞自相残杀，但我们还是会从国防承包商那里订购需要花数年时间设计和建造的航母或武器系统。如果没有一个全副武装的消防部门随时待命，我们也不会允许一个大型机场开始运营，哪怕我们很少会用到这些消防设施。

然而，当我们面对最致命的敌人时，在每一场防疫战中，我们都重复着同样的做法：一旦威胁消退，我们似乎就忘了它，直到下一次威胁来临。政府、业界、媒体和公众从未足够重视未来出现另一种微生物的潜在威胁。每个人都认为会有其他人来负责解决这个问题。结果，由于投资、领导力和公众意愿方面的匮乏，我们的准备严重不足，不管我们是否留意到，整个世界都收到了一个警告，并且我们都为此付出了巨大代价。

从另一方面来说，如果我们吸取了 SARS 疫情威胁时期的教训，就像我们在本书第 13 章所描述的那样，把它当作未来危机的预兆，又会如何？

如果那样，我们就会费尽心力地研制一种针对此类特殊冠状病毒的疫苗，这种疫苗或许能有效预防 COVID-19 病毒，也可能无效。但即使无效，我们也会在冠状病毒的基础研究和了解其传播过程方面取得重大进展，并且现在可能已经开发出了一个冠状病毒疫苗"平台"。

当未知疾病 X* 来袭时，我们并不总能准备好一种疫苗来应对，但我们不能将其与未来可能发生、所有公共卫生领域的官员也都害怕发生的全球性大流行混为一谈。未来的大流行病是我们料定必然会出现的，并且必须为此做好准备。正如我们在本书第 20 章中所

---

* 未知疾病 X（Disease X）：2018 年 2 月世界卫生组织在有可能引发传染病大流行的威胁列表中新添加的未知病原体。世界卫生组织对这种威胁的承认体现了其对科学局限性的认知。——编者注

概述的那样，我们需要一种具有颠覆性意义的流感疫苗（有些人称之为通用疫苗），这种疫苗能有效对抗所有或大多数病毒株，并且不依赖于有效性不同且需要每年注射的疫苗（这样的疫苗主要靠推测哪些病毒株将在接下来的季节中肆虐制成）。要完成这个任务，可能需要一个像"曼哈顿计划"那样的大型规划，需要做出规模化的努力，包括付出所有随之而来的成本，但我们想不出除此之外还有什么办法能够拯救这么多人的生命，并将人类从一场需要数十年时间才能恢复的医疗和经济灾难中拯救出来。

在西非埃博拉疫情危机之后，联合国、世界卫生组织、美国国家医学研究院等组织，以及哈佛全球卫生研究所和伦敦卫生与热带医学院等科研机构，通过共同努力，发表了大量经过充分研究和深入分析的报告。这些报告都详细记录了最初我们对问题严重性的低估和协调的不力，也都记载了处理类似情况的重要战略以及下次如何应对的程序性建议。然而，这些建议几乎没有被付诸实施，从那之后，这些文件基本上就被束之高阁，积满灰尘。因此，从那次疫情暴发之初到现在，我们几乎没有取得什么进展。

应对任何潜在的流行病，我们都需要有创造性的想象力，预测会发生什么，以及当疫情发生时我们需要做什么准备。这包括做好维持医疗保健、政府和商业持续性运转的规划。我们需要进行国际战略性储备，如为病人储藏重要的救生药物和呼吸机，以及为医护人员贮存个人防护设备。美国应该有自己的物资储备，其数量应与实际所需物资的数量相当，而不是像目前一样，用储备量严重不足的物资来对抗 COVID-19 病毒疫情。我们需要一个能够让医院和诊所实现近乎即刻扩容的有力规划，例如在停车场搭建帐篷，能让新增的疑似病例得到隔离，并在必要时与求医的非感染病人实现隔离。

虽然 COVID-19 病毒疫情造成了严重的伤亡、混乱和经济损失，但如果我们无视这场危机的教训，不能从中获取经验，不为未来做好准备，那才会酿成最大的悲剧。如果历史经验可以作为指引的话，我们几乎可以肯定，接下来还会有某种微生物或病毒株引起可以威胁人类生命的传染病，它还会大范围传播，再一次让我们感到震惊。但是，如果我们仍旧不做好准备来应对它，不利用好我们已知所需的计划和资源，那将会是我们自己的耻辱，也是我们自己的危险。

我们必须铭记，在当今的世界中，只要有一个危险的微生物存在，在未来，它就有可能散播到世界各地。

这就是本书的主题。

2017年原序

在我担任明尼苏达州的流行病专家时，有些媒体人便开始称呼我为"带来坏消息的迈克"，因为当政府官员或企业领导接到我的电话时，我通常都是报忧不报喜的。在《明尼阿波利斯-圣保罗》杂志中，有一篇由克米特·帕蒂森写的文章就是以"坏消息迈克"作为标题的，副标题是："坚定固执，直言不讳，本州流行病学家表示他只是传递来自病毒前线消息的报信员。不管他是谁，他带来的都是坏消息。"

怎么说呢，虽然我不怎么赞成他们指责我"固执"，但我不得不承认自己确实"直言不讳"。这是因为我相信我所谓的"因果论流行病学"。也就是说，有些事情如果不采取行动就会发生，试着改变这些事情，我们就能积极主动地改变历史进程，而不仅仅是回顾性地记录和解释它。由于公共卫生领域的两大"巨人"比尔·福吉博士和已故的唐纳德·安斯利·亨德森博士在 20 世纪 60 年代和

70 年代所取得的成就，以及其他成千上万人的协助，无数尚未出生的人将免遭天花病毒的威胁。能够改变我们命运的好机会仍然存在，只要我们能认识到这一点，并有采取行动的集体意愿。

多年来，我参与当代主要公共卫生问题研究领域的一线工作，观察、关注各类传染性疾病，对疫情做暴发调查、研究，参与研究项目和政策制订，这本书就取材于这些经历。我关注的问题包括中毒性休克综合征、艾滋病、SARS、抗生素耐药性、食源性疾病、可通过疫苗预防的疾病、生物恐怖袭击、包括埃博拉在内的人畜共患疾病（以动物和人类为宿主传播的疾病）和媒介传播疾病（由蚊子、蜱虫和苍蝇传播的疾病，如登革热和寨卡病毒）。这些疫情不论是发生在局部地区或更大的区域内，还是发生在全国乃至全世界范围内，每一次应对疫情的经历或遭遇都影响和塑造了我的思想，每一次经历都教会我一个重要经验，让我学会如何应对我们最致命的敌人，同时，我也通过每一次的经验教训，在公共卫生研究领域更进一步。

因为，事实上传染病才是全人类所要面对的最致命的敌人。没错，传染病并不是唯一影响我们每个人的疾病，但它是唯一一种会对我们造成群体性影响的疾病，而且有时会造成大规模影响。心脏病、癌症甚至阿尔茨海默病都会对个体产生毁灭性影响，我们也应该推进关于治愈此类疾病的研究。但这些疾病并不会真正改变社会的日常运作，中断交通、贸易和工业，或酝酿不稳定的政治环境。

如果说我的职业生涯有什么特定的主旋律，那就是把不同的信息点串联起来，使它们成为一个可供未来参考的连贯事件。例如，早在 2014 年，我就曾撰文和在演讲中指出，寨卡病毒迟早会在美国出现。2015 年，在美国国家医学院一群持怀疑态度的医学专业听众面前，我就曾预测，MERS 病毒将很快出现在中东地区以外的某个主要城市。(果然，就在几个月后，韩国首尔出现了 MERS。)

我并非在表明我有什么特殊能力。预见问题并发现其潜在威胁，应该是公共卫生领域专家的基本技能。

如今我在明尼苏达大学率领 CIDRAP 团队，而在它建立之初我就深刻意识到，没有政策支持，科研就没有未来。换句话说，我们虽然经历了一次又一次危机，但却从来没有去预测它们，也没有彻底地结束危机。

科研和政策必须相互支持才能见到成效。因此在这本书中，当我们在讨论疾病预防科学领域业已实现或亟待突破的进展时，也会用同等的篇幅解释我们该如何**运用**这些进展。

我们撰写本书的目的是给大家一个全新的范例来思考，在 21 世纪我们该如何应对传染病暴发所带来的威胁。在我们应对这些广泛传播的传染病的同时，我们也将集中精力发现和研究那些有可能给大范围地区甚至全球的社会、政治、经济、情感或生存福祉造成严重影响的疾病。虽然发病率和死亡率肯定是我们的首要考虑因素，但它们并不是唯一的考虑因素。目前的现实是，在世界上任何地方发现几个确诊的天花病例，会比在非洲造成上千死亡病例的疟疾引发更大的恐慌。

也就是说，我们并不总能清晰地区分哪些传染病有可能令我们丧命，或对我们造成伤害和威胁，哪些只会让我们感到身体不适。因此，我们并不总能理性地决定应该把资源投放在何处，制定何种政策导向，坦率地讲，也不能理性地决定如何安放我们的恐惧。在我们写这篇文章的时候 *，西方世界的许多人都非常担心寨卡病毒的传播，以及它与小头畸形、其他出生缺陷和吉兰-巴雷综合征的关联。然而，在过去的几年里，由同一种蚊子传播的登革病毒在同一地区造成更多人死亡，公众给予的关注却极少。为什么？这可能是因为很少有比新生儿小头畸形，面临残疾带来的不安稳生活更加严重和可怕的情况。这是为人父母最可怕的噩梦。

在本书中，我们将借用两个词来比喻疾病。一个是"犯罪"，另一个是"战争"，这两种比喻都是恰当的，因为在很多方面，我们与传染病的斗争过程都与对付这两种恐怖事件的过程类似。在调查和诊断疫病的过程中，我们就像侦探。在应对疫情时，我们必须像军事战略家一样。正如我们不能彻底消除犯罪或战争，我们也无法彻底消灭疾病。同时，正如我们正在打击犯罪和应对战争一样，我们也在不断地与疾病做斗争。

在前六章中，我们将介绍很多故事和案例，并为本书其余部分的内容做一个铺垫。在后面的章节中，我们将讨论我认为目前我们所面临的最紧迫的威胁和挑战，以及应对它们的可行方法。

2005 年，我为《外交事务》杂志写了一篇题为"做好准备应对下一次疫情"的文章，在文章的最后我发出如下警告：

> 这是一个历史性的关键时刻。为下一次疫情做准备的时间不多了。我们现在必须果断而有目的地采取行动。总有一天，

---

* 本书旧序写于 2017 年初版成书之时。——编者注

随着下一次疫情的到来和结束，一个类似国家恐怖袭击事件委员会（9/11 Commission）的机构将负责判断，当政府、企业和公共卫生领头人在接到明确警告后，他们该怎样做出充分准备来应对灾难。判定的结果又会如何？

在我写下这些话之后的 11 年里，我并没有看出事情有多少改观。

我们可以用流血的眼球和血肉模糊的内脏来吓唬你，就像一些书和电影试图做的那样，但在绝大多数情况下，这些意象会产生误导作用，与事实无关。真相和现实足以让我们忧虑，把我们吓得魂飞魄散。

在应对我们最致命的敌人的挑战时，我并不试图给出过分乐观或过分悲观的看法。我只是想指出事实。要面对和解决传染病带给我们的持续威胁，唯一的办法就是厘清我们要面对的挑战是什么，以防患于未然。

第 1 章

黑天鹅与红色预警

有些事正在这里发生，
到底是什么还未可知。

——水牛春田乐队

感染者是谁？是什么疾病？何时？何地？起源？传播方式？

正如记者和警探一样，公共卫生领域的流行病学家（"病毒侦探"）一直都想尽其所能地探究这样一个谜题——疾病到底是如何发生的？探究过程能够帮助我们厘清整件事情的脉络。这其实就是流行病学乃至所有诊断医学所要做的事情：将许多线索联系在一起，组成一个连贯的事件。只有到了这时，当我们充分熟悉和了解整个事件的脉络，我们才可以开始面对这个问题或挑战。作为"医学侦探"，我们有时在并不了解这个复杂谜题的全貌之前，就可以阻止一场流感的暴发，就好比我们发现一种食物是疾病的源头，即便我们不知道这种食物是如何被污染的。然而，我们发现得越多，就越有能力解决谜题，确保类似的疾病问题不会在未来发生。

有一天（这一天我永远不会忘记），在亚特兰大的美国疾病控制中心*（后名"疾病控制与预防中心"，简称疾控中心），我们有大约十个人坐在主任会议室里商讨。尽管我们在脑海中把所有的可能性都想了一遍，还是对当时提交给我们的病例原因毫无头绪。

事件：有一组病例被发现感染肺孢子菌肺炎（PCP），当时认为这是一种罕见的寄生虫感染疾病，可导致危及生命的肺炎，通常只发生在免疫力低下的人身上。另一组病例检测出卡波西肉瘤，这是一种毁损性的恶性肿瘤，目前被证实是由人类疱疹病毒8型（HHV-8）引起的，有免疫系统问题的人群更易感染。病情初始症状表现为皮肤表面或口腔、鼻腔及咽喉黏膜上红色和青黑色的坏损。坏损可发展成隆起的肿瘤，伴随严重疼痛，通常会扩散到肺部、消化道和淋巴结。

时间：就是我们坐在会议室讨论的时候，1981年6月。

地点：在洛杉矶市发现肺孢子菌肺炎病例，在纽约市发现卡波西肉瘤病例。

感染者：两个患病的群体都是年轻人，感染之前都是健康的同性恋男性，分别住在美国的东西海岸。

原因及传播途径：未知。这就是整个事件的谜题。

因为我们都知道，**这些罕见的疑难杂症本不应该发生在此类病人群体中。**

会议室深长而狭窄，镶有深色木板，詹姆斯·柯伦博士就坐在

---

* 此处原文提到两次改名，1980年，美国疾病控制中心（Center for Disease Control）将"中心"（Center）改为复数形式，以显示其机构结构的变化。第二次改名则加入"预防"。——编者注

会议桌的首席位置。他那时就职于性传播疾病科，他带领的团队当时正与位于美国凤凰城的疾控中心病毒性肝炎分部一起工作。我当时对乙肝研究比较感兴趣，并且正致力于研究美国明尼阿波利斯市的一家医院里医护人员感染乙肝的原因。在 14 个月的时间里，有超过 80 个相关病例出现，其中包括一名年轻的医生，在工作中感染肝炎而死亡。

吉姆*是我们这行里最聪明的那一类人，而且他直言不讳。我之前还考虑过到美国疾控中心他所在的科室就职。目前他正在开展一项研究，主要是在美国几个城市的同性恋男性当中，研发一种新型的、还没批准上市的乙肝疫苗。同性恋男性是高风险感染群体，因为通过肛交传播病毒的可能性明显增大，那些有多个性伙伴的群体感染风险尤其高。

与会的专家还有比尔·达罗博士，他是性传播疾病科的专家，擅长传染病行为方面的研究；以及玛丽·吉南博士，她是性传播疾病科的杰出的病毒专家，也是一名医学博士。

丹尼斯·朱拉内克博士是寄生虫病科的，当时也在会场，他在这些病例的前期信息采集工作中做出很大贡献。由于肺孢子菌肺炎在美国属于罕见病，世界上用于治疗这种疾病的主要药物喷他脒（pentamidine）的生产商，想要节约时间和成本，不想走完美国食品与药品监督局的全部审批流程。因此，美国疾控中心成为全美国唯一一家可以储备这种未获批的试验药物的机构。韦恩·尚德拉博

---

* 吉姆即上文提到的詹姆斯·柯伦博士。——编者注

士曾经作为流行病情报服务（Epidemic Intelligence Service）的一员协助监控洛杉矶市的疫情暴发，他通过电话参加了会议。流行病情报服务是美国疾控中心面向流行病学专家和其他公共卫生从业领域中的新人开发的一项培训项目，这些人会被派到全美国甚至世界各地，去研究疑难疾病及具有潜在威胁疾病的暴发原因。

　　当时，对于我这样一个来自美国中西部的 28 岁流行病学家来说，能够和这样一群知名的、专心致志的学者一起工作，并且来到美国疾控中心，感觉就像是一艘舰载机回归母舰的怀抱。我很感激吉姆邀请我参加此次会议，即使我只是其中一个无足轻重的小角色。作为明尼苏达州卫生部门急性流行病学委员会主席，我那时前往美国疾控中心其实还有另一个原因，即参加一个有关中毒性休克综合征的会议，我已经积极研究这种疾病将近一年了。正因如此，对于那次原因未明的暴发性疾病，我有相关的公共卫生疾病监控方面的经验，而且会议召开时我正好在同一栋楼里，所以吉姆邀请我从我的专业角度提供一些见解。此外，我曾带领明尼苏达州卫生部门的研究团队，对同性恋男性间传播的另一种病毒性肝炎的大暴发进行过调查研究。这种疾病现在被称为甲肝。

　　正是因为有这样的公共卫生背景和近期的调查经历，我才能够在美国疾控中心主任会议室里和其他专家共同面对当前的谜团。

　　美国疾控中心会通过《发病率和死亡率周报》（*Morbidity and Mortality Weekly Report*）向公众发布一些重要的疾病快讯。1981 年 6 月 5 日发行的《发病率和死亡率周报》采用冷静客观的科学用语刊登了详细情况：

在 1980 年 10 月至 1981 年 5 月期间，有 5 名男青年在位于加利福尼亚州洛杉矶市的 3 家不同医院接受活检，确诊患有肺孢子菌肺炎。他们都是活跃的同性恋者。其中有 2 名病人死亡。这 5 例患者经实验室证实，曾有或现有巨细胞病毒（CMV）感染或念珠菌黏膜感染。下面是这些病人的病例报告。

报告描述了 5 名男性，年龄从 29 岁到 36 岁，其中 4 人以前是健康的，还有 1 人在 3 年前患有霍奇金淋巴瘤，已成功治愈。巨细胞病毒是一种常见的病毒，大多数携带者并不知道自己已感染，因为它通常不会引起任何症状。由于此类病毒通过唾液、血液、尿液和精液等体液在人与人之间传播，当人们有多个性伴侣时会交换更多的体液，而且因为肛交比阴道性交更容易引起小擦伤和出血，所以这类病毒在性活跃的男同性恋群体中经常被发现。当时人们委婉地称呼这类人群为 MSM，即男男性行为群体（men who have sex with men）。但我们已知巨细胞病毒会导致免疫系统受损的个体出现各种健康问题。这些男性出现的念珠菌感染可能表明存在某种免疫抑制。4 号病人是这群病例中年纪最小的，也是那个患过霍奇金病的病人，他就是两个死亡病例之一。他接受过放射治疗。这抑制了他的免疫系统吗？还是癌症本身产生了什么影响？其他 4 个病例呢？

尤其令人困惑的是，任何"医学侦探"都不会预料到，在洛杉矶市发现的肺孢子菌肺炎和在纽约市发现的卡波西肉瘤这两个"犯罪者"是在这样的"犯罪现场"发现的。一般来说，引起肺孢子菌肺炎的寄生虫很容易被人体免疫系统抑制住。卡波西肉瘤在我们这个地区往往出现在年老或体弱多病的人身上。

正如《发病率和死亡率周报》的文章严肃指出的：

> 在美国，肺孢子菌肺炎基本只有严重免疫抑制的病人会患上。在这 5 个没有明显的潜在免疫缺陷并且先前健康的个体中发现肺孢子菌是很罕见的。

那么，为什么我们会同时在美国东西海岸的健康年轻人群体中发现这两种医学异常呢？导致免疫抑制的原因又是什么呢？

我们排查了一遍所有常见和罕见的可能感染原，医生们将这个过程称为鉴别诊断。

有人推测它可能与 EB 病毒有关，这种病毒一般通过口腔和生殖器分泌物以及体液传播。通常，EB 病毒根本不会引起任何症状，但它是传染性单核细胞增多症的主要原因之一。在我上学的时候，这种病的俗名叫"接吻病"。EB 病毒还能导致严重的疾病，包括霍奇金淋巴瘤和伯基特淋巴瘤以及各种自身免疫病。一些科学家推测它会引发慢性疲劳综合征，尽管这种相关性从未被证实。

各种理论如雨后春笋般出现，但所有观点都基于一种认识，即没有任何病例表明这和一种新出现的高传染性疾病有关。

柯伦博士回忆说："我们大多数人都认为这种疾病是性传播的，但我们不知道感染原是什么。"

会不会患者的血液中携带的微生物在加重这些人的病情？也许这些病例在有意或无意间摄入了某种化学物质。我们认为这似乎是一种传染病却又无法下定论。

在一些包括纽约和洛杉矶在内的美国大城市里，都有庞大的同性恋群体，他们经常在同一天与许多伴侣发生性关系。因此，要想达到及保持勃起并增强性感觉，最佳方法之一是通过吸入含有亚硝酸异戊酯（amyl nitrite）的性辅助吸入剂*来实现。这些化学物质是否会在人体内滞留并引起罕见的反应？看起来不太可能，但我们也不排除其可能性。

还有一个大问题：这两个群体是相关的，还是说这些性活跃的男同性恋者之间的共性只是偶然？大多数人都听说过医疗诊断界的古老格言："常见的事情常发生。不常见的事情不常发生。当你听到马蹄声时，先想到马，后想到斑马。"所以，这类病例究竟是不常见的"斑马"，还是仅仅是常见的两匹毫无关联的"马"？

要解决这个问题，第一个关键步骤就是我们所说的"病例监测"，这就像警探监视嫌犯一样重要。由于我近期在中毒性休克综合征方面的经验，聚集在会议室里的研究小组询问我的意见。他们问我该如何加强对纽约市和洛杉矶市的监测，以及他们应该在哪里寻找类似病例。把精力集中在治疗很多性传播疾病的门诊上有意义吗？胸腔科医生的诊室也有出现肺孢子菌肺炎病例的可能性，皮肤科医生也可能发现卡波西肉瘤病例，在这种情况下该怎么办？

这些想法是有道理的，但我认为，对洛杉矶市和纽约市有大量

---

* 全名 Rush Poppers。Rush 是一种性辅助吸入剂的品牌名字，"Poppers"一词仅限于指代其作为娱乐性药物，现在已经慢慢变成这类吸入剂的通用名。这类吸入剂的主要成分是一系列亚硝酸异戊酯。亚硝酸异戊酯的作用，是令全身平滑肌放松，由于血管也被平滑肌包裹，使用这个药物也会令血管扩张。正因如此亚硝酸异戊酯主要用来作为急性心脏病的急救药物。——译者注

同性恋者地区的医生进行调查，看看他们中是否有人发现了此类病例，我们可能会迅速获取更多信息。即使这些病例的源头是某种传染性微生物或某种削弱免疫系统的化学物质，即使这样的病也发生在其他城市和异性恋人群中，洛杉矶市和纽约市的男同性恋群体集中的地区似乎仍是有望找出更多病例的"热点地区"。

我走出会场时还在思考，是真的发生了什么令人担心的事，还是这些病例只是我们职业生涯中遇到的几起随机事件。这一两个小群体病例会变成医疗异常事件，并慢慢淡出人们的视线吗？它们是最终可以轻松解释清楚的谜团吗？这恰恰是吉姆所期望的，正如他所说："确定情况。事情解决。搞定。"

抑或是，我们看到的是一个真正的"黑天鹅事件"，一个需要我们全副武装的红色预警事件？

"黑天鹅"一词是作家兼学者纳西姆·尼古拉斯·塔勒布为了解释金融市场上某些罕见的现象而提出的。在 2007 年出版的《黑天鹅》一书中，他将这一概念扩展，以解释在世界更大范围内发生的、罕见的、会造成极其严重的影响又难以预测的事件。

在亚特兰大的那天，坐在会议桌旁的我们都没有意识到，我们见证了历史上划时代的时刻：世界正进入艾滋病的时代。柯伦会继续担任美国疾控中心的带头人，这将改变他的职业生涯。

吉姆随后在疾控中心成立了一个特别工作组，来研究此类新发现疾病，初步标记为卡波西肉瘤和机会性感染。大约在此工作组成立和《发病率和死亡率周报》首份报告发表的同时，美国疾控中心开始接连不断地收到医生的请求，要求使用喷他脒治疗患有肺孢子菌肺炎的年轻男性，来自纽约市的这种请求更是数量空前。尽管没有人清楚是什么导致了这种疾病，但吉姆和他的同事们知道，是时候让疾控中心进行病例定义了。

病例定义对于识别一种疾病并尝试找出治疗方法至关重要。一旦疾病以这种方式得到描述，美国疾控中心的调查人员、州和地方卫生部门的官员、医院急诊室人员以及所有其他医生和护理人员就可以开始对他们接触到的病人进行诊断和排查。

吉姆回忆说："这些病例太不寻常了，我们必须有一个明确的定义。然后我们把重点放在了非常具体的主动监测上，于是我们就能确定'此类病例的确在增加。它的出现虽然集中，但正在扩散'。"

媒体报道了这类罕见的新发现疾病暴发的消息后，美国疾控中心立刻接到了许多描述类似症状的电话。截至1981年底，男同性恋者中已报告270例严重免疫缺陷。其中212人死亡。在第一年的监测中发现，这种情况主要出现在男同性恋者和静脉注射吸毒者身上。

次年，病例估计增长了上万例。吉姆说："问题是在头几年，我们总是低估疫情的发展，还被指责小题大做。"

当这种疾病的症状开始出现在不符合既往病例资料的人身上时，我们的调查就到了一个关键的节点。吉姆回忆说："我们开始在被输血者中发现肺孢子菌肺炎，但我们非常确定他们不是同性恋者，也没有其他导致此类风险的因素。我们在患有血友病的儿童身上也发现了此类疾病。这样我们就能够说服自己，也能够向其他人证实，哪些人群易感，哪些人群不会感染。这一点是非常重要的。当我们在一周内看到三个血友病病例时，我们就知道传播途径一定是血液传播，而且感染原肯定是某种未知病毒。"

1982 年 9 月，在吉姆的领导下，美国疾控中心首次使用了"获得性免疫缺陷综合征"（acquired immune deficiency syndrome）这个术语，它被定义为"一种至少可以中等程度地预测会出现细胞介导免疫缺陷的疾病，发生在没有对这种疾病出现过抵抗力下降的既往病史的人身上"。吉姆提议采用首字母缩略词"AIDS"（艾滋病）来指代这个疾病，因为他认为有一个好记的名字是至关重要的，最好能在全世界范围内通用。

又过了一个月，《发病率和死亡率周报》公布了第一份关于艾滋病预防、患者治疗和抽样处理的指南。

事实证明，艾滋病满足公共卫生领域面临的最大挑战的所有要素：戏剧性的医疗现场、实验室发现，以及巨大的财政、社会、宗教、伦理、政治甚至军事影响。

到 1983 年，美国和法国的实验室科学家已经确定艾滋病是由逆转录病毒引起的。1984 年 4 月 23 日，美国卫生与公众服务部部长玛格丽特·赫克勒召开新闻发布会说，罗伯特·加洛博士和他的同事在美国国家卫生研究院国家癌症研究所发现了艾滋病的病因：逆转录病毒 HTLV-Ⅲ。

紧接着，加洛和巴斯德研究所的吕克·蒙塔尼耶教授在 6 月份的联合记者招待会上证实，法国的淋巴结病相关病毒（LAV）和美国的 HTLV-Ⅲ病毒几乎可以肯定是完全相同的，可能就是艾滋病的病因。直到 1986 年，国际病毒分类委员会才正式将艾滋病的病因命名为人类免疫缺陷病毒（human immunodeficiency virus，简称 HIV）。

HIV 最有可能起源于非洲的丛林，是在猴子或黑猩猩等灵长类动物之间传染的疾病，经过了几十年的动物间传播才进入人类种群，开始交叉感染。随着非洲丛林中人类数量的增长，猎杀灵长类动物的做法变得越来越普遍，野味成为人们的一种日常营养来源。当人们猎杀、屠宰受感染的灵长类动物并与其有广泛的血液接触时，这种病毒可能会跨越物种传播。从那时起，人与人之间的性传播可能成为此类疾病的主要传播手段，最终使它从丛林中孤立的小群体中扩散出来。

随着人口的增长与人类文明的"进步"，我们在缩减丛林和林地面积的同时，也开辟了更通畅的道路，增加了人口流动，但这恰恰给其他传染病的扩散创造了良好的条件。因此，一些微生物在它们特定的生存环境中已经生存了几个世纪或更长时间，现在却逐渐扩散，引发更为严重的问题。

然而，回到 4 月 23 日的新闻发布会上，玛格丽特·赫克勒还宣布了一项诊断性血液检测的进展，并表示希望艾滋病疫苗能在两年内研发出来。

这种认为 HIV 疫苗能够在如此短的时间内研发出来的想法，让我觉得非常不现实。我实在搞不懂她是从哪里得出这个估计的。两年时间对于任何疫苗的研发来说都太短了，而对于导致艾滋病的逆转录病毒来说，在这么短的时间内几乎是不可能将疫苗研制出来的。

逆转录病毒一旦进入细胞就会永久存在。HIV 存在于被感染者的体液中，当病毒以受感染免疫细胞的形式进入人体时，例如射精时，即使后来注射疫苗产生抗体或人体产生正常的免疫反应对抗病毒，也几乎不可能在病毒最初入侵人体时就战胜它。对其他病毒来说，疫苗会触发免疫系统识别出这些入侵者并杀死它们。但这种病毒可以避开人体自身的防御系统，使得疫苗不起作用。

吉姆评论道："这时候提疫苗还为时尚早，过于乐观了。真正的问题不是**何时**有疫苗，而是**能否**有疫苗。"

但这并不意味着开发不出治疗手段去极力阻止进入体内的病毒扩散。事实上，目前用于控制这种疾病的鸡尾酒疗法已经取得了非常显著的研究进展，令人鼓舞。但这里的关键词是"控制"，就像我们对待糖尿病和其他慢性病一样，而不是"预防"或"治疗"。

20 世纪 80 年代中期，当公共卫生界的一些人把注意力集中在疫苗研究上时，我在参加的每一个论坛上都不断表示，我们不能指望等疫苗研制出来再控制传播。预防措施至关重要。

在这次疫情中，我的家人也受到了影响。1983 年，美国还没开始在捐献的血液中例行筛查 HIV，我亲爱的 66 岁的姨妈罗曼娜·玛丽·瑞安，旧金山的一名修女兼教师，在带领幼儿园的一个班级进行一次远足活动时摔倒，摔断了髋关节。她的教区神父托马斯·里根经常说，她在教育小孩子方面"有魔法般的天赋"。

罗曼娜姨妈在 1984 年 8 月回到我们位于艾奥瓦州的老家探亲。我们在位于迪比克的女隐修院里举行了一场小型家庭聚会。我清楚地记得，我从明尼阿波利斯市开车到迪比克，参加了一个美妙的周日下午聚会。

那是一个美好的日子，我们在悬崖上俯瞰密西西比河。作为修女的姨妈像往常一样阳光、幽默、亲切，和她在一起的时光会让你很珍惜。但她最近病了，医生也没能查出病因。我记得那天她穿着一条浅绿色的长裙；在那之前几年，她就放弃了修女的装束。当她坐在院子里的椅子上时，我注意到她小腿上有严重的红紫色伤疤。

尽管我对卡波西肉瘤很熟悉，但是我没有把它和姨妈的症状联系起来。她不是同性恋，我也不知道她在1983年修复髋关节的手术中接受了输血。医生担心她会失血过多，所以她在手术开始阶段就输过血。输送给她的血液感染了HIV。结果发现输血并不是必要的，因为她并没有大出血。

罗曼娜回到旧金山后不久就被诊断出患有艾滋病。1985年2月，她死于肺孢子菌肺炎，在痛苦中度过了最后的几个月。但她从来没有抱怨过，而是每天为那个给她捐献了血液的HIV感染者祈祷，并为所有和她一样处境的人祈祷。"我知道他们的痛苦，"里根神父引用她的话说，"我会把发生在我身上的症状如实奉告，以便医生能找到治疗这种疾病的方法。"

病毒虽然吞噬了她的身体，但她神圣而善良的灵魂却永远地留存在我们心中。罗曼娜是到当时为止死于艾滋病的人中与我最亲近的。但在接下来的30年里，这种怪兽般的微生物还会带走很多我亲爱的朋友和同事。

就在1984年赫克勒部长召开那场臭名昭著的记者招待会的几天后，我给明尼苏达大学双子城分校的一个同性恋商业团体做了一个演讲。当时的听众有200多人，其中许多人对我所讲持否定态度，认为我在公开声明中夸大了整个艾滋病问题。

在我的演讲过程中，主持人激动地声称，赫克勒部长宣布疫苗很快就会上市，这场新的同性恋健康危机很快就会过去。他说这段话时看起来如释重负，似乎是在说我根本没必要出现在那里演讲。

我在演讲一开始就传递了一个简单的信息：我不相信赫克勒部长的声明，也不相信在我的职业生涯中我们会看到一种有效的艾滋病疫苗，除非发明一种类似于"带我远离危机"*机器的新技术。观众席传来一片嘘声，很多人在喝倒彩。有些人甚至起身离开。我很清楚，我所讲的内容完全基于逆转录病毒学和流行病学的科学背景。但当我站在这群人面前演讲时，这一事实并没有给我带来任何安慰，因为我知道，在未来的数月和数年里，如果我面前的这群人没有听从关于安全性行为和个人预防的建议，他们中的很多人将会经历痛苦的死亡。这是我作为"坏消息迈克"的经典一刻，但事实胜于雄辩。

1985 年，明尼苏达州政府成为世界上第一个将 HIV 感染列为"应报告的公共卫生状况"的政府机构。在这之前的一年里，我们以及其他几个州和地方的卫生部门，已经将艾滋病这一全面暴发的传染性疾病列为应报告的疾病。我领导了这项全面公共卫生计划中的部分工作，以解决 HIV 感染问题。我们在应对任何严重传染病威胁时都会这样做，也应该这样做。在强制性上报的制度中，我们保证为 HIV 感染者的健康状况做好保密工作，使其信息不会公开，也不会与雇主分享。但这个制度引起了大多数同性恋社区群体的广泛不满。

2006 年，美国疾病控制与预防中心提议展开 HIV 的普遍筛查，

---

* 原文是"Beam me up, Scotty"，意思是"让我走开，别打扰我"。这个俚语的用法来自电影《星际迷航》（*Star Trek*）中库克船长要求立即回到"企业号"时给总工程师斯科特的命令。——译者注

这是我在 20 世纪 80 年代中期就公开倡议过的，不过这个倡议也不怎么受人欢迎。直到 2015 年，全美国的主要医疗机构，包括我所在的明尼苏达州卫生部门，才开始对 18~64 岁的所有人进行普遍筛查。

在《发病率和死亡率周报》首次提到此类疾病的 20 年后，美国疾控中心发布数据，仅在美国就有近 50 万人死于艾滋病。然而，政府官员仍在写这样的话："研制 HIV 疫苗对控制全球大流行至关重要。"在本书写成时，尽管公共卫生官员和实验室研究人员不断做出承诺并表达希望，却仍然没有研制出这种疫苗。这并不是因为我们不努力，而是屡试屡败。

截至 2014 年，据估计全世界有 3 690 万人感染了 HIV 病毒，其中大部分集中在撒哈拉以南的非洲地区。另外，据估计每年有 200 万新增病例及 120 万死亡病例。今天，在撒哈拉以南的非洲地区，平均每星期就会有 3 万人感染艾滋病，2 万人死于艾滋病。只要新增病例数超过死亡病例数，感染 HIV 病毒的总人数就会增加。

好消息是，目前约有 1 500 万 HIV 病毒感染者正在接受抗逆转录病毒治疗。坏消息是，全世界将近 2 200 万的病例未被治疗，占感染 HIV 总人数的近 60%。由于每年仅有 200 万新增病例，我们可以说，世界范围内的"艾滋病大流行"已不复存在。HIV 感染仍然是一个公共卫生危机，特别是在撒哈拉沙漠以南的非洲地区，但现在我们称之为"高发地方性流行病"，它仍是一个未被解决的紧迫的公共卫生问题。

我们可以把艾滋病当作一个重要警示，提示我们未来会有这样一种**可能性**：某种传染病会像"黑天鹅事件"一样，难以追溯源头，在全世界毫无防备的情况下带来无数难以想象的痛苦。因此，这是一个典型案例，阐释了医生在判断疾病究竟是"马"还是"斑马"时的长久矛盾。我的职业生涯致力于解决这种矛盾，作为一名流行病学家，矛盾也对我的思考方式产生了永久性影响。

艾滋病像是一个恐怖故事，让我所有的同行至今都心有余悸。当我们真正了解某种疾病的病理及传播途径之后，再想要阻止其传播或警示人们规避那些帮助其扩散的危险行为习惯，往往为时已晚。证据、知识和逻辑并不总是足够的。

第 2 章

公共卫生年鉴

道德进化的第一步是拥有人与人之间的团结意识。

—— 史怀哲，医学博士

我在艾奥瓦州的沃坎长大，这是一个农业小镇，位于艾奥瓦州的东北地区，是著名的阿拉马克郡集市的所在地，就在密西西比河的一个弯道以西大约 15 英里（约 24 千米）处。我们家有三个男孩和三个女孩，我是这六个孩子中最大的一个，父亲是个有暴力倾向的酒鬼。有一天晚上，由于参加高中同学会我很晚才回家，回家后发现父亲打了我母亲，还把一个啤酒瓶砸在她头上。这是我从他身上看到过的最严重的暴力事件，除此之外他还经常伤害母亲、弟弟妹妹和我。这是我一生中唯一一次和人打架。尽管我并不赞同暴力行为，但我差点把他给打死。

我经常引用温斯顿·丘吉尔爵士的一句名言："即使会输也要奋力一搏，不计代价，这样你才可能赢。"那天晚上，我做出了不计代价的奋力一搏，因为我知道，经过那件事后他可能再也不会回家了。

　　当然，那场家庭危机当时没有别人知道，但我父亲再也没有回过家。

　　如果说这件事还有一丝好的影响的话，那就是它给了我一个终生的教训，它教会了我何时必须坚持自己的立场，而何时不能。我的一些朋友认为，我的家庭经历使我有种想要保护身边每个人的使命感。我也不知道是否真是如此。但我能肯定的是，我在初中时确定了自己的人生方向。

　　我一直对科学感兴趣，也喜欢推理小说，曾贪婪地阅读福尔摩斯探案集。

　　我父亲是当地两家报纸的摄影师。这两家报纸分别是《沃坎民主党报》和《沃坎共和党标准报》，由两兄弟经营。其中一人的妻子名叫拉维恩·赫尔，她订阅了《纽约客》并在读完后会给我一份。我敢肯定，在沃坎地区，甚至可能在艾奥瓦州整个东北地区，她是这个杂志唯一的订阅者。在《纽约客》中，我被一个叫作"医学年鉴"的专栏吸引住了，这个专栏的执笔人是极具医学天赋的伯顿·鲁埃赫。只要杂志刊登他撰写的文章，我都会沉迷于他所描述的医学谜团中，想象自己是解决这个谜团的"科学侦探"团队的一员。那时我甚至还不知道有"流行病学家"这个术语，但我知道我想成为他们中的一员。

　　特别令我高兴的是，在1988年鲁埃赫先生的职业生涯即将结束之际，他在"医学年鉴"专栏中写了一篇关于明尼苏达州西南部和南达科他州甲状腺毒症疫情暴发的文章，当时我恰好带领了那次疫情的调研团队。与鲁埃赫先生相见和交流，圆了我多年的心愿，这也是我职业生涯中收获的最大的礼物之一。

* * *

我们所做的工作是什么？我们为什么要做这些工作？

流行病学是一门研究群体性疾病的学问，其目的是预防人与动物的疾病。公共卫生有一个与之有所重叠的定义，它指的是为改善特定群体的卫生和健康状况而采取的行动，这个群体可以指明尼苏达州的一个小镇，也可以是非洲大陆甚至全球。

我一直把我的朋友威廉·"比尔"·福吉视为英雄，他是美国疾病控制与预防中心的前主任及美国卡特中心的前执行主任，现在是比尔和梅琳达·盖茨基金会的高级会员和顾问，他曾说"公共卫生的目的是促进社会公正"。他进一步解释说："它的哲学基础是社会公正，它的科学基础是流行病学。"

为了更好地阐释这段话的意思，比尔引用了受人尊敬的意大利化学家、哲学家、作家普里莫·莱维的话。莱维的著名回忆录《这是不是个人》（*Se questo è un uomo*）是有关大屠杀的重要记载之一。莱维说："当你明知解除痛苦的方式却不作为时，你就成了加害者之一。"莱维这句话最为精辟地概括了我们这个行业的使命。

比尔是公共卫生领域最杰出的专家之一，他身高 6 英尺 7 英寸（近 2 米），不但身形高大，在行业里也是巨人一般的存在。他最大的成就应该是参与了为全世界根除天花这项工作，他不仅前往医疗现场，还通过设计和实施疫苗接种的"环形战略"（官方称之为"监控和遏制疫情战略"），为消灭天花做出了贡献。因此，当微软创始人比尔·盖茨和他的妻子梅琳达决定捐献数十亿美元给一个致力于世界卫生事业的基金会时，他们选择了比尔·福吉作为首席顾问之一。在成立这个基金会时，他们追求的信念是，每个孩子都有权享有健康的生命，只要我们能为其做好保障。盖茨评论说："我们有责任让全世界人民尽可能接近健康水平。"

作为一名公共卫生学院的教授，我经常被学生问到，我们如何才能做好准备来面对流行病和全球性传染病带来的巨大挑战。我的答案是从比尔·福吉的经历中学习。

比尔在个人哲学中提出了三条适用于公共卫生的原则，我们都应该遵循这些原则：

第一，我们生活在一个遵循因果关系的世界里，尽管有些事情看起来令人困惑，但答案一定存在。

第二，了解真相——而了解真相的第一步是**想要**去了解它，而不是接受任何看似令人满意或接近你自己世界观的说法。

第三，万事皆是大家共同努力的结果。

除了这些原则之外，我还要补充一点：不管我们愿不愿意，我们都无法置身事外。正如伟大的、有先见之明的微生物学家、诺贝尔奖获得者约书亚·莱德伯格博士警告我们的那样，"昨天在遥远的大陆上引发某个孩子严重感染的微生物，今天就可能传播到你的孩子身上，明天就可能引发全球大流行"。约书亚是对我的职业生涯影响最为深远的人之一，直到 2008 年他离世。作为导师，他教会了我，以下这些都是构成公共卫生事件的要素：感染者、细菌、病毒、寄生虫、疾病发源地或发病时间。但如果将这些要素有意或无意地串联起来，它们就开始组成一个完整的事件。这就是我们在公共卫生领域所要做的工作：在这些要素构成一个完整的事件之前，就及时发现它们，并采取势在必行的预防措施，保证这个事件不会发生。

比尔·福吉毕生的目标之一是读遍美国历史学家威尔·杜兰特和阿里尔·杜兰特的作品，特别是他们多达 11 卷的史诗级巨著《世界文明史》(*The Story of Civilization*)。在亚特兰大埃默里大学罗林斯公共卫生学院的一次谈话中，比尔告诉我们，在 1941 年 12 月 7 日本袭击珍珠港后，整个美国和世界大部分地区似乎一夜之间团结在了一起。从那以后，比尔就在想，有没有什么事件可以推动一个类似的正义与承诺联盟建立？许多人认为，2001 年 9 月 11 日的恐怖袭击最初取得了这样的效果。但这种反应并没有持续太久，尽管这个事件造成了极大的混乱和损失，但后来的军事行动可以说与这次袭击或威胁无关。

不过，杜兰特夫妇认为，如果有外星人入侵，威胁到整个地球，迫使人类抛开分歧，就会实现这样的效果。

比尔宣称："传染病有和外星人入侵一样的替代效果。我们能够在冷战期间消灭天花，是因为冷战双方都认为这是一件亟待解决的重要事情。"

把外星人入侵这个比喻再推进一步来说，我们首先必须让公众相信，事实上地外生物已经登陆地球。看看人们对气候变化的态度就能知道，目前相关科学已经很成熟了，但是还有很大一部分人拒绝相信它。

传染病也是如此。我们的任务是使全球的领导人、企业负责人、慈善组织和媒体从业人员相信，大流行病及区域流行病的威胁是真实存在的，而且只增不减。对这些威胁坐视不管，直到它们在我们面前暴发，这并不是一种明智的应对策略。

* * *

那么，公共卫生的工作内容究竟是什么呢？

公共卫生的目的不是防止死亡，如果你认为是，从此刻起，请把这种想法抛诸脑后。因为这是不可能实现的。到目前为止，总的出生率和死亡率基本持平，而且未来仍会如此：有人出生，就会有人死亡。公共卫生的工作内容甚至也不是防止所谓的"主要死亡原因"。即使我们真的做到了这一点，仍然会有新的"十大死因"上榜，而且我敢肯定其中的一些死因不会比我们现有的更容易解决。在公共卫生领域，我们一直以来的努力方向都是延缓死亡、减轻病痛，防止那些本可避免的死亡与疾病过早出现。随着医学和公共卫生能力的提高，我们应该不断地重新审视那些难以解决的问题。

几乎所有的死亡都是悲伤的，很多都是悲剧。但从公共卫生的角度来看，它们之间存在着意味深长的差异性。一个 90 岁的老人，几乎没受到过什么身心伤害，在睡梦中安详地死去，这属于"善终"。一个 6 岁的孩子，无论他生活在美国，还是在非洲或亚洲的某个国家，死于小儿腹泻病，这属于"本可避免的过早死亡"。第一个例子是一个漫长而丰富的生命平静地结束。第二个例子则意味着失去几十年的生命历程，错过无限的可能性并无法繁衍后代。

作为流行病学家，我们有两个目标。首先是预防。如果事情已经发展到无法防控的地步，第二个目标就是尽量减少疾病和长期残疾的发生。为此，我们部署了一系列医疗对策。

我们有几个重要的预防"武器"：卫生设施，包括安全的水和食物，以及安全地清除人和动物的粪便和尿液的方法；疫苗接种；

抗感染药物，这些药物可以最大限度地减少疾病、残疾和潜在的感染发生。病媒控制对于减少传播疾病的蚊子、虱子和苍蝇至关重要。还有一些辅助措施，如在医院、疗养院和日托机构中使用消毒剂和防感染用品。还有一些非医疗行为，包括通过教育来让公众改变他们的行为习惯，还有公众宣传和隔离措施。比如，关于性习惯的引导和多人性行为的安全措施指南就是非医疗行为的例子。正如我们在 2014 年西非埃博拉疫情暴发期间了解到的那样，埃博拉死亡病例的埋葬方式也在发生变化。

但是，在鉴别微生物的科学方法或微生物病原说出现之前很久，流行病学的基本工具就一直是"观察"，我认为"观察"以后也会一直是一种基本手段。

在英格兰农村，到了 18 世纪，人们已经观察到并注意到，挤奶女工似乎普遍不受天花的危害，而天花的死亡率至少为 30%，而且一般情况下要高得多。爱德华·詹纳博士推测，她们接触了类似天花但不会造成严重感染的牛痘，这在某种程度上保护了她们。1796 年 5 月，在一个如今看来颇具传奇色彩的实验中，詹纳从挤奶女工莎拉·内尔姆斯手上的牛痘水疱中提取脓液，并将其挤在他家园丁的 8 岁儿子詹姆斯·菲普斯的双臂上。詹姆斯随即开始发烧，在短期内感到不舒服，但很快就康复了。随后，詹纳又给他注射了从真正的天花病灶中提取的脓液，但这个男孩没有得病。

詹纳在此实验的基础上发表了三篇论文，从而成为"疫苗之父"，而疫苗也成为公共卫生"军备"的"基本武器"。这一切成果始于仔细观察。

约翰·斯诺（John Snow）是 1813 年出生的英国医生，被认为是流行病学和公共卫生的"守护神"。斯诺是英国皇家外科学院的成员，也是安全麻醉注射的先驱，他在维多利亚女王于 1853 年和 1857 年分别产下两个孩子时给她注射了氯仿。

在那个时代，伦敦每隔几年就要遭受霍乱暴发的痛苦，导致整个大都市区大规模出现患者与死者，并引发恐慌。当时的医学界普遍认为霍乱暴发是由"瘴气"或空气污染引起的。斯诺对此表示怀疑，在 1849 年的一篇题为《霍乱传播方式》(On the Mode of Communication of Cholera) 的论文中表述了他的疑虑。那个时候，微生物学还处于起步阶段，导致霍乱的细菌尚未被发现。这个发现要等到 1854—1865 年意大利医生菲利波·帕西尼 (Filippo Pacini) 发表一系列研究和出版物之时才会出现。

1854 年 8 月的霍乱疫情暴发是有史以来最严重的一次，在伦敦的某些地区，死亡率超过了 10%。受灾最严重的地区之一是苏豪区，位于伦敦西区，与牛津街和摄政街相邻，那里有大量移民和贫困人口，卫生条件不足，几乎没有下水道设施。

斯诺意识到，病例最多的地区似乎集中在苏豪区中部一条两个街区长的大道上，靠近摄政广场（现牛津广场）和布罗德大街（现布罗德威克街）。他开始在伦敦地图上将这些居民的居住区用黑色标记出来，以记录感染人群集中地。随后在圣卢克教堂助理牧师亨利·怀特黑德和当时一个信奉"瘴气理论"的人的帮助下，斯诺前往感染者的家中，询问他们患病前的个人习惯和所到之处。

通过这种鞋底磨穿式的流行病学研究方法，斯诺得出了一个惊人的观察结论：几乎所有的感染者都从布罗德大街的水泵里取水。更重要的是，在距离另一个水泵较近的 10 名死者中，有 5 名生前仍然使用布罗德大街的水泵，因为他们更喜欢那里的水质。另外3个死亡病例是在布罗德大街附近上学的孩子。

斯诺在显微镜下观察了取自该水泵中的水样，并对其进行了化学成分分析，但并没有得到确定的实验结果。但他当时坚信该水泵就是传染的源头，于是在9月7日晚上，他去拜访圣詹姆斯教区的监管委员会，详细说明了他的统计数字，并要求他们拆除该水泵的手柄，使水泵无法工作。

第二天他们就照做了。虽然随着大批恐慌的伦敦人逃离出城，霍乱疫情已经有所缓解，但关闭布罗德大街的水泵这一举措有效地制止了霍乱疫情的暴发。

不幸的是，霍乱危机结束后，政府官员向当地居民让步，因为人们希望水井能重新开放并安回泵柄。直到1866年，又有一口井中受污染的水经人饮用后引发了类似的霍乱暴发，布罗德大街的水泵才得以永久关闭。

今天，位于布罗德威克街和莱克星顿街拐角处的约翰·斯诺酒馆，是到伦敦旅游的流行病学家或公共卫生官员都想要去朝圣的地方。我去过那里很多次，还喝过一两扎啤酒。每次当我来到这个地标式的酒馆时，我都会提醒自己，即使当时科学研究还没有确定霍乱的病因，但斯诺博士采用了有效的方法，这些基本方法直到今天仍然是流行病学调查的基础。

斯诺的研究成果显然是流行病学和公共卫生实践中的一个重要里程碑。但我认为，能配得上"现代公共卫生之父"这一荣誉称号的当属尼古拉·特斯拉（Nikola Tesla）。

特斯拉是塞尔维亚的一名工程师，他发明了交流感应电动机，并扩大了电力的应用范围。电力的出现给公共卫生和传染病控制领域带来了巨大的飞跃。有了电和水泵，全世界就能实现安全供水。有了自来水，有效的下水道系统就可以建立起来。电力也给我们带来了制冷技术、巴氏杀菌牛奶、疫苗制造业，以及能使蚊子远离我们的家和工作场所的空调系统。通过促成 X 射线和其他成像技术、诊断设备、呼吸机等的发明，电力也使医疗实践发生了革命性的变化。

1900 年，美国人口的平均预期寿命是 48 岁。到了 2000 年，仅仅 100 年后，这个数字已经是 77 岁了。在 20 世纪，每过 3 天我们的平均预期寿命就增加一天。我们可以想象一下，据事实证明，早在 240 万年前就出现了以直立人为代表的早期人类，而直到 1900 年我们才达到 48 岁的平均预期寿命。这意味着，达到 1900 年的预期寿命需要经过超过 8 万代人的努力，而达到目前的平均寿命水平，我们只经过了 4 代人的努力。有了干净的水源、下水道系统、更安全的食品、经过巴氏杀菌的牛奶和各种疫苗，我们在消除导致儿童死亡的疾病方面取得了历史性进展，而儿童正是特别容易患上这些与环境条件相关的疾病的群体。

但是，我们千万不要因我们现在所取得的成就而沾沾自喜，因为我们将会发现，今后我们所面临的挑战，甚至会比我们过去所面临的挑战更为艰巨。

第 3 章

白大褂与破鞋子

医生的义务是，除了要考虑到病变器官，

甚至除了要将患者作为整体来对待，

还必须将病人置于其所处的世界来审视。

——哈维·库兴，医学博士

如果说"白大褂"是医院和实验室医学的象征，那么鞋底有洞的"破鞋子"就是现场调查式流行病学家的象征。事实上，穿破的鞋子是流行病情报服务的标志，该机构的座右铭就是"践行走访式流行病学调查"。与犯罪调查一样，卓有成效的公共卫生调查不仅需要实验室人员，还需要在疫情现场调查的"侦探"。

1981 年那天，我因为需要处理有关中毒性休克综合征的相关调研工作，所以来到了美国疾控中心，结果这次经历成了一个经典的"医学侦探"故事，而且结局出人意料。同时，它还带给我一些令我永生难忘的教训，对我的职业生涯产生了深远影响。

"中毒性休克综合征"一词是 1978 年由丹佛儿童医院儿科传染病主任吉姆·托德（Jim Todd）博士发明的。在此之前的 3 年中，他在 8~17 岁的孩子中发现此类散发性病例，表现为高烧、低血压、皮疹、疲劳，有时神志不清。他见到的第一个病例是一个 15 岁的男孩，最初被诊断患有猩红热，但吉姆认为症状似乎比他预期的要严重得多。在接下来的几年里，又发现了几个病例，虽然在病人的黏膜内壁（如咽喉和口腔内膜）中检测到金黄色葡萄球菌，但在他们的血液、脑脊髓液或尿液中均未分离出金黄色葡萄球菌。不过，由于该病对全身的严重影响，吉姆和他的团队认为这一定与某种毒素或细菌毒素有关。在他的这些病人中，有一个年幼的孩子未能幸存。实验室分析证实其血样中有 B 型肠毒素。这种毒素产生自金黄色葡萄球菌。

他们在英国医学杂志《柳叶刀》（*Lancet*）上发表了他们的第一篇论文，结果受到了医疗卫生界很多人的怀疑。但吉姆富有先见之明的研究成果，为我们了解此类致病微生物和人类之间新出现的明显冲突，提供了第一条关键性的线索和最初的研究方向。

1980 年春天，与中毒性休克综合征类似的疾病毫无征兆地出现，主要集中在明尼苏达州、威斯康星州和犹他州。后来我们了解到，各州的病例很大程度上是在各州的卫生部门第一次收到预警，积极寻找中毒性休克综合征病例之后统计出来的。然而，在这三个州，几乎所有的感染者都是 20 岁出头的年轻女性。在那段时间里，我经常与我的同事及好友杰弗里·戴维斯博士联络，他是就职于威斯康星州卫生部门的流行病学家，我们共同探讨了发生在我们所在的这两个州的病例情况。在这两个州的 12 个病例中，感染者都是年轻女性，其中有 11 个患者在发病时处于月经期。许多病例发展为重症患者，患病期长达数周。幸运的是，到那时为止还没有一例死亡。根据我们最初的研究发现，处在经期的年轻女性确实更加易感中毒性休克综合征，但我们还无法解释患病的风险、病因，不知道如何阻止新病例出现。于是我们联系了美国疾控中心，他们随即要求其他州也开始寻找相关病例。

5月23日，美国疾控中心在《发病率和死亡率周报》上发表了一篇文章，描述了威斯康星州和犹他州的55例感染者的情况，其中40例患病期间有月经史，这40例中的38例（约占95%）在月经开始后5天内患病。这开始引起媒体的关注。

6月27日，《发病率和死亡率周报》的第二份报告概述了一项病例对照研究的结果，该研究包括52例病例组，其中许多病例在5月23日的报告中已经出现，还有52个年龄和性别匹配的对照组。这是一种流行病学调查方法，我们通过一种综合问卷调查，对患者或患者家属（如果患者病情过重或已经死亡）进行访谈，系统了解患者生活中可能与此疾病有关的每一个因素。然后我们确定作为对照组的研究参与者，即与病例的个体情况如年龄、性别和居住地密切匹配，但没有患病的人群。我们用同样的问卷调查对照组。我们的分析会比较病例组和对照组中各种因素出现的频率，看它们是否存在差异，这有助于我们解释病例患病的原因。

这项研究分析发现，月经棉条的使用与中毒性休克综合征之间存在统计学上的显著相关关系。换句话说，病例组和对照组之间存在月经棉条使用频率的差异，不太可能只是偶然，在病例组中月经棉条的使用频率比对照组要高得多。

一些媒体和公共卫生官员开始猜测，宝洁公司近期在全美国范围内高强度推广曝光的"依莱"牌卫生棉条与中毒性休克综合征病例的持续增加有关，然而到那时为止还没有研究能证实这一发现。在接下来的几个月里，媒体的报道将对后续流行病学的研究结果产生重大影响。

在 6 月份的报告发表后不久，杰夫 * 和我决定合作进行一项病例对照研究，以确定为什么与月经相关的中毒性休克综合征会突然增加，还有卫生棉条或任何感染原在这一新出现的公共卫生问题中可能发挥的确切作用。我们还邀请了艾奥瓦州卫生部参与这项研究，以帮助我们更快地辨别病例。在我们的行业中，疫情暴发被定义为病例显著增加，通常是发生在特定地理区域和一定时间内。

不管病因是什么，我们当时正处于中毒性休克综合征的疫情暴发期。

我们的研究成果后来被称为三州中毒性休克综合征研究（Tri-State Toxic Shock Syndrome Study）。在我们的研究中，我们让训练有素的女性调查员进行私下访谈，因为她们不得不问这些年轻女孩一些非常私人的、可能会让人尴尬的问题。例如，我们要求她们提供性经验史的详细信息，以及她们月经期间棉条和护垫的使用情况。尽管调查中涉及这些敏感问题，但我们联系的每个对照组候选人都同意参加。她们才是我们研究中真正的英雄，帮助我们挽救了许多生命。

我们研究的大多数病例都发病于之前的 6 个月内，但我们也确实发现了一些在几年前就已感染，却还没有被确诊为中毒性休克综合征的病例。我们在这三个州的所有医院里进行了系统的搜索，以确保我们的研究中包括了所有可能患有中毒性休克综合征的女性病

---

* 杰夫即上文的杰弗里·戴维斯博士。——译者注

例，即使她们没有报告患病时处于月经期或曾使用月经棉条。

9月初，我看到一个16岁的女孩躺在病床上，很快就要死于中毒性休克综合征，那是我职业生涯中经历的最沮丧、最危急的时刻之一。她在接受当时顶尖水平的辅助医疗护理，她的家人都围在她的身边。但这种治疗却没有起到任何作用。那时的她脸上、手上和脚上都长出了典型中毒性休克综合征的红疹，我甚至已经记不清她生病前的样子。当我看到她时，她的脸、胳膊和腿都肿得厉害，甚至连熟悉她的人都认不出她的样子了。肿胀，或称水肿，是由所谓"第三间隙异常"（third spacing）或"体液体内转移"引起的。在这种情况下，通常存在于血管和动脉的体液大量渗入病人的软组织。当动脉和静脉中循环的体液不足时，会引发休克并且很难逆转。因此，这个年轻女孩的身体在努力维持血压的过程中出现了多器官衰竭。直到今天，我还是无法形容当时的我们有多么绝望，因为我们都对她爱莫能助。

当我和她悲恸欲绝的父母交谈时，我所能提供的只有我深切的同情和一个承诺，那就是我们会查清病因。他们的悲剧将帮助我们进一步研究，以防止这种情况发生在其他年轻女性身上。我的女儿艾琳现在是一名专攻新生儿学的医生，她当时才两岁，当我想到她长大后的样子，一个父亲对孩子的所有保护本能都涌上了我的心头。

在9月19日星期五，美国疾控中心在《发病率和死亡率周报》上公布了现在被称为"CDC-2研究"的结果。研究中包括50例感染中毒性休克综合征的女性病例组，还有150名女性构成的对照组。这些病例均在7月和8月发病，有多个州向美国疾控中心报告了病例，但不包括明尼苏达州和威斯康星州。这项研究再次发现，使用棉条是患上中毒性休克综合征的一个重大风险因素，而且研究首次发现使用"依莱"牌棉条引发中毒性休克综合征的风险，与使用其他品牌的患病风险相比高出 7.7 倍。在整个病例组中，有 71% 的女性使用"依莱"牌棉条，但在对照组中，只有 29% 的女性使用"依莱"。

"依莱"是一种应消费者的需求而发明的月经棉条。多年来，女性们一直想要一种能吸收更多经血并防止意外渗漏的棉条。在 20 世纪 70 年代初，造纸工业已经制造出了高吸水性聚合物，可以吸收自身重量 20 倍的液体。这项技术的代表性应用产品是一次性纸尿裤。宝洁公司借鉴了制作一次性纸尿裤的技术，设计了一种棉条，使其吸收液体容量从 5 倍增加到 10 倍。尽管其他公司也推出了高吸收量的棉条产品，但宝洁公司利用其天才的营销能力，占领了 70% 以上的高吸收量棉条市场。

在那期《发病率和死亡率周报》出版发行的前一天下午，我接到了美国食品与药品监督局一位副局长的电话，他说美国疾控中心的研究报告第二天就要公开发布了。美国食品与药品监督局负责人杰瑞·戈扬博士和他属下的工作人员刚刚听取了关于此项研究结果及其与"依莱"牌月经棉条关系的简报。杰瑞知道我们正在明尼苏达州和威斯康星州进行流行病学调查研究，也听说我们在与联邦公共卫生官员的电话会议上对美国疾控中心的研究结果表示过担忧。他要求杰夫和我乘飞机前往华盛顿，向他简要介绍我们正在进行的病例对照研究。我们的研究显示只有大约一半的病例使用了"依莱"牌棉条，表明"依莱"牌不是唯一有问题的产品。这个问题成为美国食品与药品监督局急需解决的头等大事，因为他们主要负责管理医疗用品的安全性和有效性，也包括监管卫生棉条的产品质量。我答应了他们，第二天一早就飞往华盛顿，以按时参加下午的会议。这是我第一次在接到通知几个小时后就要乘飞机赶去参会，但在之后的许多年里，我还会有很多次这样的经历。

美国食品与药品监督局的这次会议，没有就美国疾控中心此次研究成果的意义达成共识。当晚我乘飞机回到明尼阿波利斯市时，接到一条紧急信息，要求我打电话给负责棉条销售业务的宝洁公司高级主管。在那一周的前几日，美国疾控中心已经向宝洁公司的负责人简要介绍了其研究结果。宝洁公司有很多疑问，却几乎得不到解答。在过去一年里，宝洁公司在全美国成功地推广了"依莱"牌棉条，其负责人现在需要考虑的却是，他们的产品是否存在残害年轻女性的可能性。

我被邀请参加宝洁公司在奥黑尔机场的希尔顿酒店举办的科学咨询小组会议，该会议定于周六下午和周日上午召开。科学咨询小组会议在商界并不少见，但几乎从未在如此紧急的情况下召开过。科学咨询小组会议的与会人员通常是来自公司外部的科学家，他们可以客观地对与会议议题相关的最前沿科学技术做出评估。此次科学咨询小组成员代表了中毒性休克综合征研究领域的科学智囊团，但美国疾控中心的研究人员都没有受邀参加。我知道我必须去芝加哥参会，尽管周六晚上有一个筹备已久的家庭活动。此次科学咨询小组会议的与会人员都没有收到酬劳，只有旅费报销。

此次科学咨询小组会议由原中毒性休克综合征疫情调查员吉

姆·托德担任主席，从会议一开始，他就表现出了经验丰富的智者风范，其突出的才能也展露无遗。在未来数月我们共同努力解开这个谜团的过程中，吉姆还会在其他平台上发挥同样的领导作用。

我们的会议一直开到星期六晚上，我们仔细核对了当时中毒性休克综合征在流行病学和微生物学研究中的每一条信息、数据或证据，以及其他任何可能给我们答案的信息。星期天上午，我们对这六个多小时的研究进行总结。遗憾的是，我们的问题比答案还要多得多。周日上午晚些时候，一架从辛辛那提飞来的宝洁公司专机抵达奥黑尔机场，里面有包括该公司首席执行官艾德·哈尼斯在内的多名高管。他们也加入会议，坐在大会议桌的另一侧。在简短的介绍之后，吉姆对我们的研究发现做了最后的总结。"依莱"牌棉条是否与这些中毒性休克综合征的产生有关？答案显然是肯定的，但是产生关联的方式和原因还不清楚。我进一步阐述我们的研究结论，即这不仅仅是"依莱"牌棉条的问题，所以我们不应该认为这个问题已经解决，可以告一段落。

我永远不会忘记这一幕，哈尼斯先生看着科学咨询小组会议的与会专家问道："明天我能告诉在宝洁公司工作的女性，她们使用的'依莱'牌棉条是安全的吗？或者告诉男性们，他们的妻子和女儿使用的棉条是安全的？"我看着哈尼斯先生，只是简单地回答了一句："不能。"

那天下午，我还记得，我在乘坐返回明尼阿波利斯市的短途航班时意识到，再过一天，"依莱"品牌几乎肯定就要下架了。我学到了另一个对我职业生涯极其重要的经验教训：大多数公司都由优秀的公民组成，如果他们有证据表明自己的产品是疾病的罪魁祸首，他们会竭尽所能解决问题。宝洁公司已经将这种产品投放市场，我们相信他们绝对没有害人之心。我敢肯定，艾德·哈尼斯不会出于某种经济利益的考量来做决定，而会考虑他最亲近的女性们是否能安全地使用该产品。

中毒性休克综合征与"依莱"牌棉条有关的新闻在 9 月 19 日那个周末引起轰动，在后面几个月一直是头条新闻。美国的全国媒体播出了年轻女性们对个人安全表示强烈担忧的画面。到 1980 年年底，据追踪美国媒体报道数据的主要公司之一"律商联讯"（LexisNexis）确认，这是当年的第三大新闻，仅次于总统选举和伊朗人质危机。对美国疾控中心研究结果的报道带来了近 900 份病例报告，足以达到全国流行病的比例。其中有 91% 的病例在经期感染，并且绝大多数都使用了"依莱"牌棉条。在科学咨询会议过后的第二天，宝洁公司确实把产品撤出了市场，而就在此之前一年，该公司还在全国范围内大张旗鼓地推销自己的产品。

美国疾控中心的公开信息是，"依莱"牌棉条是疫情暴发的罪魁祸首，随着它们从市场上消失，疫情威胁现在已经解除。

"依莱"牌棉条由聚酯泡沫、一种叫作"交联羧甲基纤维素"的化学物质和一种表面活性剂涂层制作而成。表面活性剂是一种化合物，用来降低两种液体之间或某种液体与固体之间的表面张力，使它们更容易混合在一起。

我们的"三州中毒性休克综合征研究"小组对于"依莱"牌棉条问题的调查一刻都没有松懈过。但是，在我们所关心的美国中西部地区，也就是最初的病例出现的地区，感染原并不仅仅是特定品牌的棉条。为了找到更全面的答案，我们必须进行后续研究。我们这个调查小组就是从这里开始，发挥了至关重要的作用。我们把1979 年 10 月 1 日至 1980 年 9 月 19 日这三个州的所有病例都纳入后续研究的范围内。在研究中，病例组共有 80 人，我们根据年龄匹配和性别匹配，找到 160 人作为对照组。我们在 9 月 19 日停止了对新病例的登记，因为美国疾控中心的研究报告，几乎一定会导致未来使用"依莱"牌棉条的病例受到选择性诊断与报告。

当这项研究全面展开时，我对月经棉条的了解可能超过了99.999% 的男性，也超过我此前的预料，我必须绞尽脑汁去了解它。我可以分辨出在美国销售的所有 21 个卫生棉条品牌和款式，包括拆封后和使用后的情况。当你开启流行病学调查之旅后，你永远猜不出你会面临什么考验，你必须培养自己具备一种客观的科学主义精神。与此同时，我一直在思考这一流行病对全国数百万女性及其家庭的影响。造成大量人口感染和死亡的产品品牌竟然叫作"依莱"（Rely，英语本意是"依赖"），这似乎是一个残酷的讽刺。

我们在后续研究中的新发现实际上在我们意料之中。正如我们在 1982 年 4 月出版的《传染病期刊》上发表的论文摘要中指出的："多因素逻辑回归分析表明，中毒性休克综合征的致病风险与棉条液体吸收量（吸收性）的相关性，要高于其与所有品牌棉条的使用频率的相关性。"

那些使用吸收率最低的棉条的女性，不管使用的棉条属于哪个品牌，与从不使用棉条的女性相比，患上中毒性休克综合征的概率会增加约 3.5 倍。对于那些使用吸收率最高的棉条的女性来说，不论用什么品牌，患病的概率都会比不用棉条者增加 10.4 倍。然而，我们也的确发现，与其他品牌棉条的使用者相比，使用"依莱"牌棉条的女性患病的风险仍然要高出 2.9 倍。虽然我们有证据表明，"依莱"牌棉条有其特殊的致病风险，但带来中毒性休克综合征风险的真正因素是女性所选用棉条的液体吸收量大小。而且"三州中毒性休克综合征研究"调查小组的这项研究发现，实际上预测了在"依莱"品牌撤出市场后的几个月里美国的中毒性休克综合征的病例变化。

事实上，年轻女性感染中毒性休克综合征的病例数变化并不大，甚至还略有上升。不同的是，那些患上中毒性休克综合征的病例，现在主要使用的是"丹碧丝超长型"（Tampax Super Plus）高吸收性棉条及其他几款竞争产品。

年轻女性继续选择使用高吸收性棉条也不足为奇，因为没有人提醒她们真正的危险因素。宝洁公司决定撤回"依莱"牌棉条后，最大的受益者是谁？是丹碧丝公司。突然间，"丹碧丝"牌卫生巾占据了高吸收性棉条市场的 70% 以上。在那些积极努力寻找中毒性休克综合征病例的州，大家渐渐清楚地意识到，导致女性患上中毒性休克综合征的不可能只是"依莱"牌棉条，而一定是任意品牌的高吸收性棉条。

这意味着，由于媒体报道了"依莱"牌棉条在引起中毒性休克综合征方面的作用，先前美国疾控中心的研究数据，被写成了偏颇的、有选择性的全国病例报告，完全被人们曲解了。我们的研究最终证实了导致中毒性休克综合征的关键因素与棉条的液体吸收量之间的关系，即高吸收性棉条使阴道内氧气的释放增加，增加了金黄色葡萄球菌的数量。当经血被高吸水性材料吸收时，氧气会被转移到阴道。吸收量越大，释放的氧气越多。

中毒性休克综合征病例的增加恰好与金黄色葡萄球菌的一种新菌株相吻合，该菌株产生中毒性休克综合征毒素的效率非常高。但更重要的是，高吸收性棉条的材料释放出更多的氧气进入阴道。阴道应该是一个无氧的环境，在没有氧气的情况下，就不会产生中毒性休克综合征毒素。过量的氧气会让细菌转化为微小的毒素"生产工厂"。这些毒素一旦产生，就会通过阴道黏膜（阴道壁的膜）被吸收，直接进入血液。

在接下来的几年里，后续的研究工作由微生物学家、国际公认的葡萄球菌和链球菌毒素专家帕特里克·施利弗博士牵头，他那时刚离开明尼苏达大学到加州大学洛杉矶分校工作，帕特里克博士的研究成果及另外两个研究小组的研究证明，用于"依莱"牌棉条涂层的表面活性剂，也称为嵌段共聚物（pluronic）L-92，促进了毒素的产生，而其他公司使用的表面活性剂则不会。至此，"三州中毒性休克综合征研究"调查小组的病例对照研究结果是完全说得通的。

讽刺的是，在 9 月 19 日美国疾控中心宣布消息后不久，美国妇产科医师学会就公开猜测疾病是个人卫生问题导致的，建议女性在经期更频繁地更换棉条。

结果证明，这完全是个错误的建议。妇产科医师学会建议女性更频繁地更换吸收性强的棉条，会导致女性处于更高的风险中，而不是降低风险。女性更换高吸收性棉条的频率越高，进入阴道的氧气就越多。我从调查中毒性休克综合征的经历中学到的另一个教训是，如果你不知道自己所说的是否正确，那就不要说，或者至少承认你不知道。女性们确实需要关于棉条使用方面合理的、及时的专家建议，所以美国妇产科医师学会认为有必要发表声明，这是可以理解的。但他们从当时掌握的唯一真实信息中可以推导出的结论，应该是建议女性彻底停止使用棉条。

著名的美国国家科学院医学研究所（现在称为美国国家医学院）于1981年组建了一个顶级委员会，目的是详细检验中毒性休克综合征研究的各种不同发现，以及明尼苏达等州继续进行的疫情监测的结果。美国国家科学院医学研究所的最终报告证实，我们的研究和疾病监测结果，用他们的话说，才是"黄金标准"。真正重要的是，在接下来的几个月里，所有的美国棉条制造商都对"三州中毒性休克综合征研究"小组的发现做出反应，极大地降低了其高吸收性卫生棉条产品的液体吸收量，随后新增病例数就开始急剧下降。

此次中毒性休克综合征的调查，不仅是我个人进行权威流行病学调查和分析的起点，它还让我意识到，研究数据很容易被曲解，形成一种有谬误的科学，而且从多种角度思考问题十分重要。它还教会我，要问正确的问题，以免得到错误的答案。

在这次疫情中，我敢肯定的是，美国疾控中心官员发布的关于中毒性休克综合征研究的错误结论，以及女性继续使用高吸收性卫生棉条，导致了更多的女性感染重症甚至死亡。直到今天，我仍在思考，如果当时"三州中毒性休克综合征研究"调查小组的研究发现得到美国疾控中心的支持并向公众发布，那么有多少与中毒性休克综合征相关的死亡是本可避免的，而不必等到几年后棉条生产商缩减棉条的液体吸收量才控制住。

＊　＊　＊

并非每一次疫情都会产生致命后果并对社区产生重大影响，或为公共卫生领域提供重要经验教训。

1984 年 7 月 10 日，我在下午早些时候接到布雷纳德医疗中心内科医生罗恩·索伦森博士的电话。罗恩告诉我，自 3 月份以来，至少有 30 名慢性腹泻患者在他的医院就诊，但都没有康复。尽管其中 8 名患者已被转诊至梅奥医学中心、明尼苏达大学医院和明尼阿波利斯市退伍军人管理医院做进一步诊断，但仍无法确定病因。

位于明尼苏达大学双子城分校以北约两小时车程的布雷纳德，是明尼苏达州一个以湖泊著称的美丽乡村，这里有百里挑一的清澈湖水，是夏季娱乐胜地。但时至今日，布雷纳德在我心中的形象有着双重意义：湖泊和腹泻，而这两者都寓意颇深。

无论是医生还是临床实验室主任，都没有想到要向明尼苏达州卫生部门报告这些病例，因为基本上没有人知道要报告的疾病是什么。让情况更复杂的是，在我们州主要的几个医疗中心接受治疗的 8 名患者中，每一位的诊断结果都不同，被笼统地诊断为肠易激综合征、非特异性结肠炎或病因不明的慢性腹泻。其中有两名患者在两个月内先后接受了同一个专家医师小组的会诊，尽管他们患了相同的疾病，却得到了不同的诊断结果。医生们并没有把这两个都来自布雷纳德地区的病人联系起来，哪怕这两个病人几乎在同一时间突然发病。

没有人愿意谈论腹泻，这几乎和谈论身上有虱子一样令人尴尬。所以布雷纳德的社区居民并不知道他们身边暴发的疾病。布雷纳德医疗中心只有 36 名医生，他们要为 14 000 名社区居民提供医疗服务，因此直到 7 月初，医生们才把这些不寻常的病情联系起来。

因为我是一名流行病学家，当有人报告某个地区出现了一系列看似不寻常的类似疾病时，我总是兴致勃勃。在我和罗恩的第一次通话中，我很清楚，在过去的 5 个月里，在一个像布雷纳德那么大的小镇里，有 30 多个病人出现新型的严重慢性腹泻，而且都出现在同一个医疗中心，这罕见得就像中了头彩——或者说倒了大霉。

在我们的通话中，罗恩提供了其中一个病人的详细情况，我暂且称他为约翰。约翰是名健康的 77 岁男子，突然患上了严重水泻。他几乎没有其他症状，没有恶心、呕吐、抽筋或发烧。在接下来的一个月里，他每天排便 10～20 次，体重减轻了 20 多磅（约 10 千克）。由于这是典型的感染性腹泻，但大量粪便样本呈阴性，所以他成为入院接受治疗的上述 8 名患者之一。唯一显著的发现是，结肠镜检查显示他的结肠发炎。他被诊断为病因不明的非特异性结肠炎。他接受了几种抗生素治疗，但症状并没有好转。

约翰的社交生活和日常活动均受到影响，因为他随时都要做好上厕所的准备。在接下来的一年里，他的腹泻症状一直持续，只有次数上轻微减少，不过他意识到自己多吃一些食物，也不会改变如厕频率。结果，他的体重有了一定程度的恢复。第二年，他发现自己腹泻的次数越来越少。在他第一次出现症状后的第 550 天，他的排便次数和排便量才恢复正常。

在接到罗恩的电话后不久，我就召集了明尼苏达州卫生部门的传染病流行病学和实验室高级研究小组。我们这一调查小组决定当晚就前往布雷纳德开始调查。

我强烈怀疑是一种具有传染性的微生物导致了这次疫情的暴发，因为有许多人都是突然发病的。因此我们打电话给美国疾控中心食源性传染病科的同事，分享了我们到目前为止所掌握的信息，并请求他们的实验室协助。他们派出了两名工作人员参与调查。

新上任的美国疾控中心流行病情报服务主任，刚刚学习了疫情调查的诀窍，于次日从亚特兰大乘飞机抵达调查现场，从此她将成为我职业生涯中的"灵魂伴侣"。克里斯汀·麦克唐纳博士，现在已改名为克里斯汀·摩尔，在这次调查中发挥了重要的领导作用。她在完成这次流行病情报服务调查任务后，就调到明尼苏达州卫生部门担任该州的流行病学家助理。我们从此成为一个互相协作的小队，而正如我经常告诉我学生的那样，流行病学需要团队合作。如果没有克里斯汀作为我的职业搭档，我连现在一半的成就都无法取得。

克里斯汀回忆说："当时最大的问题是试着确定病原体，以及明确患者是如何接触到这种病原体的。接下来我们要知道：受影响的人群规模有多大？社区中有多少人被感染？"

当晚我们抵达布雷纳德后，要做的第一件事就是仔细查看过去6个月来，因腹泻而到诊所就诊的患者记录。如果这真是一次疫情大暴发，我们应当确定这些病例是何时开始出现的。我们还利用那些做过大量医学检查的病人的临床资料，开始进行病例定义。

我们将此类病例定义为，患有病因不明的腹泻长达4周或以上的患者。在接下来的几周里，随着我们对这些病例和疫情的了解更加深入，我们的病例定义标准表现良好，框定的范围既足够广泛，涵盖了所有病例，又足够具体，排除了那些由其他原因引起的腹泻。由于我们还没有确定该病的感染原因或化学原因，我们不得不结合临床发现来确定哪些是与疫情暴发相关的病例，并将其与已知病因的病例，如克罗恩病（Crohn's disease）或结肠癌区分开。

我们很快将罗恩在电话里向我们描述的那 30 多个病例回顾了一遍。我们将其中的前 23 个病例纳入研究范围，因为他们符合我们的病例定义，并且都在 1984 年 4 月至 6 月间发病。我们还确定了 46 个与这些病例性别和年龄匹配而且在同一时间内没有出现腹泻症状的人作为对照组，将这 69 人作为研究对象。在研究中，我们对这一两个月内个人日常生活中可能发生的一切进行调查，特别是他们在过去一个月内的进食情况，也包括用药情况。

克里斯汀负责带头进行临床和微生物学方面的调查，而我则负责流行病学调查。

我们很快就发现了问题的端倪。前三个彼此互不相识的病例报告说，他们经常饮用当地一家乳制品公司出售的生牛乳，这家乳制品公司就在布雷纳德市郊外。我们知道，在接下来的采访调查中，我们必须非常小心，以免产生刻意引导受访者回忆生牛乳饮用过往的倾向，从而使调查结果产生偏向。但这个线索对我们的研究来说仍然是一座可挖掘的金矿。

疾病与饮用生牛乳之间的重要关系，很快就变得越来越清晰和显著。通过病例对照研究我们发现，在我们考虑过的数百个可能的致病因素中，饮用生牛乳是唯一显而易见的因素。事实上，与对照组相比，这些病例饮用本地生牛乳制品的概率是对照组的 28 倍还多。

1864 年，路易·巴斯德发现，将啤酒和葡萄酒以低于沸点的温度持续加热一定的时间，就足以杀死大多数细菌。这一过程防止了这些饮料的变质，同时不改变其品质或口感。如今，巴氏杀菌技术被广泛应用于乳制品和食品工业的微生物控制，从而保证了牛奶的安全和新鲜。

但仍有一些人认为，没有经过巴氏杀菌的生牛乳更健康，更有营养。在巴氏杀菌技术还没有普及的时代，许多人，特别是儿童，因此成为许多危险疾病的牺牲品。

就这样，我们在布雷纳德找到了**病因**。但还有很多因素是未知的。比如是**什么**导致了这种病？这是一种传染病吗？如果是的话，奶牛也感染了吗？这些病例会把疾病传染给其他没有喝过生牛乳的人吗？有没有什么治疗方法可以减轻症状，甚至治愈疾病？我们所看到的这些病例只是冰山一角吗？

流行病调查的首要任务就是阻止疫情暴发。在确认了当地的牛乳是引发此次疫情的微生物或化学物质的源头后，我们的第一项工作任务是确保农场停止出售有问题的牛奶。农场主很快就明白了事情的原委，因为我们提供了他家牛奶会引发腹泻的大量证据。他同意不再出售该农场的生牛乳，不管以何种渠道购买，除非这些牛乳能直接送入工厂进行巴氏杀菌。观察和流行病学研究方法让我们及时"拆除水泵手柄"*，尽管我们当时还没有发现疫情暴发的具体原

---

*   这是指第 2 章提到的，1854 年约翰·斯诺通过建议拆除布罗德大街的水泵手柄，有效阻止了霍乱的传播。——编者注

因。在生牛乳停止销售后，此类病例也不再增加。

最后，我们从饮用那家乳品厂销售的生牛乳的消费者中，确诊了 122 例慢性腹泻患者。第一例发病于 1983 年 12 月，最后一例发病于 1984 年 7 月。明尼苏达州卫生部门和美国疾控中心共同投入了所有能用上的实验室资源来分析这次疫情，但还是无法确定存在于病例群体或乳品厂牛群中的传染源，甚至连一种可疑的传染病病毒、细菌、寄生虫或化学物质都没有找到。而且这并不是因为我们没有足够多的新鲜样本。

在经过明尼苏达州卫生部门的同事、美国疾控中心和布雷纳德医疗中心的工作人员多次讨论后，我们认为这个疾病需要有一个名称。我们按照当时使用地名给疾病命名的惯例，如莱姆病（发现于康涅狄格州）和诺沃克病毒（发现于俄亥俄州）等，将其命名为"布雷纳德腹泻"。在医学文献中，布雷纳德腹泻成为这种疾病的官方名称。

克里斯汀说："尽管我们已经用最新的检测方法，进行了一次非常广泛和细致的调查，但我们从未找到病原体。不过我们确实也让大家对这个疾病有了更多的了解。"

我们通过不懈努力，发现了以前未报告过的疫情暴发和一些个别病例，同时还在其他地区的生牛乳饮用者中发现了类似的病情。这些地区有明尼苏达州（1978—1979 年、1984 年）、俄勒冈州（1980 年）、威斯康星州（1981—1983 年）、爱达荷州（1982 年）、马萨诸塞州（1984 年）和南卡罗来纳州（1984 年）。此外，自布雷纳德腹泻疫情暴发以来，又暴发了至少十场类似疫情，其中包括伊利诺伊州和得克萨斯州的大规模暴发。在每个地区的类似疫情中，传染的源头都要么是生牛乳，要么是受污染的水。

我确信布雷纳德腹泻是由某种病原体引起的，我们最终一定会找到它。

我们上面提到了艾滋病、中毒性休克综合征和布雷纳德腹泻这些传染病，正如我们所看到的，实际生活中发生的任何事情都在流行病学家的调查范围内，没有什么限制，一切都可能产生关联。流行病学的调查范围从最私密的、关乎个人的个体生物学，一直延伸到最公开的、影响深远的地缘政治冲突。

布雷纳德的调查经历教给我的是，你并非要获知所有答案才能得出那个最关键的答案。像约翰·斯诺一样，在不完全了解有关这个传染病的所有信息的情况下，我们也能阻止传染病的发生或限制疾病的影响。我经常听人说，在没有获知所有信息之前，我们不能采取行动。这简直是一派胡言。我们必须随时做好准备，用我们现有的知识和资源应战，而这一切要从基本的观察开始。

我们也的确能够做到这一点！

2015—2016 年寨卡病毒在美洲暴发初期，我发现自己屡屡受挫，因为那些从未参与过实际疫情调查的科学家和记者宣称，我们没有证据证明寨卡病毒会引起小头畸形和吉兰-巴雷综合征，而且我们所有的公共卫生建议都没有确凿证据支撑。但根据我的经验，我认为证据是充分而确凿的，任何拖延和不及时回应的态度都是不负责任且不能被原谅的。

我和我的同事们经常被政客和媒体批评，说我们"一直在弥补过去的错误"，对此我完全承认。当我们调查某次疫情中的未知传染源或其传播范围时，我们就是在努力弥补过去的错误。如果你是一名领导重大疫情调查工作的公共卫生官员，你必须经常迅速做出决策，采取行动，以防止新增病例甚至死亡病例的产生。你做出的应战策略绝不能出错，因为如果你错了，你的信誉将永远受到挑战。

正如比尔·福吉所说，"你必须具备根据不充分的信息做出合理决策的能力"。这正是流行病学调查的本质。重要的是，要让公众理解并且相信，有一群有能力的、满怀奉献精神的流行病学家正在调查疫情，他们会坦诚地告诉你，他们掌握了哪些信息，还有哪些信息是未知的，以及他们为了"拆除水泵手柄"而做了哪些努力。

第 4 章

威胁矩阵

我和亚伯拉罕·林肯一样，

都完全信任人民的力量。

只要实事求是地面对人民，

我们就可以依靠他们来应对任何国家危机。

重要的是，要让他们了解事情的真相。

——道格拉斯·麦克阿瑟将军，1944年

威胁矩阵是一种图表，它能显示出我们所要担心的威胁有哪些。在流行病学中，我们有几种构建威胁矩阵的方法。

其中一种方法是，在矩阵中纵轴用于衡量疫情影响风险，横轴追踪疫情出现的概率。这样一来，如果一种病原体会产生巨大影响，但出现的可能性很低，那么它与一种同时具有高影响风险和高出现风险的病原体相比，在矩阵中仍会处于较低的风险象限。

还有一种矩阵，我认为它同样重要。在这种矩阵中，横轴追踪致病事件潜在的严重性，纵轴则衡量我们的防备水平。使用这类威胁矩阵，我们可以确定我们遭遇威胁的可能性。不管是什么样的威胁，都可以通过这种方法预测。这听起来很简单，但它涉及很多变量。

公共卫生科学是以统计和概率为基础的。但作为普通人，我们不会从统计和概率的角度来思考问题。如果我们真的用这种方式思考，那就不会有人买彩票了。与之相反，我们习惯感性地去思考问题，尤其是关于疾病和死亡方面的问题。因此，我们的个人威胁矩阵可能并不符合我们刚才提到的那些以定量或定性分析为基础的威胁矩阵。

举个例子，我们用理性思考都知道，在同样的行驶距离中，飞机比汽车的安全性更高。然而，那些害怕乘飞机的人每天都会乘坐汽车，从不考虑道路交通可能引发的危险。同样，我们能接受全美国每年有 4 万人左右死于高速公路事故，但当 2007 年密西西比河上的 I-35W 大桥，在明尼阿波利斯市距离我的办公室不远的地方坍塌并造成 13 人死亡时，我们都感到无比震惊和愤怒。我们并没有将这样的桥梁与隧道事故纳入我们的个人威胁矩阵中。

由于"9·11"事件导致近 3 000 名平民丧生，美国动用数万亿美元来对抗恐怖主义威胁，这一举动使得政府大部分机构重组，导致我们的生活、旅行、自我防卫、对海外冲突的参与和日常行为方式都发生了深刻变化。当然，这种做法可能防止了恐怖主义事件或阻止了潜在的恐怖分子。我自然也知道恐怖主义因素远不只伤亡人数体现的那样简单。但很难说，这种应对方式与我们面临其他威胁时的反应相比是合情合理的。

我们需要对传染病风险进行一次全面而真实的评估。

在 2015 年的一次 TED* 演讲中，比尔·盖茨断言："如果说在

---

* TED 是美国一家非营利机构，全称为 Technology, Entertainment, Design，旨在通过传递优秀的思想来影响人们对世界的看法。——编者注

未来几十年里，有什么东西会导致上千万人死亡，那很可能是一种具有高度传染性的病毒，而不是一场战争。这种致命的东西不是导弹，而是微生物。目前，造成这种局面的部分原因是我们在核威慑方面投入了大量资金，但我们在防控流行病的系统上的实际投入却少之又少。我们并没有做好准备应对下一场全球大流行病。"

在公共卫生领域，就像日常生活中的很多方面一样，你不可能什么都计划好。我们可以看看下面这个关于灾难管理和业务连续性规划的例子。"9·11"恐怖袭击后，纽约市的一些大公司认定，公司应当配置电力预警装置，以避免此类恐怖袭击事件再次发生。所以，人们在公司大楼的地下室安置了应急发电机，万一以后有空袭发生，这个装置能够很好地保护人们的安全。但人们并没有为2012年10月的超级风暴"桑迪"那样的事件制订应急规划，那次飓风席卷了曼哈顿下城区，甚至淹没了纽约市的部分地铁。

但是对我们这个社会整体而言，能做到的是制订应对灾难的总体规划：预防断电，预防公共服务系统中断，准备资源紧缺条件下的医疗急救，以及在救援到来之前做好生存自救。正如艾森豪威尔总统所说："在备战时，我总是发现计划是无用的，但计划同时又是不可或缺的。"

20世纪90年代，本书的合著者马克·奥尔沙克正致力于研究并撰写一部关于"极端天气"（飓风、龙卷风和季风）的IMAX电影剧本。当马克和他的制片人格雷格·麦吉利夫雷一起参观位于佛罗里达州迈阿密市的美国国家飓风研究中心时，他问中心那位杰出的负责人鲍勃·希茨，对于一个像他这样的著名气象学家来说，最可怕的、噩梦般的事件是什么。

"我很容易就能想到答案，"希茨回答，"就是直接袭击新奥尔良的那场 5 级飓风。"

2005 年 8 月 29 日，"卡特里娜"飓风袭击了新奥尔良。到达陆地时，它已降为 3 级风暴。仅在路易斯安那州，就造成 1 577 人丧生，数千人流离失所，并完全打乱了新奥尔良这座美国大城市的生活秩序，这场飓风成为美国历史上损失最严重的一次自然灾害。

尽管对科学界和应急管理部门来说，希茨的预警只是常识，但大家都没有做好充足的准备来应对这样一场灾难。这难道不是错过了采取积极措施应对灾难的机会吗？这也是我们在公共卫生领域一直到 21 世纪都面临的问题：我们在应对传染病的准备过程中，错过了一个又一个机会。

* * *

世界上只有四大事件，能够真正对全球造成负面影响。第一是全面发动的热核战争，第二是小行星撞击地球，第三是全球气候变化，而第四正是传染病。

热核战争本身就说明了问题的严重性，我们只能希望世界领导人足够理智和开明来避免这场灾难。幸运的是，恐怖分子还没有引发这种恐怖事件的能力，哪怕他们碰巧拥有或夺取了一个核装置。

小行星撞击地球是不太可能发生的，而且即使它发生，我们也无能为力。

我们已经排放了太多的温室气体，气候变化已经成为一个既定的事实。即使在目前的水平上，它也将导致一场世界性的危机，这场危机将在几十年或更长的时间内展开。但在这段时间里，我们可以制订相应的计划来应对沿海洪灾，应对过多或过少降雨的影响，以及温度变化对动植物和昆虫种群的影响。

我相信，在21世纪，传染病是这四大事件中最有可能引发一场突发性危机的事件，这场危机将同时波及全世界，成为大流行病，或者说是全球性流行病。

在这一点上，我们共同的主要关注点应该是流感大流行，尽管正如我们从艾滋病疫情中看到的那样，其他致病性微生物可能会出人意料地出现。

自然灾害虽然会造成大规模破坏，但也会迅速结束，后续复苏工作可以在结束后即刻展开，如超级风暴"桑迪"、"卡特里娜"飓风、1989年旧金山大地震、龙卷风或任何其他自然灾害。与这些灾害不同的是，大流行病可以传播到世界各地并持续很长一段时间。它并非只袭击某个地点，然后让其他有能力的地区提供救援。一场大流行病会同时侵袭许多地区，而所有这些地区都需要紧急援助。它从袭击第一批个体开始，就会逐渐造成一种滚雪球效应，随后民政部门、商业、州际和国际贸易都会受到影响。这种影响会即刻显现，具有毁灭性，并造成长期的后果。

当每个人都被卷入一场大流行病时，除非有足够的计划和储备，否则没有人可以提供额外的帮助或可发放的用品、食物或药品。人们天真地认为，我们应对大流行病所需的各种用品，如医疗用品、药品、疫苗和N-95防护呼吸器（俗称口罩），只要在互联网上一键下单即可送达。事实并非如此。

今天，我们生活在一个即时生产制供应经济体中，几乎没有任何东西是为了将来的销售而储存的，更不用说为了应对危机而储存了，甚至连制造这些关键物资所需的零部件也没有额外的库存或储备。例如，当一场不断蔓延的全球大流行病让亚洲某个城市损失了劳动人口时，那么由这个城市生产的、应对迅速扩散的疫情所需的物资和产品将无法供应，但这些物资又很可能只在该市生产制造。再多的钱也买不到不存在的东西。这就是为什么最近设立的世界银行大流行病紧急融资基金，虽然旨在为应对大流行病提供全球融资，但在全球紧急情况下并不会真正奏效。

如果一场大流行病来袭，不管我们住在哪里，我们基本上都需要自食其力。2015 年，一例埃博拉病例在得克萨斯州达拉斯市出现，引发了社会震动。如果达拉斯市和世界各地的城市同时出现成千上万的病例呢？

尽管大流行病是一种"自然行为"，但它的影响比任何其他自然灾害都更接近于战争的影响。如同在战争中一样，一场大流行病所造成的破坏会与日俱增，我们根本没有恢复的机会。

即使疫情没有扩散到某个地区以外，它仍然可能造成毁灭性影响。我将其称为"具有重大影响的区域性疫情暴发"。2003 年的 SARS 疫情暴发正是如此。它只在世界上的一些城市之间传播，比如从香港通过飞机旅行传播到了多伦多。尽管如此，它在这些地区造成死亡病例，给人类带来巨大痛苦，并产生了严重的经济影响。

2015 年初，我在华盛顿医学研究所的一次会议上发表了讲话，我在会上预测，冠状病毒 MERS（可以说是 SARS 病毒的"近亲"）在不久的将来一定会在阿拉伯半岛以外地区引发严重疫情。当然，我无法预测具体会在哪里发生，但我知道肯定会发生。

　　果然，几周后它就出现在了韩国首尔，这是环太平洋地区科技最发达的城市之一。韩国出现一名"超级传播者"，导致世界上最先进的医院之一的三星首尔医院封闭，还造成了政府危机。你能想象由于受某个感染者的影响，美国的贝尔维尤医院、马萨诸塞州总医院、西达赛奈医疗中心或梅奥医学中心*全都关闭吗？

　　每次有重大疾病暴发时，如 2014 年的埃博拉、2015 年的MERS、2016 年的寨卡和黄热病，我都会接到来自美国和世界各地媒体的电话，寻求解释、指导和预测。总的来说，我很乐意配合，但我也必须承认，每次遇到此类咨询，我都会有种似曾相识的感觉。因为我总是以为，我们已经掌握了所有先发制胜的机会，无论什么局势或危机摆在我们面前，我们都有机会避免灾难，或至少一定能减轻灾难。

　　为对抗我们最致命的敌人，所有的斗争都是值得的，但针对某些敌人，我们的战斗必须更迅速、更有力。这不是一个应对传染病还是慢性病，应对流行病还是地方病的问题。这甚至也不是一个医疗和公共卫生开支与反恐开支投入比例多少的问题。每次有人因传染病死亡或发展为重症，都会成为患者本人的危机，患者的家人和亲密朋友的危机，主治医生和医疗团队的危机。但有些传染病会演变成地区、国家甚至世界性的危机，威胁着社会、政治和经济的稳定。

---

* 贝尔维尤医院、马萨诸塞州总医院、西达赛奈医疗中心和梅奥医学中心都是目前美国最为先进的、有代表性的综合医院。——编者注

由于我们无法积极主动地处理所有事情，我们提出了包含 4 个层级的优先顺序。我们认为，这个优先顺序将指导 9 种不同但相互关联的工作，我们将其统称为**危机议程**。

我们的首要任务是正面对抗那些引发致命大流行病的微生物，或者按照我们的行话来说，就是潜在的大流行病病原体。它们是我们最致命的敌人。我认为只有两种微生物威胁符合这个描述。第一种是流感，这是一种通过呼吸道传播的传染病，可以在短时间内扩散到世界各地，并以致命的力量对人类发起攻击。

另一类可能引发大流行病的病原体实际上是数量越来越多的传染性极强的微生物，它们的传播过程更加隐蔽，但同样对全世界人类和动物的健康产生重大影响。它带来了抗微生物药耐药性威胁，也让我们步入"后抗生素时代"有了切实的可能性。我们可以想象一下，未来我们生活在一个更像我们曾祖父母那一辈的世界里，现在我们认为能够治愈的传染病，在那时却会重新带来死亡。

第二个优先事项是防止具有高影响力的区域性疫情暴发，例如埃博拉和包括 MERS 在内的冠状病毒感染，以及 SARS、寨卡病毒和其他蚊媒疾病的复发，此类疾病对世界贫困地区造成持续的毁灭性影响，并扰乱国家经济和政府管理的正常秩序。

第三个优先事项是防止利用微生物进行故意伤害，防止经过科学研究强化后的微生物不慎被释放到外界，这些微生物经强化后更容易传播，更容易导致死亡或严重疾病，甚至无法通过接种疫苗或使用抗微生物药来预防或控制。这一优先事项涵盖了生物恐怖袭击的议题、值得关注的两用性研究（DURC）以及基于研究的值得关注的功能获得研究（GOFRC）。

从我们目前的理解来看，DURC 实质上是指那些可以合理预期其使用目的的科学研究，不仅包括有益的目的，也包括通过这种研究可能造成的伤害，不论是故意伤害还是意外伤害。据美国国家卫生研究院称："美国政府对 DURC 的监管旨在保护生命科学研究的利益，同时最大限度地降低滥用此类研究所提供的知识、信息、产品或技术的风险。"

GOFRC 是指那些能够增强某种病原体致病能力的科学研究或实验，这类研究能使病原体更易传播，或使疾病加重、更难治疗，也可能同时达到上述两种效果。

第四个优先事项是预防对世界人民健康产生重大和持续影响的地方病，特别是在新兴国家。这些疾病包括疟疾、结核病、腹泻和艾滋病，尽管我们在防治方面取得了进展，但这些疾病还是会成为传播缓慢的大流行病。

我们将在整本书中正面讨论这些优先事项，而且我们还将重点关注那些真正值得担忧的事情。但我现在要在这里强调的是，这不仅仅是一个科学问题。

从第 9 章开始，我们按照危机议程中优先层级从低到高的次序来组织本书后续的内容，最后以两个能够从实质上改变我们日常生活的因素收尾，那就是抗微生物药耐药性和流感大流行。

CIDRAP 是我在明尼苏达大学创立并领导的一个组织，是传染病研究与政策中心的缩写。研究**与政策**，就像巧克力酱和花生酱一样，这两者有着天然的联系。如果科学研究没有政策的支持，我们将一事无成。同样，如果我们试图在没有科学依据的情况下制定政策，将浪费宝贵的时间、金钱和生命。

第 5 章

微生物的自然发展过程

当事情变得足够糟糕时，就会发生一些事情来纠正这个过程。正因为如此，我才说进化是一个制造错误和纠正错误的过程。如果我们纠错比犯错做得更好一点，那么我们就能成功。

——乔纳斯·索尔克，医学博士

警探和"疾病侦探"间的类比适用于许多方面。在这个比喻中，我们可以用我们看待人的方式来思考微生物。

我们身边经常围绕着其他人。大多数的时候，我们每天遇到的是相同的人，但我们每天也在偶遇不同的人。大多数人无论如何都不会影响到我们的生活。我们仅在熟悉的范围内生活，但朋友、家人、爱人以及同事会对我们的生活产生积极影响。

我们从未见过的陌生人对我们的生活也至关重要，只是我们没有考虑过而已。比如一个距离你工作或生活地点 100 多千米的发电站员工，他让你家的电灯和杂货店的冰箱、空调运转，你上次想要感谢他是什么时候？比如一个货车司机，当你家人急需救命的药物时，他确保药物送达医院药房，你上次想要感谢他是什么时候？这些都是我们从未见过但又十分依赖的人。

世上还有一些吝啬、不诚实的人或犯罪分子，他们无疑会对我们的生活产生消极影响。最坏的情况下甚至让我们丧命。

微生物也是如此。大多数微生物不会对我们产生积极或消极的影响。有些是维持和保障生活所必需的，有些对生命则具有攻击性，是有害的。我们将为害的人称作罪犯，将有害的微生物称为病原体。

我们直到最近才开始意识到：作为人类，我们是如何与全球的微生物——微生物组——共存的。然而，我们对这种共存关系的认识还很浅薄。当有人报道说从办公室或家里的电话、门把手上提取的样本里包含了海量的微生物时，大众媒体上的公众人物会表露出厌恶之情，而这往往会导致我们对人与微生物的关系产生浅薄的认识。这就好像是你不想院子里有杂草，就认为院子里的植物最好都死光。要了解病原体的潜在可能性，我们需要从地球的开端讲起。

地球在大约45亿年前的诞生之初是一片熔岩。在接下来的10亿年中的某个时期，在被称为"原始汤"阶段的海洋里出现了单细胞生物。关于这些细胞如何出现，为什么会出现，现在有几种理论，然而我们可能永远无法确切知道到底发生了什么。20世纪20年代，苏联生物学家亚历山大·欧帕林和英国遗传学家J.B.S.霍尔丹提出一种理论，认为紫外线辐射能够提供能量，使甲烷、氨和水转化为有机化合物。当某些分子结合在一起时，它们就有了生存优势。

最新的一项理论表示，地球喷烟口产生的化学能形成了简单的有机生命。以后可能还会有更多的理论。

与我们要论述的观点相关的是，在30多亿年间，微生物是地球上唯一的生命形式。人类、动物和植物得以存在的原因就是微生物的进化。微生物产生了我们呼吸所需的含氧大气层，让植物能够吸收二氧化碳以及生长所需的土壤中的养分。这些是我们如今已知的生命的基础。

生存压力是进化的基础，进化推动了生物多样性的形成。细菌、猛犸象、人类抑或是蓝鲸，无论形体大还是小，它们应对或适应压力的能力越强，就越有机会生存。有时也会发生巨大的、突如其来的生存压力，如一颗巨大的小行星撞击地球。但大多数生存压力可存在千年以上。

在大约 30 亿年间，所有的进化都与细菌有关，细菌是无细胞核的单细胞生物。在时间之漫长超乎人类想象的寒武纪时期，这些微生物结合并进化成地球上存在过的所有的动植物形态。

我们不需研究全部生物多样性的复杂的生化学，但需牢记的重要一点是：微生物的存在先于我们，当人类生存于地球时，它们与人类共同进化，我们死后，它们仍会存在。人类优先的思维模式认为人类很大程度上处于主导地位。但是人类要理解微生物潜在能力的真正生物学意义，永远不能忘记是我们在努力适应和应对它们的进化，而不是它们适应我们的进化。

我们的生存依赖于许多现存的微生物，但其中有些微生物会导致我们丧命。

我的朋友兼同事马丁·布莱泽博士是纽约大学医学院的人类微生物组系的教授和主任，也是我们行业内受人尊敬的传染病专家之一。他在那本富有启迪性的著作《消失的微生物》中写道："细菌是一个完整的、自给自足的生物体；它们能够呼吸、移动、进食、排泄废物、抵御外敌，最重要的是能够繁殖。"因此，当我们失去必要的细菌时，我们的生命会受到威胁。

迄今为止，在微生物进化故事的最新一章，也就是人类存在的篇章里，我们经历了超级进化般的爆发式增长。尽管人类在现代世界已有极高的地位，微生物组仍远超地球其他生物量的总和。

人体肠道中的微生物比全身的细胞数还多。其实微生物在我们体内无处不在。然而我们每个人体内的微生物仅占 3 磅（约 1.36 千克）。因此，数量远超地球上其他生命形式的微生物，在人体中占有的主导地位也是令人震惊的。

我们不能不分良莠，一概而论。对待维持人类、动物、植物和环境健康的微生物，我们必须怀有科学的敬畏。事实上，为支持它们的生存，我们需要推进我们的研究和政策议程，正如为应对气候变化，我们需要保障热带雨林的正常存在一样。

通过上述这些知识，我们应当明白人类和动物一开始就处于劣势地位。人类作为一个物种，大约每 20 年繁衍出下一代。相比之下，微生物大约每 20 分钟就能繁殖一代。以我们的标准来衡量，微生物的进化是超级进化。由此可见，在人类与微生物的这场较量中，我们并不占有战略优势。

只要我们接触病原体，其动态就会改变，这让微生物进化变得更加复杂。人类为伐木、种植和狩猎野味，冒险深入热带雨林中微生物的"家"；大量人口聚集在一起；人们在拥挤的环境中饲养数以百万计的猪和家禽；滥用抗微生物药——我们人类正迫使微生物适应持续不断的压力，人类给它们创造的进化机遇远超大自然提供的机会。

我们不也在适应吗？我们当然在适应，但是在人类一代人的时间里，微生物按比例可繁衍出 4 000 万代。微生物进化好比是在一天内用高压水炮创造出来的一个大峡谷，而人类进化好比是经年累月的侵蚀形成的大峡谷。在 20 世纪 30 年代，由于第一次世界大战和 1918 年流感大流行的双重打击，欧洲在劳动力、生产力和社会进步方面受到重创。即使我们清除与人口损失相当数量的微生物，菌株也能在一天内恢复。

地球的微生物组中有许多重要的目和科。按大小和复杂程度排序，它们包括朊病毒、病毒、立克次体、细菌、真菌和寄生虫。我们将重点关注那些可能致命或有严重致病性的微生物，还有那些会对世界社会、经济、政治结构产生重大影响或破坏的微生物。同时，你会注意到，病毒在其中占主导地位，病毒会给人类、动物、植物，甚至细菌等其他微生物带来巨大的冲击。

病毒严格来说不算有生命的，但也不是无机的。它们在胞外处于静息状态，直到它们侵入细胞内，才通过细胞的繁殖机制复制大量的病毒体。病毒感染存在宿主倾向性，也就是说特定的病毒也许只会感染人类或某些种属的动物。天花病毒就是一个很好的例子，它只感染人而不感染动物。狂犬病毒等另一类病毒既感染人也感染动物。同时病毒感染还存在高度的器官倾向性，这意味着病毒只感染宿主的某些器官或身体某些部位，比如人类肝炎病毒主要感染肝脏。

病毒，与其他微生物或更高级的生物体一样，根据 DNA（脱氧核糖核酸）或 RNA（核糖核酸）的遗传信息进行繁殖（DNA 或 RNA 是组成我们染色体的长链分子）。一旦病毒进入宿主细胞，它一定会繁殖，这也是病毒遗传学的重要性所在。病毒复杂的复制机制远超我们已有的认识。RNA 病毒是单链还是双链呢，是正链还是负链呢，还是 DNA 复制中的中间体呢？当我们决定哪些病毒应该在可能引起大流行或潜在地方流行的致病名单中位于前列时，不需要考虑那些不关键的细节问题。

作为公共卫生学家，我们的重点是辨认可能会迅速突变的传染病病原体，这些病原体突变后能够有效逃避宿主免疫、疫苗或药物作用，甚至增强传播的能力，特别是通过呼吸道传播的能力。这就是为什么流感病毒仍然是导致全球大流行病的一种主要病毒。

抗原性的改变有时会降低微生物的危害性，有时则会增加其危害性。正如我们曾说过的，代际传播就像掷基因骰子，存在不确定性。

我们血液中的个别成分，包括 B 细胞和 T 细胞，能够寻找外来入侵者，并使用它们的各种机制来吞噬和（或）分解入侵者。对于异物的"记忆"可以保留一段时间，有的甚至可以形成终身记忆。因此，免疫系统对于再次感染已经有所准备，不像初次感染时需增强免疫能力。这就是疫苗的概念来源：引入减毒或灭活的病毒，使机体在被"真正"的病毒感染前建立免疫防御机制。

在一些情况中，微生物的侵入只是扣动扳机，而"子弹"来自我们自身。微生物引起过度免疫时，会诱发细胞因子风暴而损伤自身。细胞因子是一种小蛋白，能够激活适当的白细胞，让它们迅速到达感染部位并对抗入侵者。细胞因子风暴会引起细胞因子与防御细胞的持续反馈，从而导致气管堵塞和器官功能丧失。我们认为这就是 1918 年流感病毒导致许多免疫功能强大的年轻人和既往健康人群死亡的原因。

在辨别最令人担忧的微生物种类时，我们已经将微生物的复制纳入考虑因素中。那些在基因足迹中通过突变改变抗原或组成部分的微生物，如果同时能通过呼吸道传播并有高致死性，就会引起我们的高度关注。开发针对这类微生物的有效疫苗，与开发非致命性微生物的有效疫苗相比，更具挑战性也更加必要。

微生物与人类之间的战线已经划定，这是微生物基因的简单性和快速的进化速度，与我们的智力、创造力以及集体的社会和政治意志之间的战争。我们无法凌驾于病原体之上，因为病原体的数量和种类远超过人类。我们唯有智取，才能生存。

第 6 章

世界新秩序

人们开始明白，

世界上没有什么遥远到不能影响到你个人。

不单是疾病如此。

经济学家逐渐认识到，

想要在非洲建立良好的市场，

首先要保证非洲人的健康。

——威廉·福吉，医学博士

在人类历史长河中的大多数时间里，传染病的暴发与其他影响生存和觅食的挑战相比不足为虑。当我们的祖先还在靠狩猎和采集为生时，人口聚集程度低，还不足以引发流行病。大约在一万年前，随着农业的发展，人口密度呈指数级增长，形成了村庄及后来的乡镇、城市。

农业也包括为了食物和劳作而驯养动物。我们的许多传染病都起源于动物，也就是我们所称的人畜共患病。人与动物之间的交叉联系十分重要，因此人们发起了"同一健康"（One Health）运动，该运动强调，要想预防人类的疾病，必须同时理解人类和动物的健康。

"同一健康"运动指出了当今人类传染病风险增加的关键原因，正因如此，我成了该运动的首批拥护者。

许多传染病已进化为仅感染人类的疾病，如脊髓灰质炎病毒和天花病毒，也有的变异株会同时感染人和动物，如牛痘和猴痘。扎伊尔型埃博拉病毒，是引起 2013—2015 年西非埃博拉疫情的毒株，对人有高度致命性，它流行的地区有 1/3～1/2 的感染者死亡。莱斯顿型埃博拉病毒，也就是 1994 年理查德·普雷斯顿的畅销书《血疫》中的主角，对其他灵长类动物有致命性却几乎不影响人。

每种传染病都需要感染一定数量的人或动物才能存在。例如麻疹是一种传染性强的传染病，可能需要感染几十万人，否则就会消失。

一些生物体可以在体内潜伏并在适当时候攻击人体。如果我们小时候得过水痘，那么水痘-带状疱疹病毒可以在体内存在数十年，等到我们年纪较大或免疫系统功能较弱时，会以伴有疼痛的带状疱疹形式复发。炭疽芽孢杆菌在孢子形态下几乎可以无限期存活，当它被吸入、摄入或直接接触到开放性伤口时，会重新产生活性并在宿主不知情的情况下引起致命的炭疽病。

一旦某种疾病成功地从动物宿主进入人类身体，没有与此类疾病相关的生物记忆的潜在感染者就有了新的风险，而从疾病中幸存下来的人也需要经历时间和创伤才能获得免疫。随着人类文明的发展进步，传染病的传播速度和影响力也越来越大。鼠疫耶尔森菌在 14 世纪的欧洲引发了黑死病，即腺鼠疫和肺鼠疫，仅花十年时间便横扫欧洲大陆，导致欧洲 1/4～1/3 的人口死亡，在接下来的一个多世纪时间里也是致命的。

在黑死病发生后 200 年，欧洲人到美洲新大陆"定居"时，遭遇了对他们带来的病菌毫无免疫力的民族。欧洲人带来的天花病毒使佛罗里达州的蒂姆库安印第安人人口在六年内就减半，从 1519

年的 722 000 人减少到 1524 年的 361 000 人。4 年后，麻疹大流行再次使人口数量减半。其他美洲原住民文明也遭遇了类似的疾病导致的人口锐减，但西班牙殖民者认为这代表了上帝支持他们掠夺黄金和侵略殖民。

由于快速汽船取代了帆船，火车取代了马车，传染病的传播效率也随之提高。这就是 20 世纪初人类的处境。

据统计，现代最严重的全球大流行发生于 1918 年，当时"西班牙大流感"席卷全球。然而该病并非从西班牙开始暴发。人们错误地将它称作"西班牙大流感"仅仅是因为西班牙在第一次世界大战中保持中立，媒体未经审查，对疫情如实报道，由此招致了不该担负的恶名。过去对全球死亡人数的保守估计是四五千万，但最新的分析表明，实际死亡人数可能是其两倍，让残忍血腥的世界大战也相形见绌。

我们将在下面讨论，1918 年的流感病毒为什么不同于有史以来出现过的其他流行病。类似 1918 年大流感的传染病还会再发生吗？我们可以打赌它一定会发生，而且可以用生命做赌注。不过，在过去的一百年里，医学和通信领域都取得了长足进步，我们应该能够更好地应对传染病的大流行吧？

我们还不能如此自信。

当今世界与一个世纪前大不相同，甚至与 25 年前相比也极为不同，几乎所有的变化都更**有利于**微生物而不是人类。

第一，公共卫生就其本质而言需要通力合作。社区和国家必须联合起来。全球消灭天花计划之所以奏效，是因为当时的美国和苏联这两个超级大国一致支持。如果没有这两方当中任何一方的努力，消灭天花也就不会成功。当这两个国家起到带头作用，世界上的其他国家都紧随其后，纷纷效仿。

自苏联解体后，世界发生了变化。美国非营利组织和平基金会在 2016 年公布的脆弱国家指数*，比 1975 年的同类研究得出的数据要高得多。现在的国际社会比 40 年前更难联合起来实现共同目标。如今，世界上有超过 40 个国家的统治岌岌可危。

我们在这里指的不只是非洲国家。在撰写至此时，由于油价下跌，美洲的委内瑞拉和哥伦比亚正处于政治经济崩溃的边缘；巴西总统被弹劾，政府停摆，里约热内卢州宣布处于"公共灾难"状态；波多黎各作为美国的领地，实际上已经破产。所有这些政府管理的混乱都引起公共卫生方面的灾难。

国内外恐怖主义是一个持续的威胁，并将长期存在。在撰写至此时，由于巴基斯坦多个地区的极端分子反对脊髓灰质炎疫苗的研究，认为疫苗违背真主旨意，而且是一项密谋人类绝育的研究，多名研究者被谋杀。

第二，世界人口数量呈指数级增长，越来越多的人和动物近距离接触。我们已经意识到人口发生了爆炸式增长：1900 年，全球人口约 8 亿；到 1960 年，这一数字已经上涨到 30 亿；现如今约有 76 亿。据世界卫生组织估计，到 2050 年，全球人口将达到 100 亿。人口增长大部分发生在发展中国家的大城市里，那里卫生条件差，缺

---

* 脆弱国家指数（Fragile States Index）：衡量各国稳定性与发展状况的指数，数字越高，表示国家越动荡。——编者注

乏安全的水源和排水系统，与之相比狄更斯笔下的城市也没那么糟糕了。

我们常听到或读到对于全球动物数量严重减少和种群日益灭绝的担忧。但为了养活不断增长的人口，可食用动物的总量也不断增加。

例如在 1960 年，全球约有 30 亿只鸡；如今约有 200 亿只鸡。由于鸡的生长速度快，今天在你盘子里的鸡胸肉，35 天前可能还只是个胚胎。一年内鸡可以繁殖 11 代或 12 代。

这些鸟中的每一只都像一根试管，具有潜在危险的新病毒或细菌可以在其中生长。在世界各地的家禽饲养业中，人类与鸟类密切接触，饲养者与鸟类共享生活空间。生猪饲养的情况也是如此。现如今，每年生产的生猪超过 4 亿头，而猪恰恰是易突变的禽流感病毒和人类流感病毒完美的基因混合容器。

火上浇油的是，估计在未来 20 年里，为了养活急速增长的人口，鸡和猪的数量至少会增加 25%～30%。

第三，全球旅行和世界贸易让我们真正实现了全球经济一体化。人类、动物和货物的流通数量和流通速度前所未见。直到 20 世纪，全球大部分地区，尤其是发展中国家，还是闭塞隔绝的。大多数人从未去过他们出生的村庄几英里以外的地方。1850 年，我们乘坐快速帆船环游世界大概需要一年时间。如今，我们坐飞机可以在 40 小时内环游世界。1914 年，飞机第一次投入民用，载客飞过坦帕湾。而 100 年后，每天有 800 万人乘坐客机，每年有超过 31 亿人次乘坐飞机。

任何人都可以在几个小时内前往世界各地，这件事的重要性显而易见。但同样重要的是，由于全球供应链和即时生产制运输覆盖了几乎所有产品和组件，如今大流行病的影响将超过此前具有相同致命性的传染病。比如在美国，我们可能拥有最好的医疗设备，但是，实际上我们所需的救命药品几乎都产自国外。假设印度某个生产药物的地区发生重大传染病，我们的大城市会由于缺乏关键药物而失去很多生命。

在 2014 年，截至 6 月 30 日的上半年时间里，航空公司在美国与世界各地之间运送人次达 1.86 亿，运送货物达 954 万吨。在全球范围内，飞机运输货物超过 1.5 亿吨。每天有多达 6 万艘大型货轮在各大洲间运输货物，一些传染病媒介也随之而来，如携带病毒的蚊子和被污染的农产品。

讽刺的是，我们为提高效率、促进经济发展和改善生活方式而组建的现代世界，基本成功地将全球改造成了一个地球村，却也让传染病对我们的影响比 1918 年时更严重了。世界秩序越紧密复杂，技术上越趋向一个整体，我们就越容易受到破坏整个系统的灾难性因素的影响。

影响我们与微生物之间的战役的第四个因素是全球气候变化。坦白说，我们不知道会有什么影响，但是可以肯定的是影响很大。每年导致 50 万至 100 万人死亡的疟疾是否会传播到远离赤道的地区呢？这个问题可以延伸到任意一种热带疾病上，尤其是那些通过蚊子传播的疾病，比如寨卡。中西部地区的冬天是否还能保持寒冷，以杀死夏天时可致病的媒介？

疟疾还凸显了公共卫生中的另一重要概念，也就是我们先前提到的流行病和地方病的区别。埃博拉在非洲导致 50 多万人死亡，远超 2014 年其暴发时的任何合理预估。但疟疾还有结核病等地方病不会在其他国家造成大范围的恐慌，也不会导致政府倒台。这类传染病不会导致机场关闭和边境封锁。

与慢性病相比，传染病尤其是通过呼吸道或我们难以察觉的蚊虫叮咬传播的病毒性传染病，会引发恐慌，逼迫我们去理解其科学原理，控制疫情。这就自然而然地导致了难以承受的混乱和冲击。"9·11"事件发生后，有人将少量炭疽粉末通过美国邮政的方式投递给美国国会和公众人物，虽然只造成 22 例感染，但人们仍花费数十亿美元应对此事，关闭国会大厦对面的哈特参议院办公大楼达数月之久，让该地区的邮件投递陷入瘫痪。而炭疽并不像埃博拉或天花那样人传人，人们不会因为接触感染者就得病。

因此，尽管流行病和大流行病从医学角度看十分严重，但我们必须认识到，某些致死性疾病暴发带来的恐慌和混乱远超简单的数据所描述的结果，那些最可能致命或伤害我们的影响，往往不是令人恐慌或只是令人不适的影响。

大流行病可能会引起地区、国家甚至国际贸易的停摆，这样会导致经济混乱，进而导致人们失去对不稳定政府的信任。如果政府的统治一开始就不稳定，大流行病会导致国家失灵，进而催生无政府主义和恐怖主义。大流行病发生的同时，地方病和非传染性疾病仍会影响人类，这些情况联合起来，最终可能会加剧医疗保健系统的负担，甚至使其崩溃。

在受 2014 年埃博拉疫情影响的三个西非国家里，农业歉收、学校关闭、边境封锁，维和部队也撤走了 340 名志愿者。由于在疫情暴发期间得不到救治，死于艾滋病、结核病和疟疾的人数几乎与死于埃博拉的人数一样多。

我们在"9·11"事件以来投入巨大财力和人力去对抗的敌人，可以轻松利用大流行病造成的权力真空。毫不夸张地说，对抗传染病和其他事务一样，是关乎国家安全的大事。

第7章

传播途径：蝙蝠、虫子、肺和阴茎

大自然变幻莫测，她乐于创造延绵不绝的生命，

不断制造出新的形态，因为她知道生命将充实大地上的物质，

她时刻准备着，让创造的速度大于时间摧毁这一切的速度，

因此她决定让一些动物捕食其他动物，她若仍不满足，

还能向数量庞大的动物群释放有害的毒气和不断的瘟疫，

她尤其针对人类，因为其他动物无法捕食人类而令人类增长过快。

——莱昂纳多·达·芬奇

　　微生物必须要经过特定的方式才能转移到合适的宿主身上。这种方式我们称为传播途径。几千年以来，不同的病原体进化出了不同的传播方式，这也是我们需要担心的主要因素。

　　这一章中列举的四种传播途径不能代表全部传播途径，而是我们认识疾病传播需要了解的主要概念。

　　蝙蝠是病毒的一类宿主，很多病原体寄居在它们体内。我们认为埃博拉病毒的近亲马尔堡病毒就寄居在果蝠身上，这些果蝠生活在肯尼亚埃尔贡山国家公园的基特姆洞穴等地，但这个观点尚未得到确切的证明。病毒通过蝙蝠排泄的粪便迁移到其他地方。值得注意的是，病毒宿主不一定是动物，甚至不一定是活物。宿主可以是植物、水体或任何让病原体在传播前繁殖和存活的地方。正如我们在马尔堡和埃博拉事件中看到的，试着找出或分辨出宿主，可能是"疾病侦探"破获案件的重要线索之一。

蚊子就是一种病媒生物，这是一种携带病原体并将其传播给另一宿主的节肢动物。蚊子是病媒之王，是我们的终极敌人。除了通过疫苗或其他抗生素预防疾病外，病媒控制对于阻止疾病通过蚊子和其他昆虫传播至关重要。我们将在第 14 章深入讨论这个问题。

过去在 15 世纪，在蚊子跟随水手前往新大陆或其他经年累月的航行中，船上的蚊子还没等感染无免疫人群就会灭绝。在今天，老鼠如果在飞机上很容易会被发现，但携带病毒的蚊子却可以藏在任何看不见的地方搭便车。

肺是我们生存必需的器官，呼吸道传播是最令人恐惧的疾病传播方式，因为我们在呼吸时就会被传染——具体来说，是吸入别人污染过的空气后染病。我们知道 1918 年的流感是现代最致命的大流行病，它和所有流感毒株一样，是通过空气传播的。由于呼吸道传播只需要宿主呼吸就能传播，这种方式可能是速度最快的传播途径。

接下来是性传播疾病这一类，性伴侣间通过交换体液来传播。人们不喜欢谈论性传播疾病，真实报告和数据也较难获得，对公共卫生当局来讲这一直是个烫手山芋。尽管我们都是经由性行为才出生的，但对性进行有意义的讨论仍是社会的大忌。对于性传播疾病，流行病学研究必须深入社会中。只有这样我们才能发现或者重新认识到，让人们改变习惯是多么困难，而且在太多的情况下，女性对自己的性行为无法做主。

梅毒是一种由梅毒螺旋体引起的古老的疾病，任何一个患病群体都不想承认这种无伤大雅的小病，将疾病的源头推给其他人。在15 世纪末法国入侵意大利后，那不勒斯人称之为"法国病"。法国人反过来说这是"那不勒斯病"。俄国人称之为"波兰病"，而波兰人和波斯人则称其为"土耳其病"。土耳其人称之为"基督教病"，塔希提人称之为"英国病"，印度人称之为"葡萄牙病"，日本人称之为"唐疮"，其他种种说法还有很多。艾滋病的命名也同样在世界范围内引发争执，正因如此，美国疾控中心的吉姆·柯伦坚持让全球科学界快速采纳一个完全中立的名字，在各国语言中保持统一。

　　"性革命"发生在20世纪60年代，虽然我们许多人是在这个时期和之后的几十年里成年的，但我们应该明白，历史上只有一小段时间里，性不会危及生命，这段时间始自20世纪40年代磺胺类药物和抗生素广泛应用于性传播疾病，结束于20世纪80年代艾滋病出现。当然，现在我们的确可以通过混合用药来控制艾滋病的发展，但在大多数贫穷的发展中国家，人们无法获得现代医学的帮助，艾滋病在世界范围内仍是致命的。我们不应对梅毒螺旋体、淋球菌和其他性传播疾病的病原体治疗过于自信，正如我们将在后文中提到的，抗生素在未来的有效性非常不确定。这些都表明了我们共同的敌人从未放弃战斗。

　　性传播疾病不可忽视的另一方面是，强奸也是战争中的一种武器。正常人都会对强奸罪感到震惊，害怕强奸犯中有人患有性病。但纵观历史，强奸也曾被用作恐吓和镇压敌国平民的手段，在当今非洲和中东的冲突中，也可发现强奸被用作一种战略基础。可以说，每个强奸犯都是人类共同敌人的共犯，他们卑鄙胆小、无可救药，而强奸是对人类个体能够犯下的最应谴责的罪行，这是一种反人类罪。

多种因素构成的复杂网络，决定了哪些病原体是致命的，哪些会伤害我们，哪些只会让我们感到不适。这个网络的核心是一个关键问题：微生物是怎么传播的？在我们的疾病控制的工作中，传播的定义是微生物扩散到环境中或其他人、其他动物体内的任何机制。这些机制可能包括人或动物直接接触，吸入其他人或动物刚呼出的空气、空气中的气溶胶或附近建筑冷却塔吹出的雾气，进食或饮水，与门把手等物体的表面接触，蚊虫或蜱的叮咬，输血，接触污染过的针头上的血液。

尽管所有这些机制都是特定疾病的重要传播方式，但是微生物被人吸入肺中就能直接传播的能力，是其中最为危险的。我们称之为空气传播。就像房地产行业，一切的重点是"位置，位置，还是位置"。在公共卫生领域，最重要的是"空气传播，空气传播，还是空气传播"。

1991 年，我在明尼苏达州带头做了一项关于麻疹暴发原因的调查，明确了病毒通过空气传播的潜在可能性。麻疹暴发之时当地正在举办残奥会，感染了一名来自阿根廷的 12 岁的男性田径运动员。在休伯特·H. 汉福瑞都市巨蛋球场的晚间开幕式上，这名运动员在主席台附近站了几个小时，当时他正处于疾病的早期阶段，有高度传染性。在与他接触后，其他参赛者、举办方官员和后勤员工都患上了麻疹。后续出现的两个病例都是明尼苏达州的居民，他们互不相识，在开幕式后未曾参加残奥会的其他活动。但两个人都坐在上层看台的同一区域，距离主席台超过 100 米。体育馆当晚的空气流通记录表明，运动员进入体育馆后他所站位置的空气会流向这两名患者。

在通过空气传播的疾病中，最臭名昭著的就是流感了。通常我们根据流感病毒的外膜蛋白，即血凝素（HA）和神经氨酸酶（NA）的不同，将它们分成两类，但这里为了解释说明，我们将流感按另一种方法分类：一类是季节性流感，它多发于冬季，令患者全身不适，医院人满为患，而学校和工作场所会有大量缺勤。美国每年有 3 000～49 000 人死于这类流感。另一类是大流感，当新型流感病毒变异或重组后，会由动物感染人并产生人际传播。一般来讲，季节性流感病毒是曾引起大流感病毒毒株的残余。

历史上，流感病毒在全球大流行期间迅速导致数百万人死亡的能力，让它获得了"传染病之王"的称号。流感患者不像埃博拉病毒的感染者，他甚至可以在无症状的情况下，成功地将病毒传播给周围的人。一个人只要吸入患者刚从肺部呼出或咳出的污染过的空气，就能够感染。设想一下，那个患者在飞机、地铁车厢、商场或体育赛场上，与我们共同呼吸着相同的空气。在思考像流感这样的疾病能够以多快的速度扩散至全球时，我们不要忘了，全世界每天有多少人乘坐飞机。不幸的是，我确信，与过去 5 个世纪的任何时期相比，我们现在都更易受到流感大流行的影响。

空气传播也是在利用微生物进行生物恐怖袭击领域内值得重点关注的对象。现在我们知道，引起炭疽病的炭疽芽孢杆菌孢子，具有高传染性，当人们定期用飞机进行农作物喷施或控制蚊虫时，孢子会以一种简单的、容易行动的粉末形态从飞机上落下，并可在空气中传播数英里。仅仅吸入少量孢子就足以引起危及生命的反应。

在其他令人担忧的疾病传播方式里，我很难选出一种位列第二名。比如艾滋病，只要每年全球因直接接触（性传播，或患有艾滋病的母亲在没有接受正确治疗的情况下生下患儿）而感染 HIV 的患者仍持续增加，这种直接传播方式就仍是影响公共卫生的关键。从技术层面讲，共用污染过的针头属于间接接触传播，这里我没有将其纳入 HIV 的传播方式中。间接接触传播当然也是 HIV 风险图的重要组成部分，但直接接触传播在当今是最为关键的。尽管艾滋病因其全球发病率和死亡率之高，特别是在中非地区，如今仍是公共卫生事业中高度优先解决的问题，但在较富裕国家，能将艾滋病变成一种"可共存的"慢性病药物已开发出来，供患者使用，使得艾滋病不再是紧急问题或危机事项。

另一种可以争夺第二名的是病媒传播疾病，也就是蚊子、蜱和苍蝇等传播的疾病。飞机和船舱已经将多种蚊子运往世界各地，它们能够传播并感染人和动物的疾病数不胜数。当原生于东南亚的蚊子藏在货船运输的轮胎中被送往美洲后，它们会在新家园迅速繁殖。人类历史上过去的每一个时期，都不曾像现在这样，在南极洲以外的每一个大洲上都遭遇如此多种的携带微生物的蚊子。于是在过去的 15 年里，我们目睹了登革热、西尼罗河病毒、基孔肯雅热和寨卡病毒等在全球范围内的传播。同时我们还要担心黄热病和具有高度耐药性的疟疾复发。病媒传播与全球气候变化有关，因此对我们来讲情况只会更糟。全球变暖可能会导致某些地区的降雨量减少，而一旦下雨，降雨量会达到季风气候的降雨水平。这意味着致病的蚊子将与更多的人口共享更广阔的生存空间。

最后一种传播方式被我们称为"当前世界条件"，这种传播方式中混合了三种完全不同的，但都是微生物高度富集的环境的因素。第一类因素是发展中国家特大城市人口的爆炸式增长，以及这些不幸的居民拥挤、恶劣的居住条件。第二类因素是人类与来自亚洲、南美洲和非洲热带雨林的动物接触，这些雨林地带是新型的危险病原体的终极沃土，现在病原体正向着人类居住的地方扩散。第三类是全球范围内高密集型的畜牧业设施，这意味着每天会诞生的数百万头新生动物，它们是培养微生物的"试管"。

埃博拉病毒到目前为止，是一种通过直接接触受感染者的体液才能传播的疾病，在三个受影响的西非国家的村庄和贫民窟传播效率高、传播速度快，我们为何还会对其传播效率和传播速度感到震惊？禽流感病毒是人类大流感病毒的前身，与全球的家禽产量爆炸式增长有密切关系，我们为何还会对禽流感病毒前所未有的增长感到震惊？寨卡病毒的病媒埃及伊蚊现已遍布美洲，为什么我们会对其在美洲的广泛传播感到震惊？

如果说我们从中还能吸取什么教训，那就是我们从未对这些现象谨慎思考，而我们必须谨慎思考。

第 8 章

疫苗：箭筒里最锋利的箭

全球医疗卫生领域的投资收益巨大，

其中疫苗收益最多。

疫苗是历史上最成功和最值得的健康投资之一。

——塞斯·伯克利，医学博士

疫苗对我们的历史和生活的影响怎么说都不为过。

"疫苗"（vaccine）一词让人回想起爱德华·詹纳的工作，他让患者接触牛痘使其免受天花病毒的感染，在拉丁语中牛痘就被称为"奶牛的天花"（*Variolae vaccinae*）。随着这种用接种来对抗历史上致命疾病的手段大获成功，广泛普及，所有的这类预防手段被统称为疫苗接种。

虽然我们认为詹纳是疫苗接种之父肯定没错，但疫苗的基本概念可以追溯到 1 000 年前。10 世纪的中国医生就认识到，划开或割伤皮肤并注入少量天花脓液可以增强免疫力，他们由此采用了人痘接种法。另一种方法是将痘痂晒干磨成粉末，将它吹入接种者的鼻子里。尽管这些做法确实没让很多接种者真正感染天花，但接种并不是毫无风险的。接种可能使人患病，有时甚至让患者丧生。这些方法还会让其他危险的、包括梅毒在内的微生物，接触到划伤或割伤的皮肤，或被吸入肺部。但在詹纳的时代之前，它们是最有效的接种方法，被许多文化采用。

詹纳的接种方法改变了一切，开启了疫苗的新时代，其优点在不同时期的不同国家都得到了认可。在另一些国家，质疑者对接种员发起人身攻击，称他们为江湖骗子，甚至更糟。

1777 年，乔治·华盛顿将军命令大陆军的每名成员都要接种天花疫苗。1806 年，随着詹纳的方法被广泛使用，托马斯·杰斐逊总统公开支持接种疫苗。他说："药物从来没有实现过疫苗这样的效果。"7 年后，詹姆斯·麦迪逊总统牵头成立了美国疫苗局，要求美国邮局为天花疫苗提供免费运输。1885 年，路易·巴斯德完成了他的狂犬病疫苗，此前，人一旦患上狂犬病，死亡率是 100%。杰斐逊对疫苗的看法无可置疑。

早期疫苗的案例如此令人信服，在 1905 年，美国最高法院在雅各布森起诉马萨诸塞州一案中裁定，强制接种天花疫苗对公共卫生的效益优先于个人拒绝接种的权利。

从那个时候开始，有关传染病病原学、抗毒素和疾病传播方式的科学发现开启了疫苗的伟大新时代。看看美国疾控中心发布的数据表，比较 20 世纪和 2014 年美国常见传染病的年发病率和年死亡率，会让人感到十分震惊。

在百日咳疫苗出现以前，20 世纪的美国平均每年出现 200 752 例百日咳病例。2014 年，该数字为 32 971 例，下降了 84%。在同一时段内，麻疹病例从平均每年 530 217 例降到 2014 年的 668 例，与儿童麻疹疫苗出现前相比减少了 99%。1964 年发生了美国最近一次风疹疫情暴发，孕妇感染风疹对腹中胎儿的影响是致命的，那一年风疹造成 2 100 名婴儿死亡，另有 20 000 名婴儿出生时便患有严重的终身残疾。如今流行性腮腺炎和风疹病例也减少了 99%，死亡率极高的破伤风减少了 96%，脊髓灰质炎、白喉和天花病例数已清零。

在 20 世纪初，美国 1 岁以内婴儿的死亡率是 20%，在有些城市高达 30%。在幸存的 70%～80% 的婴儿中，有 20% 的儿童在 15 岁以前去世。在 20 世纪晚些时候，由于接种疫苗和基本卫生条件的改善，儿童的死亡率大大降低。

在 1900—1904 年，美国平均每年约有 48 164 例天花病例报告，其中有 1 528 例死亡。在 1905 年之后不时会暴发天花疫情，直到 1929 年结束。零星的病例报告持续出现到 1949 年。考虑到几个世纪以来天花病毒造成的死亡、残疾和不幸，美国在过去 67 年来没有一例天花，是有史以来最了不起的公共卫生成就之一。

乔纳斯·索尔克是匹兹堡大学医学院的病毒学家，也是第一种脊髓灰质炎疫苗的开发者。1954 年，他成为全球几代父母心中的英雄。从前的父母每年夏天都要担心，孩子们到操场、游泳池或电影院等人群聚集的地方，脊髓灰质炎病毒就悄悄潜伏在那里。父母们的脑海中，是一排排的"铁肺"呼吸机，还有男孩女孩装着腿支架和坐着轮椅的恐怖画面。而在 1954 年，疫苗的发明给了人们将这些景象消灭的希望。

1955 年 4 月 12 日，传奇的广播电视记者爱德华·R. 默罗（Edward R. Murrow）在哥伦比亚广播公司的直播节目《现在请看》（*See It Now*）上与索尔克有一段对话成了那十年里非常著名的问答。默罗问索尔克："谁拥有这种疫苗的专利？"

索尔克带着害羞的微笑谦逊地回答道："嗯，我想说是人民。

这不是专利。你能为太阳申请专利吗？"

正是这个回答，让索尔克从一介凡人升华为不朽的伟人，成为将每个父母从恐惧中解救出来的无私的救世主。

辛辛那提儿童医院医疗中心的阿尔伯特·萨宾博士是索尔克的头号竞争对手，他后来用减毒活病毒开发了一种疫苗，这样的病毒经过减毒后不会引起疾病，但仍会在人或动物身上生长。病毒可以注入糖丸内口服，不需要在胳膊上注射。这两种疫苗都非常有效地使人类免于感染脊髓灰质炎。

即使没有专利，疫苗生产在经济上也是划算的，这鼓励了一些公司开展脊髓灰质炎疫苗业务，这再次证明了杰斐逊的观点，即疫苗对全人类都有益处。

这种情况反过来也促成了重要的、持续的疫苗生产需求。疫苗生意蒸蒸日上。五大制药公司都生产索尔克的疫苗。在1955—1962年，仅美国范围内就注射了4亿剂疫苗。几乎每个人都接种了天花疫苗和脊髓灰质炎疫苗。

在20世纪60年代和70年代，美国和其他发达国家的儿童在学龄前就开始接种一组标准化疫苗。包括白喉、破伤风和百日咳，以及后来的麻疹、腮腺炎、风疹和水痘这些疾病的疫苗。父母在送孩子入学前，大部分学区都要求提供免疫证明。如果有人被可疑的动物咬伤，而且没有抓住那动物送去检测，或者抓住后发现其患有狂犬病，此人就必须按标准程序接种针对致命的狂犬病的疫苗。新招募的士兵和水手也必须接种疫苗，以免军队内暴发传染病，比如他们每年都需注射流感疫苗。人们对疫苗的需求持续不断，制药公司则希望通过一种盈利的商业模式参与生产，以大规模地支持公共卫生事业。

这些惊人成就都要归功于疫苗。毫不夸张地说，疫苗和基本的卫生设施一样，是我们公共卫生这一箭袋中最锋利和最有效的箭头。我们如何利用这支箭将决定我们的未来。

减少或根除儿童疾病的努力大获成功，以至于公众开始认为没有这些疾病才是理所当然的。这和其他因素一起导致了反疫苗运动，其支持者对疫苗尤其是儿童疫苗持谨慎态度，认为它们可能导致自闭症，甚至可能引起它们本应预防的疾病。尽管这些指控没有科学依据，但就连许多见多识广、受过教育的人也开始抵制疫苗，哪怕他们曾认为疫苗有奇效。抵制疫苗让人回想起疫苗发展之初，天花疫苗接种员遭到疑神疑鬼的反对者骚扰和攻击，但讽刺的是，那时的人们至少可以说是因为知识匮乏才这样做的。

现如今，反对者没有任何质疑的理由。举个例子，麻疹通常是一种自限性疾病，但对某些人来讲非常严重（在免疫功能受损的人群中，死亡率可高达30%），2000年时美国已经将其消灭。但其他国家的麻疹患儿前往美国，未接种过疫苗的儿童接触他们后仍有感染的可能，于是麻疹重新回归。而且麻疹极易传播，比如2015年时一名患有麻疹的游客在加利福尼亚州的迪士尼乐园游玩，导致麻疹暴发，美国有147人患病，其中加利福尼亚州有131人。不管这是认为麻疹早已过去的自负想法造成的，还是对高效疫苗的误解恐惧造成的，都已经不重要了。那些本应可以避免的、有时会非常严重的疾病，带来了大范围的恐慌和经济损失。

阻碍了疫苗开发的不仅是对疫苗的自负和反疫苗群体，还有经济基础的改变。现如今，尽管做疫苗的企业少之又少，而且政府和保险公司等大买家将某些疫苗的价格和利润率压得很低，制药公司仍在坚持生产常规疫苗和旅行相关的疫苗，如黄热病疫苗和伤寒疫苗等。2002 年，惠氏制药公司停止生产百白破疫苗和流感疫苗。这一举措对公司利润的影响微乎其微，但导致接下来的一年里这两种疫苗都要定量供应。

现在我们对疫苗有了新的、不同的需求，商业模式变得更加复杂。制药商注意到，生产疫苗不再是主流。2014 年，全球制药行业的年收入估计超过 1 万亿美元。仅全球前五的主要药物就创造了超过 490 亿美元的销售额。其中包括三种自身免疫药物：阿达木单抗（125.4 亿美元）、英夫利昔单抗（92.4 亿美元）和依那西普（85.4 亿美元）；此外还有治疗丙型肝炎的索非布韦（102.8 亿美元）和治疗糖尿病的甘精胰岛素（85.4 亿美元）。总之，2014 年最畅销的十种药的总销售额为 830 亿美元。

相比之下，2014 年全球最大的疫苗生产商的总销售额为 234 亿美元，仅占这个万亿级美元药品市场的 2%～3%。

关于疫苗，我们可以直截了当地说，这与描绘疾病暴发的惊悚小说和电影不同。实验室里的科学家们突然发现神奇的药方，配制好后让医疗队赶到现场并注入受害者体内，受害者在几秒钟或几分钟内奇迹般地康复——这种事情不会在现实中发生。首先，疫苗几乎都用于预防，而不是治疗。另一方面，从科学家在实验室中发现概念验证"药方"似乎有效，到将它用于动物试验，要经过很长的时间，才能将疫苗提交给美国食品与药品监督局获得批准，建立和扩大生产设施，更不用说还要解决费用问题了。

疫苗不像其他药物，相对而言，疫苗更难制备。治疗胆固醇的立普妥，治疗糖尿病的二甲双胍，治疗抑郁症的"百忧解"，或者治疗勃起功能障碍的"伟哥"，都是维持治疗的药物，生产这些药物就像是在通用汽车公司的流水线上生产一辆雪佛兰。另一方面，疫苗的生产，特别是新疫苗的生产，更像是在加州的农田里种生菜。等到雪佛兰停进你的车库，或者生菜摆上桌，接下来的事情基本会与你的预期相符。但生产汽车比种生菜更容易预测并重复，规模也更可控，种生菜会受天气、土壤、旱涝、昆虫以及该地流行的植物病灾的影响。

我们在这里说的，就是化学制剂和基本生物制剂之间的区别，即化学合成和生物生长之间的区别。几十年来，我们一直在细胞培养基内、鸡蛋里或牛犊等动物的皮肤上培养疫苗。生产疫苗的过程中有许多难以控制的变量，非常耗时。大多数流感疫苗的制备需要大量的母鸡去孵化大量的鸡蛋。更加现代的细胞培养技术将种子病毒导入现存的细胞系中，在发酵罐中使其生长，这种方法更迅速、更高效，但依旧属于生物过程。

疫苗和维持性药物在制备过程和成分上不同，两者的经济效益也是完全不同的。患者通常余生中每天服用维持性药物，这让制药公司的药物市场稳定且可预测。像癌症这样的非传染性重大疾病，在短期内不能攻克，制药公司知道这类药物会有稳定的市场，而且只要持续垄断药物的专利，就可以要价很高。

相比之下，对特定疫苗的需求是不稳定的、不可预测的。等到需要的疫苗获得批准后，再提高产量已为时过晚。2009—2010年H1N1流感大流行期间，美国第二代病例数量在2009年10月达到峰值。疫苗生产量在2010年1月底达到峰值，而这时病例数量已经降至原来的 1/6。即使这样，美国的疫苗产量还不到 1.25 亿剂。所有美国人接种所需的数量远不止于此，若考虑到儿童需要两剂疫苗，数量更加不足。

与其他药物一样，在美国制备的疫苗必须经过美国食品与药品监督局授权的临床试验。疫苗开发需经过各种内部测试，接着是动物试验，然后是三个阶段的人体试验：一期试验研究疫苗的安全性，二期试验研究不同剂量水平疫苗的安全性和有效性，三期试验是在足够多的受试者中间测试疫苗或药物的实际有效性，将儿童、青少年、65 岁以上的人群、免疫受损的人群和孕妇等各类人群的不良反应纳入考量范围。

三期试验通常是双盲的，这意味着受试者和研究者都不知道哪些受试者使用了真正的药物，哪些使用了安慰剂。在试验结束后，这些信息才能公布，再比较试验结果。有时三期试验会被提前叫停，当独立的监测委员会认为，疫苗在测试过程中已经证明有效或无效，或者受试者突发安全问题时，就可提前终止试验。三期试验可能极其昂贵，因此制药公司不愿意进行，除非有信心获得美国食品与药品监督局的批准。当今的制药公司估计需要十多年的努力以及 10 亿美元的投资才能让一种疫苗获得批准。

制药业高管知道，从三期试验开始到将结果提交给美国食品与药品监督局疫苗研究审核部门，再经过全面审核评估，实际上需要数年时间。我们将三期试验的评估时期称为"死亡之谷"，在这段时间内，大量的研究、开发、试验和办理手续的成本不断累积，但不产生任何收入。

为了理解产生这种现象的原因，让我们看看以下几个步骤。在获得美国国家卫生研究院、科学卫生基金会以及天使投资人的资金支持并签订合同后，才能开始疫苗的开发。大多数研究都属于学术研究。这是疫苗开发的初始阶段，这一阶段成功后才能得到疫苗的原型，开始进行二期试验。但紧接着产品就进入了"死亡之谷"。这时，研究开发人员面对即将产生的巨额费用，必须做出根本性的决定。

疫苗能通过三期试验，并证明其有效且无严重副作用的可能性有多大？如果该疫苗成功通过三期试验并获得美国食品与药品监督局批准，它找到一个稳定庞大市场的机会有多大？制备疫苗的设施需要耗资多少？通过其他必需的国家监管程序又要花费多少额外的时间和费用？你会如何分配研发资金？例如对那些被认为"即将引发潜在全球灾难"但在未来几年甚至几十年内都可能不会暴发的疾病，你如何分配三期试验资金？西非应对埃博拉病毒和美洲应对寨卡病毒的经历，就是这一系列问题的证明。

这些疑问是有道理的。公司不能忽视经济现状。公司必须向董事会证明，自己的行为从商业角度出发也是理性的。尽管我们都称赞企业的社会责任，我们也不能忘了疫苗生产的商业模式。拉吉夫·文卡亚博士是武田制药公司全球疫苗业务部总裁、比尔和梅琳达·盖茨基金会全球卫生服务部的前主管，他在美国国家医学院的一次会议上讲道："制药公司想做善事，但不喜欢冒险，也承担不起风险。"

慈善资助在疫苗的研发和随后的疫苗采购中仍发挥作用，比如美国出生缺陷基金会和脊髓灰质炎运动，就是其中的模范。比尔和梅琳达·盖茨基金会正联合学术研究团队、制药公司和产品开发伙伴，试图研发艾滋病疫苗和更有效的疟疾疫苗，这是在非洲传染性最强的两类致命疾病。除此之外，还有很多其他的例子。

当我和马克在比尔·盖茨位于西雅图的办公室会面时，盖茨说："人们踊跃投资高效益的市场，因为市场已经在那儿。而对于低效益的事业，人们可能会为此买一份保险，为未来做投资，但事情却不能得到解决。社会主要以这种资本主义方式来配置资源。但这对于真正面临挑战的人来说，没有一点好处。"

每当严重的新型病毒疫情暴发时，总会出现强烈的公众抗议。比如 2012 年的埃博拉病毒和 2016 年的寨卡病毒来袭时，公众都迫切想要知道为何没有一种疫苗，去应对最新的威胁。接着公共卫生官员预测疫苗将在几个月后问世。但这些预测几乎都是错的。即使他们是正确的，在扩大生产规模以满足需求的时候也会出问题，或者病毒威胁已经消退，不再需要预防或治疗。比尔·盖茨还说：

> 不幸的是，私人机构传达的信息相当消极，比如 H1N1 流感病毒［2009 年流行的流感病毒株］，因为人们认为它会广泛传播，而制造了大量疫苗。当疫情结束后，他们却声讨世界卫生组织，说葛兰素史克公司已经售出大量疫苗，世界卫生组织应该早就知道疫情会结束，这就是浪费钱。这可不是个好消息。默克、葛兰素史克和强生公司甚至在埃博拉疫情中也花了一大笔钱，现在还不清楚这些钱会不会打水漂。尽管当时每个人都在说"肯定会赚钱，你们就放手去做吧"。但现在他们的付出还未达到收支平衡，这也确实减弱了企业对疫苗的积极性。

这种模式永远不会奏效，也不会满足全球的需求。然而，如果我们不改变这种模式，结果也不会改变。

来看一下这个例子。每年九月左右，我们就开始接到劝告，去接种流感疫苗。但我们每年还是会听到有人说："我上次接种了疫苗，还是得了流感！"几年前，这事就发生在我自己身上，尽管我注射了疫苗，却仍因为流感而卧床一周。

事实上，流感疫苗是有效性最低的疫苗之一，也是唯一一种每年都要更换的疫苗。这部分是因为流感病毒株易改变，公共卫生官员必须提前好几个月观察另一个半球的情况，依据事实对当年主要会流行哪些病毒进行预测。我们通过观察南半球秋天（此时我们北半球是春天）的流感病毒株的情况，预测我们这边下一个冬天可能会流行哪些流感病毒。有时会预测准确，有时则不然。

那么每年接种疫苗值得吗？我认为是非常值得的。它可能会防止你感染流感，也可能不会。但即使它的预防效率只有 30%～60%，肯定也比没有保护强。

我们真正需要的是一种颠覆性的流感疫苗，针对那些可能引起人类流感大流行，并在接下来数年里带来季节性流感的流感病毒，以其中的保守序列，或者说进化中基本保持不变的特征为靶向。

要研发出这种颠覆性的流感疫苗有多难？事实是我们也不知道，因为我们从来没有研发出这种疫苗的原型，更不用说通过三期试验。

我们需要一种新的范式，一种将公共资金、私营制药公司合作伙伴以及基金会的支持指导组合起来的新商业模式。

那会是什么样子呢？

　　回到我们有关防疫即战争的比喻，当国防部决定需要一个新的武器系统时，它会制定通用规范，发布竞标，但这并不意味着，大型国防武器承包商会开发武器、测试武器并期待政府会买足数量，好让他们盈利。相反，政府会对投标者进行评估，然后选择承包商或承包商联合体。如果我们真的想要研发出一种疫苗，针对一系列具有潜在破坏性或有抗生素耐药性的传染病，我们需要认真考虑一下政府的参与，不仅是要参与最初的研发，同样还要参与将疫苗推向市场。

　　我们希望看到全球范围内的范式转移，美国必须像平常一样起带头作用。当然我们也欢迎欧盟、中国，甚至印度提供科学、政策以及经济上的领导和支持。但我们不能等到达成国际共识后再行动，因为传染性的蚊虫正以惊人的速度向我们逼近。美国政府必须对那些提上危机议程的疫苗研发提高支持力度，同时这也需要政府、学术界和工业界之间的协调，来保证有可能成功的疫苗通过三期试验的"死亡之谷"。

　　美国政府试图在关键的疫苗领域做出根本改变。境外恐怖主义威胁正牵动政府官员的注意力。在"9·11"事件以及随后的炭疽病毒恐怖袭击期间，卫生与公众服务部部长汤米·汤普森组建了一支业务能力强、经验丰富的生物恐怖袭击与公共卫生专家团队，他请我担任他和他的团队的特别顾问。他读了我的书《活生生的恐怖》（*Living Terror*），"9·11"事件以来他的资深职员也与我进行过多次通话和会面，因此他了解到我在这些领域的经历。在接下来三年多时间里，我在担任传染病研究与政策中心主任的同时，也为汤普森部长担任特别顾问。令我惊喜的是，我很快知道汤普森部长明白预防公共卫生灾难是至关重要的，很少有其他政府高层也这样想。

我参与的其中一项工作叫作"生物盾牌计划"（Project BioShield）。这是斯图尔特·西蒙森和菲利普·K.罗素少将酝酿出的想法。斯图尔特·西蒙森是汤普森部长最亲密的顾问和负责公共卫生应急预案的第一助理部长。菲利普·K.罗素少将是一名医学博士，是美国陆军医学研究和物资司令部的前司令，也是一名疫苗研发专家。

为了确保计划可行，当时受邀参与的成员还有已故的D.A.亨德森；医学博士安东尼·福奇，他是美国国家卫生研究院的国家过敏与传染病研究所（NIAID）的所长，也是此计划的命名者；已故的约翰·拉蒙塔涅博士，他是国家过敏与传染病研究所副所长；威廉·劳布博士，美国国家卫生研究院前代理院长，时任汤普森部长的科学顾问；克里·威姆斯，是卫生与公众服务部的职业管理人。这个团队高瞻远瞩的、开创性的工作，促使美国国会在2004年向"生物盾牌计划"特别储备基金会拨款56亿美元，以支持在10年内完成化生放核（CBRN）医学对策的目标。希望有大量预支的政府基金后，能够激励制药业将资源投入长期的对策项目中。

该基金保障了市场，吸引了一些中小型制药公司参与对策产品的开发，其中包括新疫苗。不幸的是，56亿美元还不足以吸引有独特疫苗生产知识的大公司参与这项工作。尽管如此，该项目还是研发出了一些对策产品，特别是与应对恐怖主义有关的产品。基金完成了其10年（2004—2014年）的使命，而且用完了早先承诺的支持资金。现在它需要国会的年度拨款，这充满了不确定性，也让那些只想做长期项目的公司有了顾虑。

在政府、公共卫生机构和制药业这段不稳定的关系中，你会不断听到人们抱怨，无法列为国防支出或国土安全支出的任何项目都极难得到持续获得预算的承诺。国防资助者习惯了接到多年资助的请求，因为你不可能在一年内开发或建造一个武器系统。几乎所有的公共卫生项目和医疗对策项目也需要比一个财政年度或一个资金周期更长的时间来完成。当我们谈到资金时，我们最梦寐以求的就是"可持续性"。

2006年，美国国会成立了生物医学高级研究与发展局（BARDA）。它的目的是提供一种综合的、系统的方法，来开发和购买必要的疫苗、药物、治疗方法和诊断工具，以应对公共卫生医疗紧急情况。"生物盾牌计划"现在是BARDA的一部分。于是所有化生放核措施的研发项目都要依靠它的年预算拨款。2016年，其预算约为18亿美元，而且没有用于研发突发传染病的疫苗或治疗药物的专项资金。它每年都需要向国会申请新的资金，这几乎扼杀了所有重大长期项目研发的可能，比如开发一种颠覆性的流感疫苗。

尽管我尊重BARDA工作人员的努力，但他们的商业模式不足以满足我们研发全球大流行病或关键地区流行病疫苗方面的需求。国会里的大人物经常对BARDA施压，要求BARDA优先研发和采购某些疾病的对策产品，因为这些对策是他们代表的地区或州的制药公司推出的。虽然公众看不到这些人施加的影响，但从BARDA采购炭疽病毒疫苗这一决定中，能够看出公司在努力游说国会，进而影响BARDA的决策。此外，我相信当BARDA的资深成员被召唤到国会面前说明项目进度时，他们总会展示"半杯水"中有水的那一面。但事实上，那杯子几乎就没有水。我敢肯定在有关流感大流行的预案中也存在这种矛盾。当前的联邦政府不努力保障必要的新疫苗研发工作可能不会直接造成灾难，但正如最近的历史所证明的那样，这肯定会导致我们在危机来临时措手不及。

后来，美国政府之外的一些人已经意识到，传染病暴发日益增加的威胁需要全球加强准备。由世界卫生组织、挪威公共卫生研究所和疫苗研究基金会领导的三个独立项目已经列出最应资助研究的"优先病原体"名单。名单上病原体基于其出现的可能性，对全球卫生的潜在影响，以及研发出安全有效疫苗的机会来排序。

疫苗研究基金会提议创建全球疫苗基金，初始资本为 20 亿美元，用于对抗尚无疫苗或只有部分有效疫苗的 47 种疾病中的第一种疾病。该基金旨在将危机议程上的 MERS、埃博拉和寨卡等疾病的疫苗原型，从实验室阶段推进到通过三期试验的阶段，以便在疫情暴发时有所准备。由于现在只有葛兰素史克、默克、辉瑞和赛诺菲巴斯德这四大制造商专注于疫苗开发，名单的制作者曾呼吁政府、基金会、制药业，以及保险业和旅游业等与制药业密切相关的产业等投入资金。为了证明资助是有必要的，他们指出，由于缺少证实有效的埃博拉病毒疫苗，2013—2015 年的埃博拉危机消耗了 80 多亿美元。然而，由于非洲患者无力购买埃博拉疫苗，将疫苗推向市场的行为缺少经济动力。

哈佛大学名誉校长、查尔斯·W. 艾略特讲座教授劳伦斯·萨默斯曾任财政部长，他曾急切地告诉我们，"我做梦也不会称自己是这一领域的专家"。也许的确是这样，但他对公共卫生的分析和观点始终深刻。在全球健康风险框架委员会发表报告《被忽视的全球安全维度：抗击传染病危机的框架》时的主题摘要演讲中，他说道：

> 考虑到疫苗的一般特征，以及疫苗在紧急情况发生后必须尽快研发出来的特点，我们必须增加投资。这是一个不能依靠私人机构解决的典型难题。在大流行病暴发期间，没有人会允许从稀缺的疫苗或抗体中牟取暴利，也不应该有人想要这样做。因此，私人机构无法从有价值的预防措施中攫取社会效益，哪怕是其中一小部分。

疫苗研究基金会、世界卫生组织和挪威公共卫生研究所的努力是值得高度赞扬的，也是伟大的第一步。但是，谁将为这一重大的、全球的、国际的工作买单呢？要付多少钱？要付多久？谁来决定优先投资哪些疫苗？谁负责来监督公共部门和私人部门的合作成员？这样的问题还有很多。

虽然希望不是一种战略，但我对于疫苗界出现令人兴奋的新发展抱有希望。上述三个组织以及主要的基金会、世界经济论坛、主要疫苗制造商和美国政府首脑们进行了会谈，正在组建一个新的组织：流行病预防创新联盟。

我参加了 CEPI 四个工作组中的两个，作为一个内部人员，我对 CEPI 网站上为这个正在组建的联盟描述的愿景感到乐观，它可能会改变游戏规则。"传染病疫情的暴发将在早期阶段得到控制，不再成为导致生命损失、破坏社会和经济发展以及出现人道主义危机的突发公共卫生事件。"

CEPI 将采取端到端的方法，从最初的疫苗开发到疫苗的应用，重点关注这个过程中由于市场不能参与而导致的根本漏洞。首要关注点将是让新疫苗通过整套流程，从临床前阶段到概念验证阶段，再到创建一个用于快速开发未知病原体疫苗的平台。为了让这种努力成为现实，我们需要找到持续的资金，这是一个悬而未决的大难题。尽管如此，我认为这个组织确实代表着我们所能把握的最好的机遇，我们可以通过它创造持续不断的国际舆论反应，进而为重要疫苗提供可行而可靠的生产渠道。我们都应该密切关注 CEPI 的进展。我们的生命未来将会依赖此联盟。

第 9 章

疟疾、艾滋病和结核病：
让我们永志不忘

艾滋病、结核病和疟疾这三大致命疾病中，

唯一一个真正存在有效药物的是艾滋病。

原因很简单，因为艾滋病的药物在美国和欧洲都有市场需求。

——金墉，医学博士，世界银行行长

据世界卫生组织可获得的最新数据显示，2014 年全球约有
3 690 万 HIV 携带者，艾滋病死亡人数约 120 万。据统计，2015 年
约有 960 万结核病患者，死亡人数约 110 万；约有 2.14 亿疟疾患
者，死亡人数约 43.8 万。然而，造成如此重大人道灾难和如此高死
亡率的疾病却不像天花那样，只要全球任何一个大城市出现 10 例
天花，就能登上新闻头条，博得媒体关注。

让我们再次回到这个现实问题：让我们丧命的疾病、让我们受
伤的疾病和仅仅让我们恐慌的疾病，并不总是同一种。对于我们这
些生活在所谓的"第一世界"的人来说，上述三种主要传染病与其
他日常危险，如车祸和街头犯罪一样，在我们的威胁矩阵中已不再
特别令人不适。我们知道它们的存在，但我们没有认真对待过这些
问题。

但从前我们并非如此。我们这些经历过 20 世纪 80 年代的人还

记得艾滋病带来的恐慌，那时它还是一种新发现的人类免疫缺陷病毒，患者一旦确诊就相当于被宣判了死刑。在我们的祖父母和曾祖父母的那个年代，得了结核病可能会迅速而痛苦地死去，也可能会慢慢消瘦，除了休息和保证空气凉爽干燥外，没有任何其他治疗方法。几个世纪以来，疟疾对世界许多地方的人来讲都是一个严重的威胁，包括我的家乡明尼苏达州。

今天，我们仍然没有治愈或预防艾滋病的方法，但鸡尾酒疗法可以控制 HIV 的大部分致命症状。结核病需要长期而严格的抗生素治疗方案才能治愈，疟疾在西方化的地区很少见。

虽然我们相对不太在乎，但这三种疾病仍然是世界健康的主要威胁，特别是在因贫穷而得不到治疗或没有足够的医疗基础设施的地区和国家。这本书主要讲的是带来"危机"的感染原：潜在的大流行病的病原体和重要的区域性传染病的病原体。但如果忽略了上述三种疾病，这本书就有失完整。我当然不会忘记世界上还有其他对公共卫生具有重要意义的传染病，包括丙型肝炎、水源性传染病、食源性传染病、细菌性肺炎、其他被忽视的热带病甚至还有人类狂犬病。被患有狂犬病的狗咬伤而感染的人类狂犬病，每年造成 5 万余人死亡，主要发生在亚洲。

幸运的是，一些人和组织正在努力改变现状，投入大量资源。

微软创始人比尔·盖茨本可以把自己的巨额财富投到任何他感兴趣的事情上，他和妻子梅琳达却选择建立一个基金会，这基于一个单纯的信念："所有生命的价值是平等的"。比尔和梅琳达·盖茨基金会引领了医疗关怀、扶贫和教育事业，将他们的信念付诸行动，我们因此认为盖茨夫妇应该获得诺贝尔和平奖。我们想不出还有什么比让每个孩子都有机会健康成长、为他们提供成长道路上所需的帮助，更能为世界和平做贡献了。

尽管盖茨夫妇对可能在短时间内导致数百万人死亡的大流行病的预防和暴发非常感兴趣，但他们把重心放在了可以引起全球巨大改变的基础需要方面。比尔·盖茨指出："这才是我们基金会在卫生领域花最多时间去做的事情，我们不是防御流行病和生物恐怖主义的组织，而是关注疟疾、艾滋病、结核病、痢疾和肺炎的组织。"

该基金会的主要工作之一是对抗脊髓灰质炎。我承认，长期以来，人们一直怀疑是否真的能在全球范围内彻底消除脊髓灰质炎，尤其是考虑到世界上许多国家四分五裂、国力衰弱并由此产生了政治、经济和宗教问题。但多亏了盖茨基金会和在它的鼓励下诞生的合作伙伴，这种努力才终于有了真正实现目标的希望。

盖茨基金会还出资抗击疟疾，并且说服全球的合作伙伴参与进来。这甚至是更为重要的事情。

虽然我们认为脊髓灰质炎是一种比疟疾更"引人落泪"的疾病（主要是因为西方世界遭受过这种疾病的折磨，人们会想起孩子们使用腿支架，坐轮椅，困在"铁肺"呼吸机里的悲惨画面），但实际上脊髓灰质炎可能是一种"更容易"战胜的疾病。就像天花一样，它是人类特有的疾病，没有动物宿主，也没有蚊子病媒。而疟疾则不同。

在有记载的历史中，疟疾一直存在，两种最有效的药物——奎宁和青蒿素——源自古代疗法，使用金鸡纳树皮和青蒿。疟疾是由一种叫作疟原虫的单细胞寄生微生物（一种原生动物）引起的，通过按蚊（*Anopheles*）传播。我们将在第 14 章详细介绍，这种蚊子与登革热、黄热病、寨卡病毒和基孔肯雅热的病媒伊蚊（*Aedes*）非常不同。必须根据每种蚊子的生活、繁殖和喂养的环境，分别制定不同的控制策略。

一旦疟原虫伴随着蚊子的唾液一起进入血液，它们会转移到肝脏并繁殖。疟疾的症状包括高烧、恶心、呕吐和（或）腹泻、发汗和（或）颤抖、发冷、疲劳和头痛。由于肝脏受累，患者可能会出现黄疸。重症病例可能会出现脑炎、呼吸困难和贫血，进而可能昏迷或死亡。那些本就因为贫困、水源污染、医疗设施和医疗支持不足以及其他健康问题而处境不佳的人，更易发展为重症患者。只要有人被感染，疟疾就可以通过输血、共用被污染的针头传染，或由孕妇传染给胎儿，在人与人之间传播。与我们讨论过的许多传染病不同，疟疾可以复发。它会导致儿童终身智力受损和学习障碍。

抗击疟疾非常重要，从 1902 年至 2015 年，这个领域内的科学家已经获得了 5 项诺贝尔生理学或医学奖。另一方面，1969 年，全球消灭疟疾的计划由于过于昂贵、复杂和不切实际而被放弃。

约 100 个国家都存有疟疾，撒哈拉以南的非洲的死亡病例约占总死亡病例的 90%，其中 77% 的死亡病例是 5 岁以下儿童。

在盖茨基金会和其他机构的参与下，2004—2016 年内病例数下降了约 25%，死亡人数下降了 42%。在此期间，抗击疟疾的资金增加了近 10 倍，发展中国家在控制疟疾上取得了重大进展。这一成功是综合干预措施的结果，包括及时的诊断和治疗、在室内喷洒有效药剂以及在蚊帐中喷洒长效驱蚊剂。盖茨夫妇资助的抗击艾滋病、结核病和疟疾全球基金，是蚊帐的最大购买者。

2013 年，盖茨基金会宣布了一项新的多年疟疾战略，名为"加速清零"。基金会认为根除疟疾从生物学角度和技术角度讲是可行的，我起初对此结论持怀疑态度。但在我和马克与盖茨谈论了这项计划之后，我们对他"只有尝试过后才能知道"的心态感到钦佩。就像他对我们说的："这些东西不是非黑即白的。你必须在事情还不明朗时采取行动。"

我们认识到，一旦控制病媒的资源开始缺乏，蚊子数量和它们携带的病毒很快就会反弹，而这种情况时不时会发生。即使我们可以消灭一个大洲的蚊子，我们也必须永远保持警惕，不能让它们从另一个疫区通过飞机或轮船再次进入。全球根除疟疾必须是最终目标。老实说，如果有人能在我有生之年完成这一工作，那必定会是盖茨夫妇。这对人类来讲会是一份惊人的遗产。

该战略涉及多个方面，每个方面都需要确保疟疾在全球卫生议程中占有突出地位。其中两个最重要的因素出现在预防阶段：开发新的按蚊杀虫剂和研制疫苗。目前，已有30多种疟疾疫苗处于研发阶段。经过美国国家过敏与传染病研究所5年的研发，一种候选疫苗在首次人体试验中取得了令人振奋的结果。

释放绝育的蚊子到野外这一遗传学方法，正在一些危险性较高的病媒物种中试用。这项技术最终是否有效还难以确定，科学家们还在研究如何让改造过的雄蚊比"天然"雄蚊更有选择优势。此外，由于这种方法从未尝试过，人们担心会给当地生态系统带来出乎意料的后果。一些专家预测，这一策略能否奏效，需要10年时间才能见分晓。

针对病媒传播疾病，我们有主动和被动两种防御措施。主动防御措施包括使用能够杀死病媒昆虫的杀虫剂和能够治疗疾病和减轻症状的药物。被动防御措施包括使用蚊帐。还有一种值得关注的被动防御方法还在验证中，那就是使用含有杀虫剂的墙纸。杀虫剂必须每三四个月就喷一次，但含有杀虫剂的墙衬有效期可达三年或以上。

美国陆军近几年来一直在向蚊虫疾病流行地区的人员发放含有合成杀虫剂"扑灭司林"的作战服。目前有实验正在测试用杀虫剂处理过的衣服是否能有效保护受影响地区的平民百姓。

在治疗方面，盖茨基金会正在支持一种"单剂疗法，一种可以消灭体内所有寄生虫的药片"。疟疾正对现有的药物产生抗药性，由于必须服用三天，所以很多人没有规律服药。

这些努力与"美国总统疟疾项目"（PMI）相吻合，在 2003 年《全球防治艾滋病、结核病和疟疾法案》通过后，该项目于 2005 年启动，后于 2008 年修订。该项目的目标是将疟疾相关的死亡率降低 50%，旨在扩大四项工作规模：提高驱蚊蚊帐的阻隔效率，室内喷洒杀虫剂，以青蒿素为主的综合疗法，以及孕妇的间歇疗法。

你现在已经认识到，可持续性一直是公共卫生的首要问题。但是，假如事情按照我们的期望发展，针对非洲的疟疾继续加大工作力度和投资力度，病例数持续下降，这时会发生什么情况？这场战役会变得不再紧迫吗？我们是否会像应对埃博拉病毒和控制蚊虫那样，转向下一件紧迫的事情中？抑或是我们会像应对天花那样，将这一工作贯彻到底，为世界带来长期的改善？

20 世纪 80 年代到 90 年代初，艾滋病患者属于报道最多的悲惨故事中的主人公。患者被感染后无法治愈，只能等死，这些人憔悴的面孔成为那一代人的噩梦。尽管现在仍没有有效的预防性疫苗，但随着抗逆转录病毒疗法取得显著进展，这种疾病已经从一种几乎致死的疾病转变为一种可控的慢性病，至少对那些足够富裕、人们能够承担治疗费用或有幸接受国际援助的国家来讲是这样的。

由于艾滋病的治疗取得长足进展，人们对它的关注降低，放松警惕，但这仍是一个重大的全球性问题。

当今世界的艾滋病状况如下：

每年约有 200 万的新感染病例，其中撒哈拉以南的非洲地区占近 70%。这些新发病例中约有 22 万例是未满 15 岁的儿童，其中大多数是由 HIV 检测呈阳性的母亲通过母婴传播或母乳喂养感染的。大约一半的 HIV 携带者并不知道自己感染了艾滋病。大多数 HIV 携带者或有感染艾滋病风险的人无法获得有效的预防、护理或治疗。

少数非洲国家，尤其是肯尼亚和南非，在治疗部分感染人群方面取得了显著进展。但在非洲和中东的大部分地区，大多数人还未得到治疗。一些已确诊艾滋病的人被医疗工作者告知，只有出现症状才能回来接受治疗，因为医疗资源只用在那些有明显症状的人身上。在尼日利亚、乌干达和俄罗斯等国，由于工作歧视、社会排斥或宗教迫害，许多人不愿承认患有该病。一些地方会分发避孕套和干净的针管，这有助于控制疾病发展趋势。在另一些地方，艾滋病也是不能提起的社会禁忌。

联合国设定的目标是在 2030 年结束艾滋病流行。但是，在 2016 年 6 月联合国艾滋病问题高级别会议上，代表们对于如何终结艾滋病无法达成一致意见。他们的宣言肯定了世卫组织让每个 HIV 阳性个体都获得治疗的指导原则，也承认达不到该目标会带来严重后果。

但是一些成员不同意在文件中加入关于性别平等、提供 HIV 预防措施及女性避孕的内容。苏丹代表评论说，"这违反了某些国家的法律"。有些人不同意促进性教育来防止艾滋病的传播。另一些人则认为，将吸毒者、性工作者（冰岛不喜欢用这个词）、同性恋者和跨性别者以及囚犯等弱势群体单独挑出来是令人反感的。伊朗代表甚至说，这种说法带有歧视性。梵蒂冈作为一个无投票权的成员，反对任何有关节育的措施，而其他成员则希望更多地强调婚前禁欲和婚内忠贞。

美国代表莎拉·门德尔松表示，美国认为这份文件在人权、生育权和边缘化人群方面的态度"本应该更有力、更明确"。加拿大和澳大利亚的代表对此表示赞同，并谴责文件中没有呼吁停止对同性恋的歧视和污名化。

所有这些分歧对于战胜疾病的行动计划来说都不是好兆头。

在全球范围内为抗击艾滋病做得最多的国家是美国，由乔治·W. 布什总统带头的"总统艾滋病紧急救援计划"（PEPFAR），为资源有限地区的数百万人提供治疗并防止其传播。该计划在 2008 年得到更新和扩展，成为巴拉克·奥巴马总统的全球卫生倡议的基石和最重要的部分，代表了一个国家针对单一疾病发起的最大、最广泛的卫生倡议。多个政府机构参与并合作，其中包括美国国务院、国防部、卫生与公众服务部、商务部、劳工部，以及疾病控制与预防中心、美国国际开发署与国际维和部队。PEPFAR 现在直接与接受援助的国家合作，培养当地的抗疫领导能力和长期可持续抗疫能力。

PEPFAR 的总体目标是，这些项目应成为由国家所有、由国家推动的应对当地健康卫生需求的总计划的一部分。随着 PEPFAR 的目标从紧急响应过渡到持续努力，其目的变成培养循证决策所必需的当地专业知识。与盖茨基金会一样，PEPFAR 也希望跨国组织和国际伙伴能够发挥作用。

作为一名美国公民，看到 PEPFAR 在减轻全球艾滋病负担方面取得的成就，我感到非常自豪。但是我担心这个项目对未来产生的影响。首先，由于目前我们在应对寨卡疫情等公共卫生相关问题时得不到太多政策支持，没有人能保证 PEPFAR 的资金会一直保持目前的水平。事实上，自 2008 年 PEPFAR 拿到的资助大幅增加后，联邦没有再增加过资助水平，甚至 2017 财年的资金低于 2016 财年。

尽管越来越多的人感染了 HIV，资助还是减少了。2010 年，全球估计有 3 330 万艾滋病病例。到 2015 年，该数据增加到 3 670 万，净增长 340 万。2015 年，PEPFAR 为 950 万 HIV 感染者提供了抗逆转录病毒治疗。如果 HIV 新发感染率继续升高，而且所有患者都需要持续治疗，那么在 10 年内将会出现 680 万新病例。这个数字相当于目前通过 PEPFAR 接受治疗的患者总数的 71%，也意味着我们需要在未来十年大幅增加对 PEPFAR 的支持，才能跟上新病例的增长。除非各国政府都对新增艾滋病病例提供支持，否则我看根本无法做到。鉴于全球新增的病例近一半出现在西非和中非，这种可能性更加微乎其微。

应对这种情况的最好解决方案是找到一种有效的疫苗或治疗方法，就像我们找到丙肝病毒感染的治疗方法一样。但这至今并未实现，原因并不是没有人尝试。每年投入在艾滋病疫苗研究上的经费近 10 亿美元。国家过敏与传染病研究所所长安东尼·福奇博士从一开始就参与了 HIV 和艾滋病的研究。"这是一个科学难题，"托尼解释道，"因为人体不能产生针对 HIV 的中和抗体，我们正在尝试各种能想到的、最有力的科学方法，比如利用低温电子显微镜、结构生物学和 X 射线结晶学来获得正确的包膜构象，从而与 B 细胞种系结合，诱导保护性反应——我的意思是，各种非常复杂的工作。"

我还不知道我们在不久的将来能否研制出一种有效的疫苗，但我十分期待。同时，在没有这种"核武器"的情况下，我认为我们必须对正在进行的 HIV 战争有所规划。我们必须把这场战争看作一系列不断进行的局部战争。

* * *

人们对结核病不像对待新型突发传染病那样警惕，但实际上我们应对它一视同仁。虽然我们认为它是 19 世纪和 20 世纪初的余孽，一提起它就想起山顶疗养院和歌剧中咯血的薄命女主角，但结核病如今还是很常见，并且有越来越多的结核分歧杆菌产生了耐药性。在很长一段时间里，发达国家鲜有结核病例，但在艾滋病出现的同时它又卷土重来，而且在印度和发展中国家的许多地区，有很多与艾滋病并发的病例，极大地增加了治疗难度。

结核病是由细菌引起的疾病，这种细菌可以感染身体的各个部位，但最常感染肺部。它通过空气在人与人之间传播，不过幸运的是，与麻疹和流感等许多呼吸道疾病相比，它的传染性没有那么强。

在其他方面健康的人群中，结核病可能不会引起任何症状，因为免疫细胞会将其阻隔，也就是说，虽然体内存在活的结核分歧杆菌，但免疫细胞可将其严密包围。据世界卫生组织统计，世界上多达 1/3 的人可能处于结核病潜伏期。其中 10% 的人终生有转为活性的风险。"活性"结核病的症状有咳嗽（有时为咳血）、胸痛、虚弱、体重减轻、发烧和盗汗等。

但如果潜伏期结核病的患者感染了与 HIV 相关的疾病，那情况就难以预料了。结核双歧杆菌与 HIV 的双重感染会演变成一场传染病风暴。HIV 感染者的免疫系统受到损害，因此结核双歧杆菌可以自由生长，并通过肺或其所在的其他任何器官传播。这些患者的肺部经常受到结核双歧杆菌的严重损害，因此对他人的传染性也要高得多。作为明尼苏达州的流行病学家，我经历的最具挑战性的调查研究之一，就是追踪一架飞往明尼阿波利斯-圣保罗的远途航班上的数百名乘客，结果只发现航班上的一名乘客患有具耐药性的活性结核病，还感染了 HIV。他在飞往双子城的航班上咳嗽了 9 个小时。

南非首席卫生部长亚伦·莫特索亚雷迪是一位极具个人魅力、备受尊敬的人，他一直真诚地试图警告世界，结核病带来了新威胁，如果不进行治疗，约 45% 的患者会丧命。他指出，每天有 4 100 人死于结核病。但我们对结核病的态度，只是我们对于最具威胁的疾病漠不关心的态度的冰山一角。

我们害怕非洲的埃博拉病毒，却忽视了同一片大陆上的结核病。与埃博拉病毒或寨卡病毒相比，结核病在西方国家无疑是一种更有可能导致大规模死亡的疾病。

莫特索亚雷迪将煤矿工会和其他重要工会的领导人召集在一起，并指出了这一事实：2009 年，南非有 80 人死于矿难，人们对此表示愤慨；同年，有 1 500 名矿工死于结核病，而人们好像毫无觉察。

他告诉《赫芬顿邮报》，结核病患者的死亡是"一个过程，而不是一个事件。它发生得很慢，可能是在某个角落，在某个隔离病房，没有人关注，所以它不会触发人们的情绪"。

好消息是，在过去 15 年中，我们在影响全球结核病死亡率方面取得了一些实质性进展，使死亡率降低了 47%。坏消息是，2014 年，世界卫生组织只接到了 600 万结核病病例报告，不到预估值 960 万的 2/3（63%）。这意味着，全球有近 40% 的新发病例未能诊断或未报告。目前还不清楚这些受感染的人能否得到适当的医疗服务。更糟糕的是，2014 年估计发生的 48 万例耐多药结核病病例中，只有约 1/4（12 万例）被发现并报告。

这些数字说明，为什么像盖茨基金会这样的组织和政府机构致力于结核病领域的研究是非常重要的。盖茨基金会具体资助了三项工作：疫苗的开发、迅速诊断和开发治疗耐药菌株的新药。但要想让盖茨的投资获得真正的回报，基金会必须起带头作用，让其他组织和政府能够效仿并发挥积极作用。

在适当的护理和治疗下，结核病在大多数情况中仍然是一种可治愈的疾病。但在关于抗生素耐药性的第 16 章和第 17 章中，我们将提到越来越多的耐多药菌株。对最高度耐药的结核菌株，即使是现代的高科技药物也不能保证治疗成功。除非我们能赶在它前面，否则这种病将永远是一条河流，以时速 8 千米向前流动，比我们游泳的速度还快，让我们追赶不上。

　　发展中国家大城市拥挤而不卫生的居住环境中人口的大幅增长，全球人口的大范围流动，以及结核病耐药性的不断提高，这些因素加在一起，让我们所有人面临着一个非常危险的结核病前景。预防和控制结核病这项工作所需要的额外投资支持，只能多不能少。如果我们人类无法向自己保证这一点，我敢肯定我们终究会付出更多的代价。

第 10 章

功能获得与两用性研究：
《弗兰肯斯坦》中的情节

你寻求知识和智慧，正如我从前所求。

但我衷心地希望，你的心愿得到满足时，

不要像我从前所经历的那样，演变成会咬伤人的毒蛇。

——玛丽·雪莱，《弗兰肯斯坦》[*]

---

[*]《弗兰肯斯坦》是英国作家玛丽·雪莱在 1818 年创作的长篇小说，讲述小说主角弗兰肯斯坦这个热衷于生命起源的生物学家，怀着犯罪心理频繁出没于停尸间，尝试用不同尸体的各个部分拼凑成一个巨大人体。当这个怪物终于获得生命睁开睛时，弗兰肯斯坦被他的狰狞面目吓得弃他而逃，他却紧追不舍地向弗兰肯斯坦索要女伴、温暖和友情；接踵而至的更是一系列诡异的悬疑和命案。——译者注

在玛丽·雪莱著名小说的结尾，科学家维克托·弗兰肯斯坦向他的新知己、北极探险家罗伯特·沃尔顿解释说，科学冒险主义是一把双刃剑，同样的劳动和发现可能产生相反的效果，这取决于如何处理和由谁处理。弗兰肯斯坦告诉沃尔顿，虽然他自己的科学发现只创造了痛苦和毁灭，但也许其他追随他脚步的人可以带来安慰和进步。

仔细阅读《弗兰肯斯坦》可以发现，重生的死尸之所以会变成一个怪物，并不是因为它天生邪恶，而是因为它的创造者和其他人对它的反应。

这是一个警示性的故事，我们用它来探讨 GOFRC（值得关注的功能获得研究）和 DURC（值得关注的两用性研究）的主题。

如果你还记得的话，正如我们在第 4 章所述，功能获得是通过某种方法人为制造变异，以赋予微生物新功能、新能力的技术。

DURC 是一种可能被直接误用的生命科学研究，对公众健康和安全构成重大威胁。

到目前为止，我们在理解和抗击 21 世纪的传染病过程中的基本主题之一，显然是微生物进化的力量。正如我们在第 5 章所描述的，进化是推动多样性的力量，并以适者生存的概念为基础。在现当代世界中，可以肯定的是，进化将改变与我们共存的微生物，这主要是因为它们如今有机会感染地球上数十亿人，与一个世纪前的数百万人相比，这是一个庞大的数字。同样，动物数量的激增，特别是与农业生产有关的动物数量的激增，也增加了感染概率。微生物和它们的动物宿主与人类宿主一样，以前所未有的频率和速度乘飞机前往世界各地，这意味着它们将迅速扩散到全球最偏远的地区。所有这些因素都有利于微生物的出现，尽管我们在对抗它们的战斗中采取了防控措施、疫苗或治疗方法，但这些微生物仍将存活下来，甚至茁壮成长。

现在我们有了创造超级进化的潜力，微生物的这种变化是孟德尔遗传学或达尔文进化论都不一定能预测到的。

这种进化是微生物工程的结果，这是一种人类有意操纵微生物基因的活动，使微生物快速实现几千年时间的进化，或者在某些情况下，创造出在进化中可能永远无法实现的变化。"喀迈拉工程"就是一个例子，它以神话中有狮头、羊身、蛇尾的喷火怪物命名。一些新型活病毒疫苗就是这样研发的，把一种病毒的一部分注射到另一种活的复制病毒中。只有在人类的干预下，替换和交换来自多种微生物的遗传物质才成为可能。人类制造"喀迈拉"既可能出于善意，也可能出于恶意。

这种新的进化模式如何影响 21 世纪的传染病风险？这一切都与技术的快速发展有关。

2007 年，史蒂夫·乔布斯向世界推出了第一款 iPhone（苹果智能手机）。而这就发生在 10 年前。现在 iPhone 的能力远远胜过最初的机型。在这 10 年里，生命科学，特别是微生物遗传学，经历了一场类似的能力和力量的革命。我们现在拥有微生物学工具来操纵微生物的基因，20 年前这些基因可能只有我们最先进的政府实验室才能使用。然而今天，在我们的高中微生物学课上就能看到它们的身影，它们还被一些业余的科学爱好者在自己操作的实验中使用。经过基因操纵的微生物会传染给人类或动物并引起疾病吗？确实有可能。我们只需要看看最近关于基因驱动的技术的辩论便知，因为它既有令人兴奋的前景，又有令人不安的危险。

有一种令人兴奋的新型基因工程工具可能用到 GOFRC，这种工具是 CRISPR，即成簇的、规律间隔的短回文重复序列，大约 40% 的细菌中存在这一段规律间隔的重复 DNA 序列。研究人员现在正在利用 CRISPR "编辑" DNA，以制造出各种更加理想的动植物物种。在不远的将来，用 CRISPR 创造全新的物种是可能的。

与旧的基因编辑技术相比，CRISPR 成本更低，操作更简单、更快捷，并有可能创造一系列全新的基因变异。这种类型的研究对于抗击我们这个时代最严重的传染病来说是令人兴奋的。但同时，不难想象，如果这项日益普及的技术被恶意使用将会发生什么。美国国家情报总监詹姆斯·R. 克拉珀在 2016 年 2 月向参议院军事委员会提交的 "全球威胁评估" 说明中表示，基因编辑已经成为一种全球性的危险。

DURC 也不是什么新问题。在原子物理学的早期，科学研究界便认识到这项成果可能会同时给社会带来益处和危害。第二次世界大战后，生物战的威胁，也就是人为地使用感染原来伤害敌军或敌方百姓的威胁，并不会牵扯到学术界、美国国家卫生研究院或美国疾控中心等组织中标准微生物学的研究人员。相反，这项工作被限定在民用和军用研究范围之内。它通常是保密的，并在军事研究实验室进行，在那里，研究方法或结果的公开传播绝不可能是有意的。

在"9·11"事件和随后的炭疽病袭击之后，美国政府和科学界才开始认真对待 DURC 可能造成的危害。与此同时，生命科学的爆炸式革命仍在继续。

2004 年，麻省理工学院的杰拉尔德·芬克教授领导的国家研究委员会（现已无此机构）编写了一份广为人知的文件，称为"芬克报告"（Fink Report）。它为我们思考如何在不妨碍生物技术进步的情况下，尽量减少生物战和生物恐怖主义的威胁奠定了基础。在整个生命科学界中，人们普遍认为，生物技术是改善全球卫生的任何现代手段中都必不可少的组成部分。芬克的报告总结了生命科学界对日益增加的生物恐怖主义担忧的回应。该报告还在总结中指出，不应禁止 DURC，但应仔细审查，而且必须在意识到这种技术可能被滥用的情况下进行研究。

最终，该委员会在芬克报告中提出了 7 项总体建议，其中包括卫生与公众服务部需加强已经建立的、涉及重组 DNA 实验的审查系统，并为 7 类实验建立一套评估系统，将它们统称为"值得关注的实验"（Experiments of Concern）。

该报告还呼吁成立一个国家科学委员会，为系统性的评估提供咨询、指引和领导。该委员会成立于 2004 年，名为国家生物安全科学咨询委员会。国家生物安全科学咨询委员会由 25 名有投票权的委员组成，这些委员代表主要利益相关者的观点，提供与微生物学、传染病、实验室生物安全和生物安保、公共卫生和生物伦理学有关的各个领域的专业知识，此外还有来自不同联邦机构的 18 名当然委员（ex-officio members）。

2005 年夏天，我被卫生与公众服务部部长迈克尔·莱维特任命为国家生物安全科学咨询委员会的创始成员之一。我认为委员会中没有人清楚我们当前的议程应该包括什么。当我们突然接到一个棘手的问题时，情况就变了。美国疾控中心和其他三个研究小组提交了一篇论文，想在《科学》杂志上发表，其中详细介绍了他们是如何利用 1918 年流感大流行期间死亡病例的肺样本中检测出的病毒基因，重组 1918 年 H1N1 流感病毒的。根据这些样本，他们能够重新制造病毒，然后将其放入雪貂体内（一种可用于研究人类流感感染的理想动物模型），以了解其高传染性的原因、致病机制以及致命性。研究人员关注的首要几个问题是：大流行病病毒如何进化以适应人类；最新重组的病毒能否识别突变，用于监测；病毒为什么如此致命，尤其是在年轻人身上；这些数据是否可以用来开发新药和疫苗。

莱维特部长把这篇论文寄给了国家生物安全科学咨询委员会，请委员会决定是否应该在一般医学文献中发表。我们的核心问题是，如果其他人能够重新开展这项研究，流感病毒一旦被意外地释放到普通人群中，是否会对公众健康构成严重威胁？

我们对解决这个问题的准备不足，我们没有标准化的指标或方案来确定这种病毒给公众健康带来的风险。当时，人们认为该病毒对普通人群几乎没有额外的风险，在 25 年中该病毒作为季节性流感病毒传播，大部分人都暴露于 H1N1 流感病毒风险中。在几次电话会议和一次全体委员会会议之后，我们一致认为，可以发表该论文，同时应提供一些额外信息，说明如何减少病毒从进行研究的实验室意外释放的风险。回顾过去，我们现在知道，即使之前感染过某种 H1N1 病毒毒株，在 2009 年墨西哥开始的 H1N1 流感大流行中，仍然不能获得免疫或起到保护作用。事实上，研究表明，大多数人同样容易感染重组的 1918 年的流感大流行病毒。

这一经验提供了两个宝贵的教训。第一，我们此前的假设是，感染近年来传播的任何一种 H1N1 流感病毒毒株，都能让人免受毁灭性的 1918 年大流感病毒的侵害，这是错误的。第二，这为我们敲响了警钟，这些人为制造的病毒具有造成全球灾难性影响的潜力。这不再仅仅限于理论层面，而是我们面对的科学现实。

几年后，我们面临着同样的挑战，但风险更大。2011 年秋季，两份稿件投给自然科学期刊，总结了有关变异流感病毒 H5N1 毒力的研究。这项研究得到了美国国家卫生研究院的支持，由荷兰伊拉斯谟医学中心的罗恩·福基尔教授及其同事，以及威斯康星大学麦迪逊分校的河冈义裕教授及其同事进行。

H5N1 被认为是禽流感病毒的始祖，自 1997 年在亚洲首次被发现以来，一直是一个严重的公共卫生问题，对当地的家禽和野生鸟类种群造成了毁灭性的影响。人类在接触受感染的鸟类后可能会被感染。虽然这种病毒很少感染人类，但一旦感染就会引起严重疾病，病死率为 30%～70%。然而，迄今为止，它还没有成功具备在感染者间人传人的能力。

在这个案例中，我们面对的是 DURC 领域一个强大的、实际存在的例子。上述两项研究成功地创造出可以在雪貂之间通过呼吸道传播，即通过空气传播的 H5N1 病毒。研究的目的是确定我们有多大可能性预测出哪些基因变化会使禽流感病毒（如 H5N1）在哺乳动物间变得更容易传播。我们不能肯定雪貂的遭遇会发生在人类身上，我们当然也不想知道。但这暗示了一种也许会变成现实的恐怖可能性。

美国政府要求国家生物安全科学咨询委员会评估这些手稿的 DURC 意义，我奉命加入一个工作组以评估这项工作，就公布这些数据的潜在危害向全体委员提出建议。与几年前的 H1N1 研究一样，我们的问题是，公开这项研究的方法和发现，是否会帮助其他人制造出有可能在人群中传播，同时更能导致严重致命疾病的流感病毒？

在那个时候（今天亦是如此），H5N1 病毒人传人现象是罕见的。然而，它仍然是一种禽流感病毒，有可能成为在人群中传播的大流行病毒株。如果 H5N1 流感病毒获得了人传人的能力，并提高了病死率，我们将面临一场具有毁灭性影响的全球大流行病。

国家生物安全科学咨询委员会就发表这类研究的好处进行了辩论，包括如果在鸟类种群中发现类似的病毒传播，我们就有可能对潜在的大流行病发出预警。经过几个月的电话会议和文件共享，工作组得出结论，认为这些科学发现代表了对全球生物安全的密切关注，此类学术交流应受到限制，这意味着只有高度概括性的，有关高水平的研究方法和结果的综述文章，才能得到发表。这项建议在生命科学此类研究领域是很不寻常的，随后经过了整个国家生物安全科学咨询委员会的审议，委员会全票通过予以再次确认。我相信这一决定既考虑到了此类论文发表的潜在好处，也考虑到了一旦开了先例可能造成的潜在损害。我们除了建议限制研究结果的传播外，还鼓励国际上迅速和广泛地讨论关于 H5N1 流感病毒的 DURC 研究，以期就今后的研究方向达成共识。

然而事情并未结束。对论文发表问题持不同意见的双方研究人员，继续就美国国家生物安全科学咨询委员会向政府提出的这项建议是否合适进行辩论。支持全面发表这些研究的人员重申，其他专家、资助者和外部审查人员都坚持认为有必要查明影响病毒传播、促成大流行性病毒出现的病毒因子。而发表这些研究可支持这项工作。他们认为，此类研究对公众和环境的风险已经降到了"绝对最低"，我们已经采取了严格的生物安全措施来保护研究人员、环境和公众。他们补充说，就算实验室里出现小概率的人为失误，工作人员也可以获得 H5 疫苗和抗病毒药物，有暴露风险的人也可以进行隔离。支持此类论文发表的群体还反对隐瞒研究的全部细节，声称制造通过空气传播的病毒的技术是众所周知的，而且没有必要将病毒转移到高度封闭的实验室。他们的结论是"因此，审查有关 A/H5N1 病毒传播的研究稿件只会创造出一种虚假的安全感"。

与之相反的是，我和几位同事一起公开解释了为什么我们对发表这些研究感到严重担忧。我们认为，这种变异病毒可以在雪貂之间传播，并不意味着也会在人类或其他哺乳动物之间传播，但不能排除这种可能性。因此，公布完整的研究细节会使病毒的反向工程变得更容易，并可能实际制造出一种可传播的突变病毒株。

我们担心，即使实验室病毒的毒力与野生 H5N1 病毒相似，一旦其被故意释放或意外释放，也可能会增加人类感染病例的数量，并可能会与其他流感病毒交换基因，从而创造出新的大流行病毒株，对人类构成威胁。最后，我们竭力主张，对公众具有重大风险的研究相关决定不应仅由生命科学家做出，而应有不涉及利益冲突的科学家参与，包括生命科学界以外的生物安全专家。

来自不同生命科学研究团体的反对意见造成了与日俱增的压力，他们意图推翻国家生物安全科学咨询委员会的决定，担心对此类研究的审查会开创先例。美国国家卫生研究院为处于争议中的两项研究提供了财政支持，敦促国家生物安全科学咨询委员会重新审议这一问题。国家卫生研究院院长弗朗西斯·柯林斯博士坚持认为，由于美国政府出口管制要求中有明确规定，两份稿件要么全部发表，要么一份也不发表。美国政府控制敏感设备、软件和技术的出口，以此作为增进美国国家安全利益和实现外交政策目标的手段，这种 H5N1 病毒研究符合监管方面的出口管制要求。国家生物安全科学咨询委员会的大多数成员希望发表一份经过编辑的研究文稿，以提醒世界注意这一新的科学发展。而现在，委员会被告知要么发表全部研究成果，要么什么都不发表。

国家生物安全科学咨询委员会于 2012 年 3 月 29 日—30 日重新召开会议，当时美国政府要求我们重新考虑之前所言两份文稿发表前需进行修订的决定。我和我的一些同事都清楚，美国国家卫生研究院的领导层希望我们批准这两篇文章完整发表。我们认为，他们要求我们为这些论文的完整发表找到解决办法，并非出于恶意。但我确实相信，人们偏向于找到一个解决方案，主要不是为了做风险收益分析，而是为了让国家生物安全科学咨询委员会走出公共政策困境。

委员会还得到信息，表明这项工作有助于迅速查明一种新出现的大流行性病毒株，并使之前研发大流行性流感疫苗的努力取得成果。然而，以我对流感的广泛研究来看，我知道这是不可能的。最后，委员会重新投票并批准完整发表这两份文稿。那天我走出会议室，感觉自己好像刚刚玩了一场疯狂的公共政策危险游戏，游戏内容是，先告诉你答案，然后让你帮忙找出合适的问题来对应。

关于 H5N1 病毒研究文稿完整发表与否的此番辩论给我的一个醍醐灌顶的教训是，权衡一项研究的潜在好处和研究中的病原体造成流行病的明显风险，是极其复杂且难以控制的。就像气候变化和抗微生物药耐药性一样，这是一个远远超出我们国界的问题。一方面，许多 DURC 和 GOFRC 的研究是由那些精神不稳定的人或具备犯罪意图、想要伤害大范围人群的个人，在世界各地进行的。还有一些不负责任的学者、企业或业余科学爱好者，根本不知道他们的研究可能带来的风险。

因此，这项研究是否应该完成，可归结为两个关键问题：第一，这项研究是否具有正当的科学目的？第二，这项研究能否在实验室里安全完成，既保护其研究人员，又保护相关社区成员免受危害？如果满足上述两点，研究既有价值，又能够安全地进行，我们就要考虑它是否应该刊登在医学期刊上，向公众全面公开，包括公开其研究方法和结果。

下面的故事并不是专门关于 GOFRC 的微生物的故事，而是一个在现实世界中真实发生的例子，它说明了当某种生物以某种方式挣脱了正在研究或开发它的实验室的限制时，会发生什么。

1977 年以前，人们认为新型大流行性毒株的出现将导致此前的季节性流感毒株的消失。在臭名昭著的 1918 年流感大流行之后，新的 H1N1 病毒成了随后几年的季节性病毒。季节性的 H1N1 病毒与它的大流行性病毒"祖先"相比毒性已经减弱了很多，许多人在 1918—1919 年大流行病期间被感染后，对它产生了免疫力。1957 年，H2N2 病毒又一次引发大流感。在接下来的几个月里，H1N1 病毒消失，H2N2 病毒成为循环出现的新型季节性流感病毒。1968 年，这种情况又发生了一次，当 H3N2 流感病毒引起又一次大流行病后不久，H2N2 病毒消失。基于 1918 年流感大流行后 H1N1 病毒的演变，我们认为每个季节都会循环出现一种甲型流感病毒，尽管我们无法解释原因。

1977 年，当 H1N1 流感病毒出现在亚洲并迅速在世界各地传播时，一切都改变了。它没有取代 H3N2 病毒。现在我们有了两种循环出现的季节性流感毒株。

怎么会这样？当我们的团队为 2012 年的传染病研究与政策中心报告《颠覆性流感疫苗的迫切需求》搜寻研究信息时，我们发现了联邦档案中的一些早就被人遗忘的文件，这些文件涉及 1977 年 H1N1 病毒的出现。当年 5 月，该病毒几乎同时在苏联东部和中国西部出现。该病毒的遗传性显示，它与 20 年前，即 1957 年消失的 H1N1 病毒非常相似。如果病毒在自然界中传播了这么多年，病毒的基因构成就会大不相同。这种新病毒在返回人类世界之前似乎已在某人的冰柜里冷藏了 20 年。

后来发现，苏联当时正是在首次发现新型 H1N1 病毒的地区使用毒性减弱的 H1N1 流感活病毒进行疫苗研究的。在我们的研究过程中，我们发现了一封苏联人写给美国政府的信，要求我们与他们分享 1976 年的迪克斯堡 H1N1 毒株，用于他们的疫苗研究。我毫不怀疑 1977 年 H1N1 病毒的出现及其在短短几个月内的全球快速传播，是苏联在疫苗研究过程中释放病毒的结果。

我们不知道他们到底是怎么处理病毒的。我们所知道的是，病毒的释放，无论是偶然的还是故意的，导致了实验室工作人员当中暴发了局部疫情，随后蔓延到世界各地。不管怎样，这件事给我们的重要教训是，如果某种流感病毒意外离开实验室或被故意释放，那么我们可以料定它将在短时间内传播到世界各地。这就是老话说的"星星之火，可以燎原"。使用具有潜在危险的流感病毒进行 DURC 研究，仅仅是这种可能性就会让大家万分惊恐。

在过去的五年里，世界各地的疾控中心和学术实验室都记录了各种病原体被释放的事故。幸运的是，大多数此类事故并没有使公众处于危险之中，但不排除有这样的风险。如果这种情况发生在美国疾控中心，因为那里是一些世界领先的实验室研究专家所在的顶尖机构，关注的目光聚集于此，所以公众很容易注意到问题的发生。那么世界上成千上万的其他实验室出了问题会怎样呢？如果我们要进行涉及流感病毒等微生物的 DURC 研究，那么必须做到零误差。

这是否意味着我们不应该进行这样的研究？在有关 H5N1 病毒的辩论中，我被许多同事采取的这种严格的、非黑即白的立场所震惊。有人强烈认为应该按照研究者提出的想法来进行研究，这是一个关乎学术自由的问题，也有人认为永远不应该进行这种研究，就好像它越过了某种道德底线。

我当时觉得我与这种非黑即白的逻辑格格不入，并且今天的我仍然如此。我相信像 H5N1 病毒研究这样的工作可以给我们带来意想不到的、彻底改变局势的结果。例如，知道埃博拉病毒能否成为呼吸道传播的病原体，肯定会彻底改变局势。我还希望看到杜克大学的其他研究项目成果，但如果病毒被意外释放，或者其研究方法和发现完全登在科学文献上，那么这些项目也可能是危险的，这样一来其他有邪恶企图的人，或者利用实验室安全机制让病毒极有可能被释放的人，就能趁机得逞了。

答案很清楚。我们需要在经过严格筛选的实验室里进行这些研究，这些实验室要有一流的专家和最先进的安全设施。研究需要以机密的方式进行，至少也要被看作是敏感项目，研究结果只与那些需要知道的人分享。我们会支持美国政府和世界上其他负责任的政府用这种方法来预测和准备，以应对潜在的微生物危机。

2016 年，国家生物安全科学咨询委员会完成了一项为期两年的工作，即为美国政府评估和资助有关 H5N1 和其他具有大流行潜力的病原体的 GOFRC 研究，提出最终的综合意见。这反映出我们在2012 年必须处理的信息有了重大进展。但是，我认为，国家生物安全科学咨询委员会的新文件《关于评估和监督拟议的功能获得研究的建议》中仍然存在严重问题，该文件描述了委员会的七项重大发现和七项相关建议。

在调查结果中，我认为最大的问题是何时进行或停止 GOFRC的工作。国家生物安全科学咨询委员会的结论是："有些生命科学研究，可能包括一些值得关注的功能获得研究，根本就不应该进行，因为与该研究相关的潜在风险，并不能因为具有潜在的好处，就被我们忽视。"

如果我们采用机密研究模式，拥有尽可能高的实验室安全水平，那么只要一项 GOFRC 研究有助于我们及时辨别风险、做好预案，或者有助于我们应对自然的或人为的微生物灾难，那么我们就应该从事这项研究。

但我们不要自欺欺人。尽管生命科学界和各国政府可以成为第一道屏障，防范 DURC 或 GOFRC 研究相关的邪恶谋划或实验室安全问题，但我们必须认清现实，承认总会有漏网之鱼。众所周知，爱尔兰共和军说过这样的名言："你们必须一直保持幸运，而我们只需走一次运便够了。"

我非常认可国家生物安全科学咨询委员会指出的让世界其他地区也参与其中的必要性，这包括非政府组织和私营公司的参与。如果另一场像 H1N1 病毒遭到释放那样的疫情在国外暴发，我们仍将深陷困境。因此，我们必须让各国政府代表都坐到谈判桌前，争取他们在这方面的支持和行动。

在这本书中提到的所有问题中，DURC 和 GOFRC 研究可能是最令人不安的，因为到目前为止，我们还没有令人满意的答案或解决方案。开展这些研究的技术只会在未来几年变得更加复杂且更容易获得。在这个互联网时代，指望拥有一块完好无缺、不可穿透的"安全毯"覆盖在重要的科学发现之上，可能是不合理的。我们只能尽力而为。

第11章

生物恐怖主义：打开潘多拉魔盒

怀一半恐惧兼一半好奇，她打开了盒盖。

然而就在盖子被打开仅一寸缝隙的瞬间，

可怖之物从盒中蜂拥而出。

它们散发着恶臭、颜色诡异、面目可憎，

它们是一切邪恶、悲伤、有害之事物的魂灵。

它们是战争、饥荒、犯罪、瘟疫、怨恨、残暴、疾病、

恶意、嫉妒、悲恸、凶险，

以及其他种种使这个世界分崩离析的灾祸。

——《潘多拉的故事》，路易斯·昂特梅耶

　　2001 年 10 月 4 日，我做客纽约哥伦比亚广播公司《60 分钟》节目，受邀谈谈我的书《活生生的恐怖：为了在将至的生物恐怖主义浩劫中幸存，美国需要知道的那些事》。这本书在节目播出前一年多就已出版了，但一直销量平平。然而，因"9·11"恐怖袭击的发生，该书的主题突然就显得尤其关切现实。迈克·华莱士是那期节目负责采访的记者。同期受邀的嘉宾还有大卫·弗兰茨博士，他是教授我生物武器相关知识的导师之一，同时也是担任美国陆军传染病医学研究所领头人的上校；澳大利亚驻联合国前大使理查德·巴特勒，联合国首席武器核查官；还有马修·梅塞尔森博士，他是哈佛大学分子生物学家，是曾两次荣获诺贝尔奖的莱纳斯·鲍林博士的得意门生。

　　突然，执行导演唐·休伊特冲进演播室，打断了录制；他手里正捏着一份新闻简报。"快告诉我，关于炭疽病你们究竟都知道些什么！"他冲着我们四人问道。就在几分钟前，佛罗里达州的卫生官员刚刚宣布，超市小报《太阳报》的图片编辑罗伯特·史蒂文斯被确诊感染肺炭疽病。这是美国近 25 年来首例肺炭疽病例。史蒂文斯于次日死亡。

当炭疽病来临时，我们对它一无所知，更未想过在未来的日子里我们将与它朝夕为邻。该病例是一个由偶然接触受感染动物、暴露于易感染环境导致的孤例，还是一场大规模袭击的第一声枪响？这个问题的答案价值万亿赏金。众所周知，炭疽病毒一向被列为制造生物武器的首选。此时此刻，"9·11"事件的阴霾犹在眼前，如果还有其他炭疽病例被相继发现，人们会很难相信这场疾病暴发纯属偶然。

一周后，我与美国卫生与公众服务部部长汤米·汤普森的同事们在华盛顿会面，讨论这场逐渐显现的炭疽危机。截至那时，除了出版《太阳报》《国家询问报》等同类八卦小报的美国媒体公司（American Media）外，还有四家位于东海岸的新闻媒体机构收到了装有高致命性的炭疽粉末的邮件。这四家机构为美国广播公司、哥伦比亚广播公司、全国广播公司和《纽约邮报》。

明尼苏达州参议员保罗·韦尔斯顿知道我去华盛顿参会的消息，便问我能否给他的同僚、参议院多数党领袖汤姆·达施勒简述一下会议的内容。世事难料，距这次交谈几乎刚好一年后，保罗在一次空难中不幸丧生。

我永远不会忘记自己在州议会大厦里达施勒豪华的办公室中，向众位参议员解释，当装有炭疽粉末的信封被打开时，里面的粉末将如何使人患病。我同时也提到，根据对粉末品质的分析，我判断这一系列恐怖行动的实施者手中可能还有尚未邮出的粉末存货。5
天后，哈特参议院办公大楼中达施勒参议员所在的办公室收到了装
有炭疽粉末的信封。这是第一封寄给媒体界之外的信。同日，一封
寄给佛蒙特州参议员帕特里克·莱希的信抵达华盛顿。这些信上粗
鲁地写着对美国和以色列的谴责以及对真主安拉之伟大的称颂。这
是对联邦政府机构的公然攻击。

　　总共至少有 22 人感染炭疽病，其中 11 人以吸入粉末的方式受
到危及生命的感染。5 人因此死亡，其中包括 2 名供职于美国邮政
服务布伦特伍德公司华盛顿分拣部的邮递员。调查的任务量巨大，
而真正的罪魁祸首的身份一时间又难以确定。联邦调查局宣称，犯
罪者并非如大家预想的那样是某个伊斯兰恐怖分子，而是一个名叫
布鲁斯·艾文斯的生物防御研究者。他在德特里克堡工作，据传存
在心理健康问题。2008 年，他在被起诉前自杀身亡。综合种种原因
来看，我确信他是酿造这场悲剧的唯一的恐怖分子。我同样确信，
今天，在世界各地的实验室里还有许多布鲁斯·艾文斯式的科学工
作者；他们如今能以更"完美"的方式做到这样的事。

　　幸运的是，这场危机没有酿成太多的伤亡，虽然本来一例死亡
都不该出现的。然而，哈特参议院办公大楼和其他国会办公室、媒
体办公室、邮政公司等收到过这些炭疽粉末信件的机构，花费了
超过 10 亿美元进行彻底清洗、去污和消毒。人们夜以继日地忙碌，
却还是花了 3 个月的时间才重新开放哈特参议院办公大楼。布伦特
伍德公司邮递分拣部花了超过 2 年的时间才重启，位于新泽西州汉
密尔顿的另一个分拣部则花了超过 3 年的时间才恢复正常。

　　很显然，恐怖分子的首要目标是制造恐怖。从中世纪甚至更早

的历史时期，感染原就是各种社会中滋生恐怖的最大温床。

公元前 184 年，汉尼拔在备战与帕加马国王欧迈尼斯二世的海上对决时，就指挥他的水手们在罐子里装满"各种各样的毒蛇"，在作战时将它们投到敌方的战船上。1346 年，在围攻黑海港口城市卡法时，鞑靼军队将感染瘟疫的死尸高高抛过坚固的城墙，令瘟疫在城中蔓延。

1763 年的庞蒂亚克战争中，英国民兵指挥官威廉·特伦特（William Trent）在被围困于宾夕法尼亚殖民地的皮特堡之际，写到他曾送给渥太华的印第安人"取自天花医院的两张毛毯和一块手帕"。随后他补充了一句，"我希望它们能发挥期待中的效果"。后来"肆虐的传染病"很可能真是因此出现的。这个建议来自当时的陆军元帅杰弗里·阿默斯特，享有盛誉的马萨诸塞州阿默斯特学院即是以他的名字命名的。

第一次世界大战中，装有炭疽的小瓶从被俘的德国间谍奥托·卡尔·冯·罗森男爵的行李箱中被搜出；他原本想用它感染协约国联军中的牲畜。第二次世界大战中，日军曾在中国浙江上空投放被污染的稻米和使人感染瘟疫的跳蚤。冷战期间，苏联和美国都曾持续推进有关大规模细菌战的研究计划。在种族隔离终结之前，实行高压政策的南非政府曾设有生产 HIV 病毒、埃博拉病毒和其他致命的生物武器的兵工厂，以防止其政权受到攻击。

1969 年，尼克松总统缩减了美国的生物攻击计划，他指出，生物武器的使用不能实现任何合法的军事目标。从那时起，德特里克堡的医生、科学家和技术人员就只从事与生物国防相关的研究。

尽管生物战有漫长的历史，我们也在有生之年切身感受过它的威胁，但自 2001 年炭疽恐怖袭击以来超过 15 年的时间里，我们面对它时惊慌无措、逃避否认的态度，并没有多大改变。然而，我们的功能获得技术却已极大进步。2001 年，能够根本改变某种病毒或细菌的致死机制的工具还未出现，甚至连改变其传播方式的工具都还没有问世。但现在，它们已遍及大学、学院、高中、商业实验室，为数以千计的科学工作者所拥有。连在自家车库和地下室里 DIY（自己动手做）的业余爱好者也能拥有这些工具。重金筹备的国防与机构防御实验室不再是唯一将我们与这些致命微生物联系在一起的地方。如何利用新型实验技术工具激活一种可能具有杀伤力的微生物，这样的信息在网上就能轻松获取。

20 年前，最令人忧虑的生物恐怖主义 A 级感染原共有 5 种：炭疽杆菌、天花病毒、鼠疫杆菌、土拉弗朗西斯菌（兔热病病原体），还有出血热病毒如埃博拉病毒。眼下，我最担忧的是炭疽杆菌、天花病毒，以及任何我们能通过超级实验室新工具加以改造，使其能传播到人或动物体内并无法由现有的治疗手段与疫苗攻克的微生物。

炭疽杆菌是一种尤其强效的生物武器。它并不会在人与人之间传播，但在离开活体的情况下，这种细菌能以极小极轻的孢子的形态存活数十年甚至更久。考古学家甚至曾在古埃及墓葬中发现了它们的踪迹。当这些孢子被吸入并停留在肺部和胃肠道潮湿、舒适的环境中时，它们会再度萌发，恢复到休眠前的活性状态，并释放出 3 种致死的蛋白质毒素。在未得到治疗的患者当中，吸入炭疽杆菌引发的肺炎致死率高达 45%～85%。在干燥状态下，炭疽杆菌制剂能被隐藏在任何白色粉末中，不会引起机场安检人员或其他人的怀疑。

1993 年，美国国会技术评定办公室拟定了一份名为《大规模杀伤性武器的扩散：风险评估》(*Proliferation of Weapons of Mass Destruction: Assessing the Risk*) 的报告，其中比较了化学武器、生物武器与核武器在华盛顿特区可能造成的打击效果。当中一项结论是，一架小型飞机散播仅 100 千克的炭疽杆菌孢子所造成的人员伤亡，要多于投下一枚由飞毛腿导弹运载的氢弹造成的人员伤亡。在 770 平方千米的范围内，根据天气等因素以及降落地点的不同，氢弹爆炸造成的死亡在 57 万到 190 万人之间。相似条件下，炭疽杆菌的散播造成的死亡在 100 万到 300 万人之间。

已故的威廉·"比尔"·帕特里克是一位极富才华的科学家，也是我和马克的好友。他曾带领德特里克堡的美国生物武器项目团队。比尔有一个习惯：他常随身带着一个小瓶，里面装有 7.5 克的无害细菌培养物，看上去就像显微镜下的炭疽杆菌。1999 年 3 月，他在国会当着众议院特别情报委员会的各位专员的面，掏出那个小瓶，向他们解释这是什么，然后宣称："我曾携带着它经过所有的重要机场、国务院的安检系统、五角大楼，甚至中央情报局；没有一个人曾经拦下我。"顺便提一句，7.5 克足以杀死参议院或众议院办公大楼这等规模的建筑物内的每一个人了。

炭疽病能够通过某些广谱抗生素如环丙沙星来治疗，但快速诊断十分重要，治疗也可能要维持数星期甚至数月。实验室研究已经证明对抗生素产生抗药性的菌株是多么容易形成。

生物武器与其他大规模杀伤性武器不同，因而我们应对其他大规模杀伤性武器的策略也并不适用于生物武器。生物武器可造成的威胁，与两架喷气式客机撞向世贸大厦，令其轰然倒塌的场景同样可怕。但后者对于纽约和这个国家来说，是一个相对容易"幸免"的悲剧。在 2001 年 9 月 11 日的白天结束时，恐怖袭击已经结束，恢复工作得以开始。但在一场生物恐怖袭击事件中，事件发生当日的结束，仅仅是个开始，甚至在那一刻，还没有人意识到悲剧已经发生。我们或许要等一星期之后才恍然察觉，但那时，最初一批感染者已经将他们身上的致死传染病带到整个美国以及世界各地。

即便是那些不会在人与人之间传播的生物制剂，也会带来令人却步的挑战。距我的住处不远的明尼苏达州布卢明顿美国购物中心是全美国最大的购物中心。每天平均高达 10 万人次的顾客从世界各地来到这里。如果炭疽粉末通过四通八达的购物中心高效地向四周播散开来，轻而易举就能造成数千例的感染，进而导致地方医疗系统过载，而后带来数以千计的死亡。感染者最初甚至不知道他们已经被病原体攻击。直到几天过去，发烧、寒战、胸痛、呼吸短促、无力、呕吐和恶心纷至沓来。对很多感染者来说，意识到自己被感染时，一切已然太晚。

如果这个假设真的发生在现实中，那无疑将是一场令人无法忘却的历史性事件，这不仅仅是因为所有随之而来的死亡、病痛和几乎无法想象的恐惧，也同样是因为给整个购物中心彻底消毒的艰巨任务。当然，你也不能索性把它拆掉。在接收到装有炭疽粉末的邮件后，位于佛罗里达州的美国媒体公司大楼关闭了超过 5 年时间，以防止炭疽杆菌孢子向附近的社区扩散。最终，在经历艰苦卓绝的"大扫除"后，这栋大楼在 2007 年宣布完全清除炭疽威胁。美国购物中心的规模是美国媒体公司大楼的好几倍，它如果被炭疽杆菌污染，将会沦为一个被废弃的、笨重的、坐落在明尼苏达州草原上的庞然大物。它将如切尔诺贝利一样毒物弥漫、杳无人迹。

* * *

我最担心的三大感染原的第二种是天花病毒。尽管近 40 年间它没有伤害过一个人，天花仍是这世上最可怕的怪兽之一。在人类历史上，它曾造成的死亡人数累计达 10 亿，还有不计其数的病例遭受剧烈疼痛、毁容等持久影响。天花对文化的影响极强，它也许是唯一一种在多种文化中被人们用男女神祇的形象来表现的疾病。时至今日，我们不会再将病毒暴发归咎于神灵，但有关天花归来的想法却总是让每一位有责任心的公共卫生官员夜不能寐。

20 世纪 90 年代末，面对天花，我们还十分脆弱。当时我们没有任何办法保护世人不感染上偶然传播或者有意散播的天花病毒。疫苗储备几乎为零，因为已经有太长时间用不上了；而对于依旧留在身边的天花病毒，我们并没有评估过其尚存的威胁。

2014 年，人们在马里兰州贝塞斯达美国国家卫生研究院场地内的食品与药品监督局的实验室储藏间里一处废弃不用的地方，发现了一批标记有"天花"字样的小瓶。看样子，这些小瓶是 20 世纪 50 年代的产物，自 1972 年这间实验室从美国国家卫生研究院移交给美国食品与药品监督局管理后，便没人再注意过它们。现在，假如这些瓶子是被我们前面提到过的那种心怀不忿的实验室雇员发现的呢？接下来会发生什么，我们不言自明。我相信，还有其他天花样本正藏在某些研究者的冷柜中，等待着某一天重见天日。

但这恰恰令事情更加复杂，更加可怕。

如我们所见，21世纪见证了基因科学的蓬勃发展。在詹姆斯·沃森和弗朗西斯·克里克发现DNA分子双螺旋结构的数十年后，现在的我们已经能探索出数千种腺嘌呤、胸腺嘧啶、胞嘧啶、鸟嘌呤分子的排列方式，这些嘌呤和嘧啶构成了每一种动植物的基因序列。在受政府重金支持、意义深远的人类基因组计划的努力下，掌握各种生物的基因序列已经成了现实。

2002年，在发明互联网的美国国防部国防高等研究计划署的支持下，杰出的分子遗传、微生物学教授埃卡德·威默博士在长岛的石溪大学带领研究团队从头合成出脊髓灰质炎病毒。这种病毒由7 500对带有遗传信息的碱基对组成，腺嘌呤、胸腺嘧啶、胞嘧啶、鸟嘌呤的特定组合中蕴含着生命的密码。就在数年前，从零开始制造出可致病的脊髓灰质炎病毒还是科幻小说中的情节。这是一次令人震惊的、具有历史意义的科学事件，这是人类首次利用现成的实验材料，按照已发布的基因序列，创造出一种致病的病毒。相比天花病毒，仅有7 500对碱基对的脊髓灰质炎病毒算是一种相对简单的病毒。HIV有约1万对碱基对。1994年，J.克雷格·文特尔和他的同事测定了天花病毒的整个基因序列，那是整整186 102对碱基对。如果说脊髓灰质炎病毒相当于一栋100层的基因大楼，天花病毒就是一栋1 600层的基因摩天大楼。所以我们用不着太担心有人在实验室中制造天花病毒。威默能重建脊髓灰质炎病毒，但没人能重建天花病毒。

然而随着技术日新月异的发展，基因工程的摩天大楼越来越有望建成。现在，在实验室中再造天花病毒马上就会和威默再造脊髓灰质炎病毒一样可行，甚至已经可行了。事实上，在 2014 年《纽约时报》发表的一篇名为《复活天花？比你想象中简单》的评论文章中，南加州大学德高望重的伦纳德·阿德尔曼曾表示他的实验室或者其他实验室通过类似的方法或可造出天花病毒。换句话说，我们现在能建造 1 600 层的基因大厦了。

这会是件容易的事吗？当然不是。相比之下，制造和引爆核武器反而容易许多，这才是我们一直以来忧虑不已的事。但比这更令人担忧的，是那些受雇于恐怖组织的科学工作者或许能够通过功能获得技术修改、完善他们的新天花病毒。若真如此，我们将无力以现存的天花疫苗与之对抗。

＊　＊　＊

有效的武器必然具备某些特征。它必须在目标部署者的经济承受能力和科学技术条件允许的范围内，必须可以触及打击对象，不能在打击范围内造成间接伤害。一旦投入使用，它必须达到想要的攻击效果。

其他武器很难满足这些标准，因而不易为恐怖分子所用。但生物武器不像一般大规模杀伤性武器那般昂贵，很容易接触目标，而且恐怖分子不在乎任何间接伤害，他们想要的效果——恐慌，以及挥之不去的惊惧——也能得到保证。所以，尽管 1995 年在东京地铁中投放沙林毒气造成的 12 例死亡远低于奥姆真理教的阴谋策划者们期待的数字，他们还是达到了他们想要的部分目标：引起恐慌和社会混乱。

此外，投毒与感染后隔一段时间才会显现症状，这会加重和延长恐怖，使追踪、识别和找到恐怖分子变得难上加难。

天花病毒满足所有这些标准。我们不知道在可见的未来，有多少人造感染原也会符合这些标准。如果我们毫无应对，任何恐怖分子都有可能会真的达成他们的目标。那将是人类历史上首次由一小撮邪恶的个体掌握毁天灭地的力量，足以颠覆地球上所有的政治平衡、国家安全、公民健康和经济福祉。

我们在此谈论的是怎样的个体呢？当今世界中，极端主义分子无论是单独行动还是在类似于"伊斯兰国"的恐怖组织羽翼下集结成群，都是其中最突出的。但并非只有他们。我们还必须考虑到那些存在心理疾病或者愿意将他们的知识和服务卖给最高投标者的科学工作者。许多国家，包括美国，都有漫长的本土恐怖主义的历史，美国的恐怖主义案件从 3K 党到蒂莫西·麦克维*从未断绝。

从这些人扭曲的观念里能生出无数荒谬的理由，驱使他们以最阴险的方式杀害自己的同胞。近年来，我们也在一些案件中看到，实验室雇员因不被欣赏、不受重用由怨生恨，以这种病态的方式来"证明自己"。

以上情形也很难穷尽恐怖分子的种种手段。隐形炸弹人西奥多·卡钦斯基，是一名拥有天才级智商的男子，他在蒙大拿州一间孤零零的小屋里控诉这没有灵魂的工业化社会。卡钦斯基知道怎么

---

* 蒂莫西·麦克维于 1995 年 4 月 19 日，在美国俄克拉何马城中心制造了轰动一时的恐怖袭击爆炸案，造成 165 人遇难，2 人失踪。——编者注

制作炸弹。但如果他不是数学博士，而是生物化学博士，他可能会考虑生物恐怖袭击的方法。如马克和他的长期合作作者、前联邦调查局特工约翰·道格拉斯的书中所写，许多如卡钦斯基这样的病态反社会者的心中，都在经历一场旷日持久的内心斗争，他们心中深藏的空虚不满，与同等强烈的追求宏图与盛名的意识，彼此争斗不休，同时还有被周遭世界忽视的强烈怨恨。

为了了解我们面对投放天花病毒的生物恐怖主义袭击时，会有多么手足无措，让我们看看一种与天花紧密相关，但严重程度不及天花的真实案例。

2003 年，一名年仅 10 岁、感染猴痘的女性患者被伊利诺伊州罗克福德的瑞典美国医院收治。你也许没怎么听说过这种病，因为致病的猴痘病毒与天花病毒都来自正痘病毒属，而天花疫苗能让人体对猴痘病毒免疫，所以它没有成为人们的心头之患。但两种病毒都能引起相似的致命症状。猴痘的致死率虽然远低于天花，但仍高达 10%。另外，猴痘病毒还有一个天花病毒没有的特点：它能够在不同物种间传播。

20 世纪 50 年代，这种病毒从非洲的猴子身上被分离出来（它因此得名猴痘）。后续观察证明，猴痘病毒能在松鼠、老鼠和中非某些地方的小型啮齿类动物中扩散。这位名叫丽贝卡的年幼患者，从她在宠物店里购买的一只草原犬鼠身上感染了猴痘病毒，那家宠物店曾养过几只珍稀宠物——冈比亚囊鼠。这些囊鼠从加纳漂洋过海来到得克萨斯州，又从得克萨斯州被运往芝加哥城郊。传染病正是以此类方式，轻松搭上了环游世界的顺风车。

丽贝卡是 2003 年夏天美国猴痘暴发时期的 37 名确诊感染者之

一，也是瑞典美国医院唯一的猴痘患者。然而，当她出现在医院时，浑身遍布脓包，脓包甚至蔓延到她的嘴和喉咙里，伴随着高烧、疼痛、吞咽困难等症状，这让整个医院迅速陷入混乱和恐慌。当值的医生和护士当中，很少有人近期或曾经接种过天花疫苗。她的出现甚至引发了实践和道德层面的争议。人们争论到底是收治她，还是把她转移到别的医院。一些医护人员害怕因此丢掉性命，另一些因担心有副作用而拒绝接种预防性天花疫苗。

猴痘是不治之症。丽贝卡被迅速隔离起来。任何获准靠近她的人都必须佩戴呼吸器，并穿着全套防护隔离服。任何没有防护的人不得接触她的皮肤。

庆幸的是，她最终痊愈了，只是身上留下了几处疤痕，表明她遭受过这样的痛苦。但如果治疗这样一名小患者就几乎使整个医院失去秩序，并造成长久的情绪创伤，我们可以试想一下，倘若天花来袭，情况会是怎样的。而且如果真的暴发天花，绝不会只有一名患者。

当天花来袭，被感染者和其他人要等至少一星期的时间才会发觉染上了天花。而到那个时候，投放天花的始作俑者早已逃之夭夭。随即，一些被感染者会出现在医生办公室、医院急诊室，显现出难以诊断的类似常见流感的症状，包括头痛、背痛、高烧，还可能伴有恶心和呕吐。大多数人会被送回家，医生告诉他们要多喝水、多休息。一些人会极度不适，因而被送去检查，看是否存在脑膜炎之类的疾病，但检查结果呈阴性。一些更有远见的医生会考虑是否存在葡萄球菌感染的情况，特别是食源性感染，但诊断结果却会出乎他的意料。

当同一批患者满身起疹再次来到医院时，医生开始考虑更少见的情况，但患者染病的身体不会对他们开出的任何抗生素药物起反应。他们身上的小疹子会长成硬硬的脓疱，随后开始破裂、溢脓。直到那时，医生们才会停止困惑，并对自己和同事小声耳语他们看见的令人难以置信的一切。在此之前，没人曾见过真正的天花病例。

到那时，一切混乱爆发，如同天塌了下来。所有抗疫前线的医生和公共卫生官员都会给国家和各州卫生部、疾控中心以及他们能想到的任何人或机构打电话。疾控中心和卫生与公众服务部的紧急协调者会迅速掌握情况，并以一小时一次的频率向白宫汇报，全国有大量的感染患者，其中很多集中在纽约州、新泽西州、宾夕法尼亚州和康涅狄格州等地。此时各地工作场所的缺勤情况，将比往年的同一时期更加普遍。

白宫会立刻联系任何能够提供有关天花病毒的信息的人，包括那些曾经消灭天花的、还健在的传奇人物。他们会下令发放所有自"9·11"事件以来在卫生与公众服务部部长汤米·汤普森领导下生产的、用作战略储备的天花疫苗。现场急救人员、前线医护人员、军队服役人员和执法人员将会是首批接种疫苗的人。第一步会是试行20世纪70年代比尔·福吉在印度实践的疫苗接种策略，但由于感染人数飙升，该策略或许不具备可操作性。同时，死亡人数上升，全国范围内的恐慌开始出现。每个人都渴望得到疫苗。药店被抢购一空，即使它们并不出售疫苗。几个州的州长将召集警队。疫苗黑市将迅速形成。总统将极力呼吁人们保持冷静，承诺每个人最终都会得到疫苗，但当记者们追问研制和投放疫苗的时间规划时，总统会回答，现在回答这个问题还为时过早，具体时间还难以确定。

在白宫会议上，匆匆草拟的隔离方案将被提出，试图遏制疾病的传播。那时已有100多年都没有尝试过大规模隔离了，总检察长甚至不知道该由谁下令推行隔离方案。但疾控中心的主任们会说，隔离也许是一个悬而未决的问题。到时会有太多人群试图隔离大量的人口，特别是当报告传来，说欧洲、亚洲、非洲和南美洲每天都有新的病例出现，3周前这些病例都曾到过美国。其他国家会不断要求联合国对美国、加拿大、墨西哥采取封锁措施。

死亡数量会继续攀升。殡仪馆将拒绝接受新的尸体。医院在别无选择的情况下只能将尸体保存在大型冷藏车内。媒体会铺天盖地地渲染，当哥伦布抵达美洲时，这片新大陆的印第安人由于对天花和其他传染病缺乏群体免疫而被毁灭。股市会下跌75个百分点。

我们会在这样的情景中度过一日又一日。没有人会知道在危机得到控制之前，我们会经历几轮疫病的传播。但能肯定的是，它将盖过"9·11"的阴影，给美国和世界留下永久的伤疤。

更为严酷的情形是，恐怖分子不会因为我们刚从一场重大疫情中喘过气来，就停下他们"填弹"、安排另一场瘟疫的计划。但终极的恐怖是，如果为恐怖组织服务的科学工作者找到了某种方法，能够改变天花病毒的基因组，令我们现有的天花疫苗激发的人体免疫不再具有保护作用，这种情况下我们该何去何从？

2015年10月，由前康涅狄格州参议员约瑟夫·利伯曼和前宾夕法尼亚州州长、第一任国土安全部部长托马斯·里奇担任联合主席的无党派顶级专家小组发布了一篇报告，报告名为《生物国防国家蓝皮书：优化防御工作所需的领导机制与主要改革》。该报告的副标题委婉地点明了专家小组的意见。

报告中有一个一再申明的基本信息："美国没有做好应对生物威胁的准备。"尽管当时已经有美国 21 世纪国家安全委员会、美国国家恐怖袭击事件委员会、美国关于大规模杀伤性武器情报能力委员会以及防止大规模杀伤性武器扩散和恐怖主义委员会等一系列机构存在。报告指出："在我国，大量碎片化的生物国防活动效率低下，原因就在于生物国防事业缺乏集中领导。"

接下来的措辞更加尖锐："简单来说，国家并没有对生物威胁采取与面对其他威胁时同等的重视，我们没有全权负责生物国防的核心领导者，我们没有全面的生物国防战略计划，我们没有专用于生物国防事业的全额拨款。"

我同意报告所言。这份报告中最可怕也最有趣的地方是一场虚构的参众两院代表主席演说，演说题为"有关 2016 年生物恐怖袭击前后行政与立法措施的联合调查"。报告撰写者们假想了一场发生在相对于 2015 年的"未来"的袭击。在这个假想的情景中，经过基因编辑的尼帕病毒（1998 年首次发现于马来西亚，能够引起脑炎和呼吸衰竭）在华盛顿特区上空被人释放，导致 6 053 人死亡，其中包括参议员、众议员和其他政府职员，患病卧床的人数以万计。与这次袭击相配合的，还有一部分病毒被投放在乡村地区的牲畜群中。

这份虚构的主席演说凝练地总结了我们现存的种种真实的缺陷：

恐怖分子之所以会成功，是因为政府——包括国会——的失败。我们未能在早期通过环境监测发现病原体，未能迅速察觉病原体在牲畜中的传染，未能快速诊断出患者的疾病，未能持续支持公共卫生和卫生防护事业，未能储备充足的医疗对策用品，未能确保与非传统合作者进行充分沟通，这些失败遭到了恐怖分子的利用。从根本上来说，他们利用了我们未能将生物国防当作最优先发展的国家事业的错误。

令人悲哀的是，正如国家恐怖袭击事件委员会在针对2001年那些恐怖袭击的报告中所言，2016年的生物恐怖袭击源于又一次"未能预料"。

失败是这份报告的核心主题。针对预测、早期警告和监控等一系列失败，主席说："我们现在必须正视这些失败，来加深我们对威胁的认知，形成新的政治意愿，对即将来临的危险采取行动。"一言以蔽之，这就是我们所处的境地。

我们能做些什么？

尽管坐拥海量的资源，比尔·盖茨也意识到迎接这个挑战的不易。"如果你告诉我，开支票可以阻止生物恐怖主义，那没问题，"他对我们说，"我是一个喜欢进行风险评估的人，我会开支票的。但开给谁？你究竟在做些什么？"当我们谈到这类事件时，他立即表示："这是政府的事情。"

当然，准备工作需要大量的资金，但只有资金是不够的，它还要求我们有组织与坚实的计划。不能只是对这些威胁有所反应就满意了。如果一个生物恐怖袭击事件真的发生了，我们需要一个已经准备好的公共卫生和医疗救护系统，来及时应对这种已被设想过的挑战。

大自然母亲每一天都在让我们面对真实而严峻的传染病挑战，一些公共卫生与医疗行业的从业者却公开批评政府在"未雨绸缪"上投入的资源太多，连只投入有限的资源他们都嫌多。他们的观点受到很多人的支持。但我们要记住，在很长一段时间内，我们的知识界不相信恐怖分子有足够的组织能力和资源在美国境内进行大规模袭击。2001 年 9 月 11 日发生的事让我们所有人都猛然意识到自己错了。然而很多分析者仍然没有意识到，进行生物恐怖袭击的成本很小，却能造成巨大的毁灭性后果。

在顶级专家小组推荐的措施中，有一项倡议是设置全国生物威胁情报主任的职位。该主任要负责协调各项相关工作，并充分理解"同一健康"这一概念的重要性。因为当生物袭击发生时，动物和人一样面临被感染的危险；而现存 60% 的传染病都是由动物传播到人类社会的。

我也同意报告中提出的"生物国防必须在国家与地方层面均得到落实"的观点。在任何袭击中，首当其冲的都是一线急救人员和医院急诊室工作者，他们必须迅速意识到他们正面临什么。报告建议，医院认证体系和联邦财政支持需得到持续的补充和发展，以随时做好准备，处理预期之外的生物危机。为了保证地方医疗系统面对挑战时做好充分的准备，联邦政府对州政府的财政拨款意义重大。

专家小组最为强烈的建议是在国家过敏与传染病研究所和生物医学高级研究与发展局之间建立资源与信息互通的合作机制。国家过敏与传染病研究所和生物医学高级研究与发展局都在生物国防方面扮演着重要角色。此处存在的问题与疫苗研发整体所面临的问题较为相似。大量的资金被投入基础性研究和早期研发阶段中，以实现我们所说的"医疗对策"，但只有少部分资金被真正用到了治疗制剂的生产和分配环节。针对这一问题，报告给出的具体建议是：（1）保证美国国家卫生研究院的研究优先支持民用医疗对策；（2）保证资金按需合理分配；（3）要求国家过敏与传染病研究所制订生物国防开支计划。然而现实情况却是，"管理部门总是一边夸耀着［紧急预案］计划的成功，一边缩减他们的经费申请"。

通过炭疽危机的事例，我们已经知道，即便在一场生物恐怖袭击事件造成的恐慌过去以后，恢复环境的任务也是非常艰巨甚至难以完成的。无可否认的事实告诉我们，我们并不知道如何修复环境，急需更多相关研究。另外，尽管环境保护局应负责处理这类事务，但没有任何明确的法律、配套的规定甚至官方指导文件来说明我们应该如何进行环境修复工作。

我并不是赞同报告中的所有观点。这份报告里有太多以"授权""使得""要求""发展""激励""评估""决定""联合"等字眼开头的含糊其词的建议。但报告痛陈的问题，以及传达的信息，即美国与世界其他国家对可能直接威胁公共卫生与社会福祉的源头之一的生物武器，缺乏根本的准备，这些一定不能继续忽视。

根据神话所言，当所有可怖之物从她打开的盒子中飞出后，潘多拉注意到，盒子没有完全变空。

盒子底部有什么东西在阵阵颤抖。它的体形很小，翅羽脆弱，但发出了一道耀眼的光。潘多拉大概知道了这是什么，她将它拿起来，小心翼翼抚摸着它，将它展示给厄庇米修斯看。"这是希望。"她说。"你觉得它会活下去吗？"厄庇米修斯问道。

既已打开了潘多拉魔盒，能否给盒中这最后的一点小东西活下去的机会，这完全取决于世界各国的领导者们，以及我们每一个人。

第 12 章

埃博拉：走出非洲

未来已经在那里了——它只是还没降临在每一个人的头上。

——威廉·吉布森

2014 年凭什么令我们震惊？

1976 年，埃博拉病毒在南苏丹的恩扎拉和扎伊尔（即现在的刚果民主共和国）的扬布库几乎同时暴发的流行病中被首次发现。就像曾经的马尔堡病毒一样，埃博拉病毒是一种丝状病毒，得名于其缠绕的、细丝一般的病毒形态。埃博拉这个名字则来自埃博拉河，这条河就位于刚果疫情暴发的村庄附近。1976—2013 年，非洲的埃博拉疫情暴发共计 24 次。最大的一次发生于 2000 年的乌干达的古卢，共有 425 例感染病例，其中 224 例死亡。除此之外，大多数疫情的患病与死亡人数都比较少。这是大多数科学家和公共卫生官员希望看到的，他们不愿见到的，是 2014 年埃博拉的全面暴发。

埃博拉病毒行迹隐秘，生存于中非赤道地区的森林深处。直到现在，埃博拉病毒的动物宿主仍无法确定，但我们认为有可能是果蝠。埃博拉病毒入侵人类群体的所有既往病例，都出现在偏远的、隔绝的地区，因此只需要动用有限的资源和少量公共卫生人员就可以实现较为有效的抗疫行动。

病毒最有可能实现人传人的地方是救护病例的诊所和医院。如果没有手套和其他医用防护设备等现代防传染措施，这些医护场所往往会成为"病例培养皿"。阻止埃博拉暴发的首要措施，就是向疫情发源地输送传染病控制专家和必要的医疗物资，以便将病毒的传播控制在当时当地。尽管没有针对埃博拉的疗法和疫苗，但这些通行的传染病控制方法被证明是奏效的，埃博拉也很快销声匿迹。

随后，2014 年 3 月，埃博拉病毒没有出现在它位于赤道非洲的发源地附近，而是出乎意料地现身于地处非洲西海岸中部的几内亚东南的森林地区。第一例感染病例是一名幼童，随后扩散到整个西非。据猜测，这名幼童可能在他生活的小村庄附近的树洞里与蝙蝠接触过，从而携带上了病毒。出现高烧、呕吐和出血性腹泻等症状后仅仅 2 天，他便死了。

多种因素导致了 2014—2015 年的埃博拉流行病，如人们坚持传统的土葬，在这个过程中人们与染病的尸体发生大量身体接触；蒙罗维亚、弗里敦和科纳克里拥挤的贫民窟成为病毒快速增长传播的温床；当地医疗系统存在结构性不足，使得感染埃博拉的病人和未感染的病人无法得到隔离治疗，从而——按照世卫组织的原话来说——"引燃了多条传播链"；当地还缺少医疗设备以及训练有素的专业防疫人员，无法提供适当的救护。很多人选择藏匿他们染病的亲属，而不是将他们送去医院或诊所；那里的医护人员也对患者无计可施，只能任由他们孤独死去。没有防护的非洲医生和护士们遭受了沉重的打击，医护死亡人数多到令人难以接受的程度。世卫组织和其他国际组织未能及时判断疫情和采取行动，也加重了这次危机。

正如时任世卫组织总干事的陈冯富珍博士在 2015 年 9 月伦敦的一场会议上所言："类似埃博拉这样的疾病会暴露医疗系统承受能力的每一处缺陷，并通过所有这些缺陷乘虚而入。"这一论断放之四海而皆准。

那么这一次有什么不同？

我在 2014 年 7 月的《华盛顿邮报》专栏文章中给出了一个简短的答案：埃博拉病毒没变，但非洲变了。这个简单的事实包含了这场埃博拉大暴发的无数复杂的线索，而它们也将适用于分析任何尚未到来的流行病危机。

首先，国外的大型矿业公司和木材公司在几内亚的资源开发导致大量乱砍滥伐，使埃博拉病毒更容易从森林深处的动物群中传向外界。其次，相比几十年前而言，现在的几内亚、利比里亚和塞拉利昂人民能旅行至更远的地方，人际接触的机会也大幅增加。监测小范围的人口接触轨迹，也就是对被感染者接触的所有人员实行监测，显然比在呈扩散趋势的大范围中监测要容易许多。

有了现代交通，家庭成员能经过几百千米的旅途，赶到患病的亲人身边。与之前暴发埃博拉的地点相比，这场危机中疫情最严重的西非几个地区城市化程度更高，因此病毒传播更快、分布更密集，在三个国家首都的贫民窟中尤其如此。所有这些因素使这种病毒呈现出超级进化特征。在这次埃博拉暴发的头 4 个月中发生的病毒人传人的现象，或许超过了过去 500～1 000 年内的总和。基因的"骰子"在此被投掷了许多次。

病毒在全身多种细胞中高效复制，引起极端的炎症反应和败血性休克。人们众所周知的症状如眼中滴血、内脏腐烂，与其说是临床事实，不如说是夸大其词，但真正的病症本身已足够恐怖了。开始的症状是发烧、寒战、严重的头痛、关节痛和肌肉疼痛，经历5—10天的疲乏之后，会出现恶心呕吐、出血性腹泻、皮疹、腹痛、挫伤、出血。在最后阶段，血可能会从患者的眼中、口中渗出，直肠出血也不罕见。更恐怖的是凝血能力下降引发的体内出血，这些血会淤塞在器官之间。在致死案例中，死亡常常是由低血压引发的循环衰竭和严重的体液损失导致的。

由于埃博拉的症状急性且恐怖，也同样由于它经常导致恐怖的死亡，埃博拉引起的巨大恐慌是许多更常见的传染病所不能比的。2014—2015年的埃博拉大暴发造成超过28 600人感染，11 325例死亡病例，并使超过30 000名西非儿童沦为孤儿。

但同时，由于埃博拉较为罕见，它并没有像疟疾、结核病、艾滋病以及可通过疫苗预防的、可引起腹泻的疾病那样被计入个体的威胁矩阵。我们不仅在非洲中西部见过这种疾病，还在美国见过它。那时，无数美国人害怕接触最近数周内到过非洲任何地区的任何人。"出于充分的谨慎……"是当时的政客们甚至一些公共卫生官员一再重复的说法。

事实上，这些人根本不会有危险。迄今为止，埃博拉病毒传播的主要途径是体液传播。HIV通过性关系、伤口接触受感染的血液、用被HIV污染的血浆输血，或者感染HIV的母亲传播给胎儿等方式进行传播，而埃博拉病毒不同，是通过接触被感染者或其体液传播的，吸入特定医疗操作造成的体液气溶胶也有可能让人被感染。最常见的两种埃博拉病毒传播方式是，在丧葬过程中处理被感染的尸体，以及在医院或家中照顾被感染的患者。埃博拉不像流感在被感染者发病前就具有传染性，它在症状显现前不会把病毒传播给别人。那些症状，正如我们所知，是容易被察觉的。

恐惧在许多层面上盖过了理性反应。非洲某些五旬节派教会领袖试图否认埃博拉的存在，随后又宣称这是神对滥交和同性恋的惩罚。还有其他种种例子表明，文化信仰在某些情境中战胜了科学。在蒙罗维亚，人们将患病的亲属送到教堂进行医治，多达40名牧师在照料饱受病痛折磨的集会者时感染上病毒而丧生。

在2014年9月的美国国会大楼里，我在一间参议院会议室中向参议员和众议员们发布简要的晨报后，与其中一名资深众议员进行了深入交流。这位议员表示，他想要推动相关立法工作，暂停所有往来于美国和非洲疫区间的航班，直到这场流行病宣告结束。我提醒他，如果医生、护士和公共卫生工作者们得知，一旦他们在救治病人的时候不幸感染埃博拉病毒，他们将无法回到美国并得到相应的医治，我们将面临援非抗疫志愿者迅速短缺的问题，这无疑会使埃博拉更有可能传播到美国。我接着问他，如果没有飞往疫区的航班，疫区的人要如何获得物资补给。所幸的是，他最后承认，禁航也许不是应对埃博拉疫情的最好办法。

另一些立法者和地方官员呼吁延长从非洲疫区返回的所有医护人员的隔离期，这是另一个"出于充分的谨慎"的倡议。公共卫生系统中的许多人讥讽地称呼纽约州州长安德鲁·科莫和新泽西州州长克里斯·克里斯蒂为"博士"。这是在讽刺科莫和克里斯蒂给出的违背科学、充满误导性的官方通告，他们的通告称，考虑到所谓的"公共卫生问题"，应当对参加过抗击埃博拉疫情工作后从非洲返回的医疗工作者们采取隔离措施。

我发现自己处于意见极端对立的两派人中间，一派人提议对任何与埃博拉患者接触过的人都实施 21 天的单独隔离，即便他们与患者只进行过简短的对话，且谈话时保持了距离。另一派人宣称，任何对医治或照顾过埃博拉患者的医护人员实施的后续措施，都是对他们个人权利的侵犯，而且没有医学和公共卫生方面的依据。

我们当时掌握的所有基于科学得出的信息都证明了一点，那就是感染埃博拉病毒的人在临床症状出现的头一两天内，不会将病毒传播给任何人。有两个原因会让有可能接触到病毒的医护人员及时报告症状。第一，他们自愿冒着生命危险，前往疫区照顾埃博拉病人。有谁会相信，这样的一群人在怀疑自己可能传播埃博拉病毒之时，还会将他人的生命置于危险中呢？

就算我们对这种利他主义的解释有所怀疑，医护人员也非常清楚，对埃博拉患者及早采取集中医疗救治，会大大提高患者的存活率。所以，对一位不久前救治过埃博拉病人的医护人员而言，如果他 / 她出现了埃博拉的早期症状，你觉得他 / 她是会老老实实蹲在家里，还是在街上到处闲逛呢？

正因如此，有 3 名抗击过埃博拉疫情的美国医务工作者在自己出现症状时选择及时就医。他们中没有一个人在外出走动时将病毒传播给别人。既然几乎每一个病例都显示，患者不会在出现明显的症状前将病毒传播给其他人，那么充分知情的专业医务工作者就会进行相应的自我管理，以防止将埃博拉病毒传播给家人、同事，以及街道上或地铁里的陌生人。

另一方面，我的确发现了一些棘手的现象。有极少数从非洲回来的医护人员坚持认为，公共卫生系统或政府的长手无权干涉他们的私人生活。这样的反应只会加深许多民众和一些政客的成见，认为我们的医疗工作者和公共卫生从业者只考虑自己，丝毫不在乎将埃博拉病毒传播给其他人。很不幸，我们没能很好地向公众解释，其实无论是从非洲返回的医务工作者们，还是在美国治疗住院的埃博拉患者的医务工作者们，他们对自己进行的监测，将保护身边的每一个人。

埃博拉病毒会始终以我们所讲的方式进行传播吗？1989年，在美国本土，埃博拉病毒曾出现于弗吉尼亚州莱斯顿一处圈养实验室用食蟹猴的建筑内。这次埃博拉疫情就是理查德·普雷斯顿1994年的畅销作品《血疫》的故事背景。尽管所有的猴子都死于埃博拉病毒，或被执行安乐死以防止病毒传播，但在莱斯顿发现的毒株不同于引起西非疫情大暴发的埃博拉毒株，并未在人群中造成感染。不幸的是，已知的其他四种埃博拉毒株均可人传人。

在莱斯顿，人类侥幸逃过一劫。但被感染的猴子一直都被关在笼中，并没有机会相互接触。所以这里的病毒很有可能是通过呼吸道传播的。这是否意味着莱斯顿型埃博拉病毒也曾有机会通过空气传播传染给人呢？我们并不清楚。近期，肯特大学的一群研究人员宣布，埃博拉病毒不需要太多基因变化就能够适应新的宿主，比如莱斯顿型埃博拉病毒无须经过多少变化就可能传染给人。他们的结论是："可以使人患病的莱斯顿型病毒可能会出现。这令人担忧，因为莱斯顿型病毒可以在家猪间扩散，也能传染人，途径可能是空气传播。"

2012 年，加拿大的一个研究团队表示，同样在非洲中西部引发埃博拉流行病的扎伊尔型埃博拉病毒，能通过呼吸道从猪传播给猴子。这两种动物的肺部结构都与人肺十分相似。如果埃博拉病毒能够通过呼吸道实现人与人之间的传播，那局面将彻底改变。那将是天大的祸事。

我曾因在 2014 年 9 月的《纽约时报》专栏文章中表达过这一担忧，被批评为杞人忧天。但时至今日，我仍认为我们不应该无视这种可能性。在写这篇文章之前，我曾与一些顶尖的、国际知名的埃博拉病毒学家、流行病学家有过交流。他们都曾私下提到埃博拉病毒是否可能经由呼吸道传播的问题，并指出埃博拉病毒在几周内感染的人数，已经超过了过去数十年间累计的人数，这种超级进化可能有利于通过呼吸道传播的病毒。但他们不愿意公开谈论这种可能性，因为他们不想被指为散布谣言者。

2015 年 3 月，我和 19 位作者在著名的微生物学期刊《分子生物技术》（*mBio*）上联合发表文章，综合回顾了我们针对埃博拉病毒的所有已知与未知的情况。这 19 名作者当中的一些人就是曾与我进行过上述交流的顶尖埃博拉病毒专家，他们来自美国、欧洲和非洲。我们写道："尽管缺乏流行病数据的支持，但我们还有一个值得一问的关键问题：埃博拉病毒引发肺部感染并通过呼吸道传播，会不会成为未来的头等大患？已经有大量证据表明，即便埃博拉病毒没有发生显著的进化或基因变化，这种传播方式也是可能的（更不必说随着时间推移，病毒进化将增加这种可能性）。"

在我这篇关于埃博拉病毒的《纽约时报》专栏文章发表后不久，哥伦比亚大学著名的病毒学家文森特·拉卡涅洛博士在他广受关注的博客上就我的文章写了一篇评论："我们研究病毒已经有100多年的时间，从未发现任何人类病毒改变过传播方式……我们没有理由相信埃博拉病毒和其他任何能传染人的病毒不同，会改变其传播方式。"

这个说法并不属实。我们的确有很多例子可以证明，病毒可以改变它们的传播方式。别的不说，我们看看2016年2月拉卡涅洛博士如何评价美洲发生过的寨卡病毒流行病就知道了。他说："寨卡病毒是否能通过性传播实现人传人？或许在极少数病例中是这样的，但主要的病媒是蚊子，这一点确凿无疑。"

* * *

现在，拉卡涅洛博士或许要重新思考一下他断言寨卡病毒通过性传播是非常罕见情况的博客了。截至2016年初夏，我们已经确定，对于寨卡病毒这种病媒传播疾病来说，人际性行为传播并不罕见，而且这体现了一种新发现的、重要的病毒传播途径。许多蚊虫传播疾病领域的顶级专家表示，寨卡病毒的突变，为它传染人类的方式和规模带来了根本性的改变。

我们不能排除未来埃博拉病毒经由空气在社区中传播的可能性。我愿这种可能永远不会真的发生，而在西非的疫情中也没有任何证据显示它已经发生。但是！如果整个科学界的集体智慧，仅仅因为害怕而放弃思考，对自然母亲可能发生的变化置之不理，就像有些人害怕思考埃博拉病毒新的传播方式那样，那么无论下一场出乎意料的生物剧变是什么，我们都必然不会有更充分的准备。

基于我们对传染病的已有认识，我们总是假想，如果罹患埃博拉的病人有幸康复，他／她是否会对该病形成免疫，并不会再传染给他人。伊恩·克洛泽是一名美国医生，也是在塞拉利昂抗击埃博拉的前线英雄。2015 年 5 月，当感染埃博拉的他接受了治疗并显现出完全的康复时，临床检查显示他的眼中仍存在埃博拉病毒。后续的研究发现，埃博拉病毒仍能潜藏在已经康复的男性患者的睾丸中。这加重了人们对病毒的性传播的恐惧。

历经种种艰难后，我们得知，长期感染将很可能会使渐渐绝迹的埃博拉大暴发卷土重来。2016 年 5 月，在各国宣布埃博拉流行病结束很久之后，西非又出现了一系列突然的埃博拉疫情。在每一处疫情暴发地，病例的复发似乎都是因为已康复的埃博拉患者与无感染史者性交，或是用母乳喂养孩子。这些被认为是新一轮疫情源头的康复患者，其精液或母乳被送去进行检查。检查结果表明，埃博拉病毒能在这些患者的体液中存活数月，其间他们也可以传播病毒。但那时除了小部分患者仍保有一些症状，其他大部分患者均不显示任何症状。

这些卷土重来的病例中的任何一例都可能在非洲其他地区引发下一轮埃博拉暴发。但我们似乎并没有从 2014—2015 年的这场危机中吸取教训：在人类与流行病的抗争中，并不会有毕其功于一役的情节发生。只要还有余烬不灭，并且不时放出火星，扑灭林火的任务就不算完成。

人们一直深感忧惧的是这场疫情将会蔓延到这 3 个沿海国家以外的地方。尼日利亚的第一例病例经常被用来证明良好的监测和迅速的医疗措施足以使非洲最大的、城市化程度最高的经济体之一免于危机。但我们需要弄清楚，尽管不能忽略尼日利亚医疗系统和联邦卫生部的杰出应对措施，但尼日利亚的抗疫成功，与其说是缘于有效的防控，不如说是凭借好运。

首先，零号病人帕特里克·索耶，一名定居在明尼苏达州并担任利比里亚政府顾问的利比里亚裔美国律师，于 2014 年 7 月 20 日抵达尼日利亚。在从利比里亚出发途经多哥时，他已经发病，之后便病倒在了拉各斯的穆尔塔拉·穆罕默德国际机场。他被送去了医院，3 天后才被安排进行诊断。

当时，公立医院正在罢工，索耶于是被转到一家名为"第一咨询医疗中心"（First Consultants Medical Center）的私立医院，这家医院恰好拥有更好的医疗设施诊治传染病患者。但即便如此，在被诊断为感染埃博拉之前，他还是传染了 9 名医护人员。整个事件中最重要的角色之一便是阿梅约·阿达德瓦（Ameyo Adadevoh）医生，这家医院的首席医生。她亲自诊治了索耶，并违背他的意愿对他进行了隔离，同时顶住了来自政府和医院的一切压力，坚决回绝了它们让索耶离开第一咨询医疗中心的请求。阿达德瓦医生的坚持被认为是使尼日利亚幸免于难的关键。事实上，如果没有她，事情将跑上完全不同的轨道。

7 月 28 日，阿达德瓦开始感觉到症状发作。8 月 19 日，她因病去世。今天，她被视为尼日利亚的民族英雄——她是有胆有识、忠于职守与悲天悯人的象征。

除了尽职尽责的阿达德瓦和她的同事之外，帮助尼日利亚幸免于难的还有那些致力于消灭脊髓灰质炎的医生。我们必须感谢美国疾控中心的弗兰克·马奥尼博士。当时他正在尼日利亚领导脊髓灰质炎的救治项目，根据对当时情况的研究，他及时重新调度了项目组人员，全力抗击埃博拉。美国疾控中心团队提供了整个抗疫行动的指挥架构，马奥尼也确保他的团队和尼日利亚当地卫生机构协同抗疫，合力将埃博拉赶出尼日利亚。

在尼日利亚脱险记中，我们看到了一系列令人后怕的假设。

假如疾控中心的脊髓灰质炎治疗专家们当时不在尼日利亚呢？假如零号病人没有病倒在机场，而是去了拉各斯的某个社区呢？拉各斯1 500万居民中，有2/3的人口生活在没有干净饮水、电力和垃圾处理保障的贫民窟中。如果埃博拉病毒在那里生根，发生在3个沿海国家的惨状只会是整场劫难的冰山一角。

如果这些假设真的发生了，拉各斯将不会是埃博拉疫情结束的地方。拉各斯这样的都市遍布撒哈拉以南非洲。生活在刚果民主共和国首都金沙萨贫民窟中的人比几内亚、塞拉利昂和利比里亚三国首都贫民窟中的人加起来还要多。尽管金沙萨是刚果民主共和国最大的城市，拥有近1 400万人口，但这个国家还有4座人口超过百万的城市。在尼日利亚，除拉各斯外还有5座人口过百万的城市。加纳共和国首都阿克拉有超过280万人口。当埃博拉的火苗燃起，这些城市都将成为被引爆的燃气罐。

如果我们抗击埃博拉的战线散布在非洲多个地区，事情会怎样？每年，西非有数千名年轻男子和男孩成为迁移劳动人口，和美国的迁移农场工人一样。每年的5月到10月是西非的雨季，倾盆而下的雨水适宜农作物的生长，预示着丰收的季节。8月到10月初，这些年轻男子通常在自家的村庄里帮忙收割庄稼。之后，他们会去别的地方打零工。他们常去的地方有布基纳法索、马里、尼日尔和加纳的金矿，加纳和科特迪瓦生产椰子和棕榈油的种植园。他们也会去毛里塔尼亚和塞内加尔收割椰枣或捕鱼，或者去上述所有国家的非法木炭生产商那里谋一份生计。

跟他们的祖先一样，他们利用罕有人迹的小路穿越森林，以绕过国境线上的岗哨。他们通常持有西非国家经济共同体颁发的身份证，能够自由出入共同体成员国。花上 1~3 天时间就能从那几个沿海国家来到这些工作地。因此埃博拉病毒不用搭飞机就能传到非洲各地，它们靠务工者的双脚就行。

"埃博拉流行的局面被放任恶化，这向我们传达了一个令人害怕的信号，警告我们可能发生的情况会有多糟。"罗恩·克莱因说道。2014 年 10 月中旬，他接到了奥巴马总统的电话，要求他在危机期间全权负责美国抗击埃博拉的各项工作。罗恩·克莱因并不是理所当然的人选，他没有医学背景，甚至，按他自己的话说，连核准疫苗的资质都没有。他是哈佛大学法学院的毕业生，后来成了阿尔·戈尔和乔·拜登两任副总统手下的参谋长。奥巴马总统对克莱因的任命曾广受批评，但最终这被证明是一项鼓舞人心的决策。克莱因擅长在面对危机时迅速制定政策，在应对危机的过程中善于处理复杂的、跨部门的协调工作，这正是我们在危机中所需要的。

"是的，最终埃博拉造成的实际死亡人数只占到了疾控中心预估最坏情况的很小比例，"克莱因总结道，"并且无须争论，数千条性命得以幸免于难。"当受疫情影响的国家的人民艰难地调整着文化和行为习惯，来减缓疾病的传播速度，并毅然承担起照顾家人和邻居的重任时，这些地方性的努力得到了极大的支援。这些支援得益于一次空前规模的全球响应，领导这次响应的既有包括美国在内的一些国家，也包括"无国界医生"等一些非营利组织。

尽管看到美国成功动员了3万多名政府官员、承包商、军人和志愿者在各个领域应对危机，克莱因仍然表示："未来的流行病将会是更严峻的挑战。"

没有准备好应对流行病危机的并非只有新兴国家。克莱因指出："除了纽约，美国没有一个城市拥有超过3张隔离病床。而纽约也仅有8张隔离病床而已。"

迄今为止，我们也没有看到任何防控流行病的国际合作方案。

只有一个合理的、能涵盖方方面面的办法，可以让我们避免下一场可能更严重的埃博拉流行病，那就是研发、生产和配送有效的疫苗。

但全球疫苗免疫联盟首席执行官塞斯·伯克利博士在一场TED演讲中提到，当病毒还在肆虐时，"最易受到病毒威胁的人，同时也是最无力支付疫苗费用的人。除非有大量富有国家的人也受到同等的威胁，否则将没有足够的市场刺激，促使生产商生产疫苗。这会带来很大的商业风险"。

尽管困难不小，但自从2014年西非埃博拉流行以来，全球都在大力研制埃博拉疫苗。13种备选疫苗已经通过了第一期和/或第二期临床试验。此外，第三期疫苗有效性试验已经在非洲开展，三处试验地分别位于几内亚、利比里亚和塞拉利昂。其中一种疫苗是由纽琳基因公司和默克公司研制的重组水疱性口炎病毒载体疫苗（rVSV-ZEBOV），初步证明对防止埃博拉病毒感染有效。

随着疫情得到有效控制和疫苗研发工作取得进展，国际社会中出现了许多声音，认为非洲的埃博拉危机已经结束并且不会卷土重来。这显然不是事实。如果没有全球公共卫生团体的持续奋战，随着人们对西非的疫情逐渐淡忘，研制出合格的埃博拉疫苗的工作将会变得无比艰难。在 2016 年寨卡病毒暴发之际，美国的立法者们决定挪用抗击埃博拉时的剩余资金来阻击寨卡病毒，结果这两种传染病都没有得到应有的重视。

截至 2016 年 8 月，一些疫苗已经在临床试验阶段取得了不同的成果，但还没有一种疫苗被相关机构批准合格。在其中的某一种或者某一些疫苗得到批准，并为抗击下一次埃博拉流行做好储备之前，我们无法比上一次疫情暴发时更有效地应对这类危机。

医药公司为研发埃博拉疫苗投入了无数资金，但全球疫苗免疫联盟仅投入过一笔 500 万美元的资金，去购买一种尚未获得批准的疫苗以备不时之需。这足以让我们了解，为何公共津贴是必不可少的。我们不能指望以营利为目的的公司，去承担如此巨大的风险。

杰里米·法勒博士，惠康基金会负责人，是埃博拉危机期间意见明确、强烈发声的领导者之一。他说："随着埃博拉的感染率得到控制，让我们忧虑的是，人们会逐渐骄傲自满，注意力将会放在那些眼前的威胁，而埃博拉疫苗的研发则无人问津，半途而废。"

如果法勒的担忧成为现实，那么当下一次埃博拉危机到来，媒体和国会定会质问，为什么 2014—2015 年的疫情已经敲响了警钟，我们从中得到了足够多的警告，但还是没有研发出疫苗。

一旦某一种或某一些疫苗被证实有效并获得批准，就应该生产储备。但更重要的是，传染病暴发风险较高地区的一部分人应提前接种疫苗。这些人包括医护人员、救护车司机、警察和其他公共安全人员，以及殡葬业工作者。充足剂量的疫苗应当提前就位，一旦疫情暴发，包围接种（ring vaccination）就能立即实行，足量额外疫苗也能在最短时间内覆盖整个感染区域。我认为，储备 1 亿支有效的埃博拉疫苗是合情合理的。

　　我一直都在大力推进流行病预防创新联盟的相关工作，以使埃博拉疫苗研发成为我们的第一个"颠覆性胜利"。我相信我们一定能做到这一点。就算埃博拉真的突变为一种通过空气就能实现人传人的疾病，有了疫苗，我们也能把它从主要的传染病威胁中剔除出去。但问题在于，我们有实现这一目标所需的共同愿景、领导者和经济支持吗？

　　我相信温斯顿·丘吉尔说过的一句话："说'我们在尽全力'是无用的。你必须成功做到你必须要做的事。"

第13章

SARS和MERS：未来预告

黎明如惊雷般从中国跨海湾降临！

——《曼德勒》，拉迪亚德·吉卜林

2003 年 2 月末，定居在上海、健康状况良好的 47 岁美国商人陈强尼（Johnny Chen）在从中国香港返回新加坡的飞机上突然高烧不退、呼吸困难。航班因此改降在河内，陈强尼被送去了当地的法国医院（French Hospital）。

　　刚好那个时候，卡洛·乌尔巴尼医生受世界卫生组织任命，在河内的医院工作。他是传染病和热带病专家，"无国界医生"意大利分部的主席。他曾与他的同事在越南和柬埔寨抗击地方病，并收获大量赞誉。1999 年，受人尊敬的"无国界医生"组织荣获 1999 年诺贝尔和平奖。乌尔巴尼博士是当年在诺贝尔逝世纪念日即 12 月 10 日亲赴瑞典参加颁奖仪式的代表之一，获瑞典国王亲自接见。乌尔巴尼决定用和平奖的部分奖金设立基金，为全球各地的穷人治病。

　　其他医生认为陈先生极有可能患的是流行性感冒。但乌尔巴尼不这么认为。他意识到患者没有表现出任何典型的流感临床症状，在出现发烧和呼吸困难之后的一周时间内，他的病情都没有加重。

乌尔巴尼对陈强尼施用了抗生素治疗，并安排了任何设施完备的现代医院都会提供的常规看护措施，但均未奏效。乌尔巴尼开始意识到，这种疾病不同于他职业生涯中见过的任何一种疾病。

上呼吸机一周后，陈强尼被空运到中国香港进行救治。虽然接受了一流的紧急救护，他还是在 3 月 13 日去世了。回到河内的乌尔巴尼被眼前景象激起了心中最深的恐惧：医院里其他的患者和医护人员相继出现了同样的病征。陈强尼传染了至少 38 人。乌尔巴尼立即联系了位于日内瓦的世界卫生组织总部，然后封锁了医院，希望将这种未知的神秘病原体控制在医院内。

事实上，故事要从几个月前的中国广东省说起。那时，广东省内出现了一种罕见的严重"流感"，每年的全球季节性流感经常从这里开始。2002 年 11 月，时任世界卫生组织流感项目组主任的克劳斯·施托尔博士在北京参加一场有关中国疫苗计划的例会。会间，一位广东省的卫生官员告诉他，自己所在的地区距离香港地区不远，已有数人死于一种严重的流感病毒。中国和远东地区是世界上人口最集中的地区，人和大量的猪、家禽还有水生鸟类接触极为频繁，此时正值流感暴发风险最高的时期，而这些鸟类是病毒的天然宿主。

2003 年 2 月 10 日，新发传染病监测系统发布了医学博士史蒂芬·康宁打听到的消息：

你听说了广州的流行病吗？我在教师聊天室里的一个熟人，就住在广州，据说当地的医院都封锁了，人们正在死去。

在之后的 6 个月中，新发传染病监测系统对这场传染病暴发的持续报告，将为全世界认识、辨别和控制一种全新的人类病原体发挥关键作用。

克劳斯·施托尔在他 11 月前往中国的行程结束后，将病毒样本带回了日内瓦。实验室分析显示这只是一种普通的流感病毒，所有人都因此放松了警惕。然而，2003 年 2 月，严重的肺炎病例已在香港周边地区出现。这一次，血液样本和唾液样本均无证据显示该病毒为流感病毒。"我们不再幻想，并开始担忧。"施托尔说。

来自世界各地的其他公共卫生专家开始加入研究队伍中，增加了我们对于正在发展的事态的认识。我还记得那个时候，每天从中国香港、东南亚、日内瓦的世界卫生组织总部、亚特兰大的美国疾控中心、贝塞斯达的美国国家卫生研究院和华盛顿的美国卫生与公众服务部突发事件指挥中心打来的会议电话。当我听闻这种未知的疾病已经突然降临在毫无警觉的公众身上时，我想起了拉迪亚德·吉卜林的诗句："黎明如惊雷般从中国跨海湾降临！"这次传染病暴发的确就像一阵从中国香港和越南传来的惊雷。

世界卫生组织当时举办了许多场会议来讨论应对之策。尽管与会专家有上百人，我却对施托尔和时任世界卫生组织传染病组执行主任、来自美国的大卫·海曼博士印象深刻。海曼负责联合协调所有相关的国际研究活动。在这场暴发的早期阶段，病因的"未知性"显然大大增加了人们的忧虑。海曼努力促成了世界各地多处实验室的合作，使它们团结一致。这是世界卫生组织最光荣的时刻之一。

我还记得在其中一次电话会议上，我听到了卡洛·乌尔巴尼的声音。他没说太多话，但说话时听上去状态不对。他在去往曼谷一个医学会议的途中感到不适，在到达曼谷之后住进了医院。在刚住院的一段时间里，乌尔巴尼在他的隔离病房里与世界卫生组织进行国际连线。他的咳嗽令人忧心，表明他的身体情况在持续恶化。电话会议联通全球，因此乌尔巴尼的咳嗽声被世界各地的与会者听得一清二楚。现在想来，这是他发出的最为鲜明生动的警告，他的咳嗽声在警示我们所有人对眼前的事情予以充分重视。

2003 年 3 月 29 日，在曼谷的一家医院中接受了 18 天的高强度救护后，他停止了心跳，撒手人寰，年仅 47 岁。在生命的最后时刻，他请求牧师进行临终祷告仪式，并嘱托将他的肺部组织捐献，以供科学研究。我热切希望卡洛·乌尔巴尼能作为现代流行病学的伟大英雄被人们永远追忆。他践行了高尚的使命，牺牲了自己，却保护了他人，并向世界预警了即将到来的严峻威胁。

疾病追踪工作显示，这种神秘的疾病于 2 月 21 日静悄悄地从广东省潜入了香港。64 岁的刘剑伦医生在当天离粤赴港参加婚礼。此前他接诊过的一些病人，回家后发现染上了严重的非典型肺炎。到了香港后，他入住了京华酒店的 911 号房间，与陈强尼所在的房间只隔一个走廊。次日，他感到症状发作，于是到广华医院急诊部求诊，之后入住重症监护室。等香港卫生部门意识到他们接收的是一个危险的新型传染病病例时，疾病已经开始在新加坡和越南扩散。乌尔巴尼正是因此染病，并拉响了警报。

到了 2 月 25 日，刘医生 53 岁的妹夫也出现了同样的症状。他于 3 月 1 日被收入广华医院。刘剑伦于 3 月 4 日去世，他的妹夫也于 3 月 19 日去世。就在同一天，一位曾在广东省逗留的商人从香港飞回台北，将疫情带到了台湾地区。据说，香港大约 80% 的病例的传染轨迹都可追溯到刘医生，其中包括 16 位同期入住京华酒店的旅客。

当时，没有人知道这种令人胆寒的疾病是什么，也没人能预知下一刻它会在哪里暴发。但答案马上就会浮出水面。3 月 5 日，78 岁的关水珠因呼吸窘迫，病逝于加拿大多伦多家中。和陈强尼一样，她曾是与刘剑伦同期入住京华酒店的旅客。2 天后，她的儿子谢志奎由于严重的呼吸困难，被医护人员送至斯卡布罗格蕾丝医院接受治疗。6 天后，他因病去世。

根据多伦多《环球邮报》的报道，在谢志奎被斯卡布罗格蕾丝医院收治的当夜，一位名叫布鲁斯·英格伦的 EMS（邮政特快专递）主管在他的工作场所拨打了急救电话，随后也被这家医院收治了。英格伦在医院里染上了这种病。幸运的是，他活了下来。但 10 年后，他仍在受慢性疲劳和呼吸问题折磨。

当时没有人意识到，收治谢志奎将引发多伦多地区医院系统的 SARS 暴发，这些医院经历了至少 6 代传播。

3 月 12 日，世界卫生组织就一种"来源不明的、能引发严重急性呼吸道综合征"的非典型肺炎发布全球警告。3 月 16 日，这种征候解释成了该病的名称：严重急性呼吸综合征（severe acute respiratory syndrome），简称"SARS"。2 天前，英属哥伦比亚省温哥华的卫生部门检测到一位 55 岁的男性患者出现了该病症状；他也曾入住京华酒店。他活了下来，SARS 也没有在席卷多伦多以后蔓延至加拿大的西海岸。

4 月，美国疾控中心和加拿大国家微生物实验室经检测发现，SARS 病毒是一种以往从未出现过的冠状病毒。之所以命名为冠状病毒，是因为在电子显微镜下看，病毒表面凸起的蛋白质形似王冠。5 月，研究人员发现，果子狸和鼬獾等野生动物可能是 SARS 病毒的中间宿主，这两种动物都是广东的本地物种，在当地市场上作为野味贩卖。因此，SARS 传播到人群的途径应与埃博拉病毒类似，埃博拉也是因为中西部非洲偏远地区的居民吃了携带病毒的野味进入人群的。进一步的研究显示，果子狸和鼬獾等动物，最有可能是在 SARS 暴发前的数月或者数年时间内，从蝙蝠身上获得的 SARS 病毒。

令人忧心忡忡的是，由于没有疫苗或者专门的针对性疗法，这种疾病可能会像 HIV 一样长久地存在于人群中，或者成为和流感一样的季节性威胁。

多伦多当地一片恐慌，一些护士宁愿辞职也不愿意看护 SARS 患者，这让人想起有些医院工作人员在面对早期艾滋病患者时的反应。《多伦多星报》3 月 24 日在头版头条上写道，"神秘疾病封锁了医院急诊室"。由于对 SARS 知之甚少，当局的沟通常常模棱两可、自相矛盾。政府和抗疫前线的工作人员间的信息沟通远没有达到系统化的程度，甚至有时根本没有沟通。

4 月 2 日，世界卫生组织提出建议：如无绝对必要，旅行者近期不要前往中国广东和中国香港。4 月 23 日，多伦多也被加进了这份高风险旅行地名单。

最终控制住 SARS 蔓延之势的并不是某种高科技医疗手段，因为自始至终也没出现过任何针对 SARS 的特殊疗法。相反，真正奏效的是堪称完美的传染控制，包括隔离感染患者，保障医护人员的防护设备，为医护人员和社区服务人员提供充足的后勤支持，以及当他们出现 SARS 早期症状时就迅速隔离起来。5 月中旬，疫情看似已经偃旗息鼓，安大略省因而宣布解除紧急状态。但就在解除紧急状态后的几天内，医院里又挤满了被感染的患者。防控措施再度全面推行，直到 5 个星期后，多伦多的 SARS 疫情才真正得到了控制。

也许 SARS 暴发过程中最大的谜题在于，为什么有一些人像刘医生和陈先生一样，能将疾病传染给他们遇见的大多数人，哪怕只是有过并不密切的短暂接触，而另一些人感染后立刻发病，却几乎不具有传染性。出于一些我们尚未完全知晓的原因，一些携带冠状病毒的人可成为"超级传播者"。

在公共卫生与传染病研究界，我们最担心的是那些死亡率很高，而且可以通过呼吸道高效传播的疾病。换句话说，就是只要人与被感染的人或动物在同一个空间里共享空气就能感染的致命疾病。对于大多数传染病，一个人人传染给另一个人的可能性被称为基本再生率，即 R_0。当所有的接触者都是易感人群，也就是说，没有接种过疫苗或以前没有感染过这种疾病时，同一疾病的基本再生率往往基本相似。例如，麻疹是一种传染性很强的呼吸道传染病，其典型的 R_0 为 18～20。因此，平均每一个病例，都会将病毒传播给 18～20 个易感接触者。脊髓灰质炎则是通过粪-口途径传播，R_0 通常是 4～7。

"超级传播者"打破了基本再生率的一般规律。与普通感染者相比，他们能将病毒传染给更多的接触者。我们还不清楚为什么超级传播者会感染如此庞大的接触人群，但我们明确知道的是，超级传播者能使冠状病毒在人与人之间的传播演变得十分恐怖。这些超级传播者并不引人注目，并不一定具备我们通常认为更易感的特征，比如病情更重，自身存在免疫缺陷，年纪更大或正在怀孕。

在加拿大共计 438 名的 SARS 疑似病例中，有 44 名患者因病死亡。全球范围内的 SARS 死亡病例人数估计为 916 人，占被感染人数的 11%。对一种具备全球传播能力的传染病来说，这样的死亡率令人害怕。在多伦多，SARS 给旅游业带来的损失高达 3.5 亿美元，给零售业带来的损失高达 3.8 亿美元。

据世界银行估算，SARS 在全球范围内共造成了大约 540 亿美元的经济损失。这些损失大部分并不来源于医疗救护，而是源自公众的"厌恶行为"（aversion behavior）。

正如疾控中心首席副主任安·舒查特博士所言："我们仅有的控制 SARS 的办法是那些已经沿用了几百年的办法。"虽然如此，两种截然不同的公共卫生活动在阻击 SARS 暴发的过程中还是发挥了重要的互补作用，一种是清除来自中国的野生动物，一种是有效的传染控制。在果子狸和鼬獾被怀疑是 SARS 病毒动物传人的可能来源之后，南亚的动物市场上不再出现它们的身影，人们也被告诫不要食用和接触这些动物。在某种意义上，这些防控手段与 1854 年约翰·斯诺在伦敦布罗德大街"拆除水泵手柄"的做法十分类似。

在没有出现更多由动物传人造成的 SARS 病例后，剩下的任务就是充分利用医院的传染控制力量，密切监测社区中的病例接触者，以阻止他们将病毒传染给其他人。如果某个病例接触者出现任何疑似SARS的早期症状，他／她将立即被隔离。尽管这样做比想象中要难，遇上超级传播者时更有诸多不易，病毒人传人的途径却得到阻断，一系列公共卫生控制措施也最终取得成功。2003年夏，SARS在世界范围内被根除。

但疾病生态学家、生态健康联盟（该国际组织致力于发展将生态与人类、野生动物健康联系起来的创新性保护科学）主席彼得·达塞克博士近期发现，"SARS病毒还在中国存活着，为下一场暴发做好了准备"。

近期的两项研究能够证明达塞克的这一结论。在中国大陆和中国台湾取样的蝙蝠身上，研究者发现了与SARS病毒在基因上几乎完全一样的冠状病毒，随时都能传播给与人群密切接触的其他物种。一旦其中某种蝙蝠携带的病毒感染人体（很可能是通过另一种被感染的动物传播给人），2002—2003年发生在中国广东省的情况就会卷土重来。因此，我们不能轻易相信那些宣告SARS已经灭绝的言论。

一旦了解SARS病毒和野生动物携带的其他冠状病毒的自然发展过程，并意识到蝙蝠是一种可能的病毒宿主，我们便没有任何理由假设，仅凭扑杀一小群果子狸和鼬獾等野生动物，就能阻止自然母亲向我们投下更多的冠状病毒。

2012年夏，一名沙特阿拉伯男子出现了与SARS高度类似的症状，包括严重的肺炎和肾衰竭。这些症状都不是由普通的细菌和病毒导致的。该患者染病2个月后，在沙特工作的埃及微生物学家阿里·穆罕默德·扎基从患者的肺组织中分离出病毒，辨认出这是一种与 SARS 病毒类似的冠状病毒。和近 10 年前的 SARS 病毒一样，这种毒株也不曾为人所知。9 月，一名 49 岁的卡塔尔居民出现了类似症状。经证明，他的病是由同一种病毒引起的。这一年的秋冬两季，更多的病例在沙特阿拉伯和卡塔尔相继出现。

这种新的疾病被命名为中东呼吸综合征，即 MERS。回顾性分析指出，第一例 MERS 病例于 2012 年 4 月出现在约旦。据我们所知，该病毒的原始宿主是一种生长在中东地区的蝙蝠。蝙蝠将病毒传播给一种在整个中东和北非地区都很常见的单峰骆驼。近期的研究人员已经着手检测从北非和阿拉伯半岛单峰骆驼身上采集的血样，希望找到 MERS 病毒或类 MERS 病毒的抗体。研究者发现，这些病毒在两个地区骆驼群中的传播至少已有 5 年。

骆驼可能因为吞食被感染的蝙蝠吃过并遗落在地上的无花果或其他水果而感染病毒。接触蝙蝠滴落的排泄物可能也会造成传染。一旦骆驼感染了，它们会将病毒传播给其他骆驼和人。

坏消息是，MERS 的致死率要高于 SARS，在 30% 到 40% 之间。这使一些公卫工作者将它称为"进阶版 SARS"。好消息是，MERS 病毒的人际传播能力并不强。只有与被感染者保持较长时间的近距离接触才会染上病毒。然而，仅仅数月之内，我们就了解到，和 SARS 病毒一样，MERS 病毒也会"选择"特定的个体作为超级传播者，而且我们也无法预知谁将会成为超级传播者。

这是一个值得十亿美元赏金的重大问题：能够引发致命疾病的 MERS 病毒是在哪里出现的？它是否是近期才从蝙蝠传播给骆驼，进而传播到人群中？它是否是一种长期寄生在骆驼体内的类似 MERS 的病毒，在后期的变异中通过某种方式获得了更多危险的特征？如果是后一种情况，研究人员应该能从很多骆驼的体内检测出类MERS病毒的抗体，但只有那些感染了真正的MERS病毒的骆驼才能威胁人类。

携带MERS病毒的骆驼通常不会表现出症状。有时，它们会经历轻微的呼吸问题。它们可以被慢性感染，这意味着病毒能在它们体内寄生数年之久。然而，当骆驼通过呼吸、体液或生驼奶将病毒传给人时，感染者要么出现轻微症状，要么染上危及生命的MERS。

这就是将MERS同SARS和其他冠状病毒区分开的问题，MERS病毒现已广泛地植根于中东地区的骆驼群中，不靠蝙蝠就可以扩散了。

现在或许有人在郑重其事地考虑杀掉所有的鼬獾和果子狸，毕竟没有人关心它们。即便你确实对这种异域野味怀有偏爱，放弃这种爱好也不是困难到不合理的事情。但杀光中东所有的骆驼是绝对不可能的。

骆驼在中东文化中备受珍视，并带有某种神圣性。数千年来，人类在该地区的生存都依赖骆驼，它们现在仍然与当地的日常生活和贸易息息相关。人们喂养骆驼，以获得驼奶、驼肉、驼毛，以骆驼为交通工具，并训练它们从事其他工作。骆驼的粪便被当作燃料。驼奶通常是最重要的骆驼产品，也是牧民的主要食品。

此外，骆驼成了非洲之角＊各个国家日趋重要的农业出口物。

＊ 非洲之角位于非洲东北部，亚丁湾南岸的半岛上，包括埃塞俄比亚、厄立特里亚、索马里等国家。——编者注

例如，近年来，索马里每年向中东地区出口的骆驼价值超过 3 000 万美元。

就像赛马对于美国的重要性一样，赛骆驼是阿拉伯半岛一项颇为流行的运动。取胜的骆驼一般可以卖到超过 500 万美元的好价钱，有时甚至可高达 3 000 万美元。选美比赛也并非人类专有，骆驼也有选美比赛。在选美比赛中拔得头筹的骆驼价值，与赛骆驼中的获胜者相当，因此选美比赛在该地区也十分流行。

简而言之，在骆驼出现轻微感染症状时，骆驼饲养者是不会像中国和美国的养鸡人因禽流感而扑杀所有鸡一样，去杀死他们的骆驼的。所以我们可以就此打消清除中东和非洲所有骆驼的想法。

这对 MERS 的未来走向意味着什么呢？我害怕的是，迄今为止，MERS 只露出了不祥的冰山一角。在阿拉伯半岛上，有超过 120 万头单峰骆驼，其中 78% 分布在沙特阿拉伯、阿联酋和也门。双峰骆驼主要分布在中国和蒙古。非洲约有 2 400 万头骆驼，其中大部分分布在非洲之角诸国，包括索马里（700 万头）、苏丹（490 万头）和肯尼亚（320 万头）。

如果 MERS 带来的威胁与接触骆驼相关，那么拥有最多的单峰骆驼和人口的国家应该有最多的 MERS 病例。但事实上，至今记录在案的 MERS 病例中，有 80% 来自仅有 2 710 万人口和 80 万头骆驼的沙特阿拉伯。阿拉伯半岛的其他国家总人口大约为 5 100 万，总骆驼数约为 40 万。非洲之角的总人口大约为 2.258 亿，总骆驼数约为 1 600 万。沙特阿拉伯仅有所有纳入统计的地区 9.8% 的人口和 4.3% 的骆驼，却有超过 80% 的 MERS 病例。为什么？我们不知道。

我们知道的是，近期有研究显示，MERS 病毒和类 MERS 病毒在非洲之角骆驼群中的传播已有时日。但没有证据表明在当地的骆驼饲养者中有更多的 MERS 病例。一份近期发表的研究对肯尼亚的 1 122 人取样检测，只在其中 2 人的体内检测到了 MERS 病毒抗体。这表明，这个骆驼数量众多的非洲国家并没有出现 MERS 大规模感染。

是否存在一种可能，即 MERS 确实是这些国家面临的一个严峻的公共卫生问题，但由于卫生系统资源匮乏、疾病监测不够充分，这些国家将感染病例漏掉了？我不这么认为。如果近期在沙特阿拉伯暴发的 MERS 疫情也出现在非洲之角诸国，即便当地的疾病监测再无力，当超级传播者在某些医院中将 MERS 病毒传染给其他患者和医护人员并导致疫情大范围暴发时，我们也不会遗漏这些病例。

我确信，当下给人类带来致命疾病的 MERS 病毒是在过去五六年间出现在沙特阿拉伯或约旦的。它可能是非洲某些不致病的类 MERS 病毒的变异病毒株。因为大多数骆驼贸易都是单向的，从非洲之角卖到阿拉伯半岛，而 MERS 病毒并未在非洲扎根。

但我并不怀疑，未来这种病毒会在非洲蔓延，其他许多传染病已经反复证实了这一点。这只是时间问题。且不说大多数常规贸易的路线与骆驼贸易相反，从世界各地进入非洲，从流行病学的角度看，我们也不能认为病毒最终无法横渡红海，因为这有违常理且不合逻辑。

人类社会抗击 MERS 的下一条战线将位于拥有 2.258 亿人口的非洲之角。在这些已经严重缺乏许多基础性医疗资源的国家中，MERS 将会造成灾难性的后果。就如同西非埃博拉的暴发在东非重演。

受阿联酋王室邀请，我曾在阿布扎比调查疫情，这给了我一段从中东 MERS 的传染源头开展研究的宝贵经历。这里也是 MERS 蔓延至韩国的传播路径的起点。我一直密切监控着中东的情况，支持所有疫苗（骆驼疫苗和人体疫苗）研发的相关人员。我告诉我的联系人们，有一点已经十分清楚，那就是将人类和动物放在同等重要的地位来考虑的"同一健康"策略，是我们对抗 MERS 的唯一选择。这意味着，即使我们可能研发出预防或减弱 MERS 毒性的人体疫苗和 / 或抗病毒药物，我们也应该明白，最直接有效的控制 MERS 的手段，应是研制骆驼和其他可携带 MERS 病毒的哺乳动物的疫苗。这是"拆除水泵手柄"，遏止病毒扩散的明确策略。

MERS 至今仍在中东肆虐。1950—2009 年，沙特阿拉伯仅有 2 位卫生大臣。由于 MERS 暴发，卫生大臣的人数升至 5 位。我们十分确信，卫生大臣人数增加，恰恰是因为他们在控制病毒时全都束手无策。

在 2015 年 3 月于华盛顿特区医学研究所（2015 年 7 月更名为国家医学院）召开的有关已出现的疾病威胁的会议上，我预言，要不了多久，MERS 就会出现在中东以外的地区，只要一名未知的超级传播者登上飞机去往一个大城市，这种情况就会出现。我无法言明它将会在何时何地发生，但它不可避免。

在这次会议过后不到 2 个月，一名 68 岁的男子在前往中东 4 个国家后飞回韩国。从他出现症状到被确诊患有 MERS 的 9 天里，他总共去过 4 家医疗机构。如果他的情况能早点被检测出来，他就可以尽快被隔离，也就不会有后来的 MERS 疫情暴发，或者即便出现疫情也能得到更好的控制。但在现实中，截至 6 月初，他已经传染了超过 20 人，包括他的家人，以及他曾去过的 2 家医院（平泽圣玛丽医院和三星首尔医院）的医生与患者。

MERS 在韩国传播如此迅速的主要原因是，传染控制措施明显不够，尤其是在面对具有极高传染力的超级传播者时。不幸的是，相同的情况普遍出现在全球的现代医疗机构中。

经济、社会和政治受到的影响十分剧烈。从 6 月 14 日到 7 月 20 日，三星首尔医院关闭，不再接收新患者。近 3 000 所学校停课。体育赛事取消，音乐会延期，就连去商店和超市购物这样的基本活动也要减少次数。超过 10 万次赴韩旅行被取消。韩国央行将利率下调至历史新低，并对可能出现的经济混乱公开表示担忧。时任总统的朴槿惠的领导能力遭到全民质疑，人们指责她置身事外，毫无作为。

卫生部门命令全部疑似病例在医院或家中进行隔离，检查并加强了传染控制的手段。超市的货架被消毒液仔细擦拭，地铁站和火车中也定期喷洒消毒液。民众得到建议，在公共场合要戴口罩以防止空气传播。共有超过 1.6 万人被隔离，其中包括一整个村庄的人。每一个受到疫情影响的人的身体状况都得到了官方监控。

截至 7 月末，韩国 MERS 确诊病例共计 186 例，其中 36 例死亡。

9 月，三星首尔医院的院长宋在焄博士邀请我和我的同事、梅奥医学中心的普利蒂什·托什博士前往韩国，希望我们评估三星首尔医院的医疗环境，并就未来如何避免危机给出建议。我与宋在焄相识多年，将他视为我的密友、一位令人尊敬的同事。他是我合作过的最有经验的传染病医生之一。宋在焄面对的是一个不可能完成的任务，随后局面升级为一场医疗与政治的双重危机。他被传唤到韩国国会的听证会上接受责难，他的急诊部门被指责错失了及早诊断出超级传播者的良机，妨碍了流行病学调查。

三星首尔医院是一家大型国立医院，具备国际领先的医学科研水准，其医生、护士和行政团队中拥有一部分医疗行业内最优秀的、最有专业经验的专家。在 MERS 疫情中，许多三星首尔医院的职工都如英雄般履行其职责，夜以继日地监护 MERS 患者，从不离开他们病势危重的同事和病人。与各种流言截然相反，正是三星首尔医院在索引患者＊去过 3 家医院后，正确地诊断出他患有 MERS。在采取传染控制措施之前，共有 285 名患者和 193 名医护人员没有任何防护地暴露在索引患者面前，但之后，三星首尔医院中没有出现进一步的传染。疫情会暴发的原因在于，在去三星医院之前，索引患者曾接触 38 人，其中有一名无出境旅行史的 35 岁男子曾前往三星首尔医院就诊，是他引发了后来的大规模传染。

当这个人被判断为 MERS 疑似病例时，他立即被隔离起来。但那时，距离他前来就诊已有两天，而这段时间中，病毒已经开始在人与人之间交叉感染。每个在急诊室接触过该患者的人都被检测、问询、追踪。

今天，面对同样的灾祸，我们的准备不会比韩国更好。假如有一例类似的 MERS 超级传播者病例出现在美国的医院中，我们极有可能看到相似的结果。我想，在那种情况下，公共卫生信息会和

＊ 索引患者（index patient）指最早确诊某种感染的病人，也译作线索患者、源病例等。——编者注

2014 年埃博拉流行期间一样混杂不清。我们可以想象一下，如果梅奥医学中心、约翰·霍普金斯医院、马萨诸塞州总医院或克利夫兰诊所因为 MERS 超级传播者的出现而关闭长达 5 周，媒体和公众会有何反应。那将是一场全国性危机。

2014 年，美国疾控中心的一份研究统计，在两个月时间内从沙特阿拉伯和阿联酋直飞美国的旅客人数超过了 12.5 万。这 12.5 万人中的任何一个人都有可能像那名从中东飞回韩国的 68 岁男子一样，成为 MERS 超级传播者。

2016 年夏天，三星首尔医院负责研究、控制该医院 MERS 疫情的团队在医学杂志《柳叶刀》上发表文章，详细总结了他们所做的努力和获得的经验教训。这篇文章的最后一段中饱经洗礼的结论和过来人的语气，值得全球公共卫生界深刻思考：

> 只要 MERS 冠状病毒还在中东地区传播，由一名旅行者引发的 MERS 疫情就有可能在全球任何地方再次出现，我们应该予以关注。应急准备和监测对预防未来的大规模暴发至关重要。我们的报告对国际社会发出如下预警：医院、实验室和政府部门的准备，不仅对控制 MERS 冠状病毒传染十分重要，对预防其他所有新型传染病也十分关键。

毋庸置疑，在我看来，韩国 MERS 暴发不会是该病毒自然发展过程中的一次孤立事件。不管接下来它会在哪里展开攻势，医院和公共卫生部门都会面临同样的挑战。

当 MERS 来临，我们将面临两大难题。我们没有任何理由预设，下一次的暴发会像韩国的这次暴发一样集中在一个城市或地区。如果病毒真的入侵非洲大陆，会很难将其清除，甚至控制住都不容易。我们现在有机会在危机真正发生之前做些具有决定性意义的事情，但留给我们的时间是有限的。

在我们即将写完这本书时，世界卫生组织发布了一份综合性文件：《抗击中东呼吸综合征冠状病毒研究和生产发展蓝图》。它确定了正面抗击 MERS 的重点生产发展领域。人类疫苗和动物疫苗应最优先发展。这份规划同时也将有效的治疗和更好的诊断检测列为优先发展的事项。

MERS 疫苗已经被疫苗研究基金会、挪威公共卫生研究所和流行病预防创新联盟列为优先研发项目。但疫苗能真的研发出来吗？我不知道。疫苗研发没有充足的资金支持，就只能是可望而不可即。这项工作也没有类似于曼哈顿计划中的权力机构来领导。我担心，世界卫生组织的蓝图最终只会被束之高阁，落满灰尘。我自己经历过这样的事情。在明尼苏达大学的传染病研究与政策中心，我们曾写过一份全面的报告，指出有必要重视流感疫苗研发及其关键意义。但很多年里，这份报告都无人问津。你们会在最后一章中读到它。

SARS 疫情留下的遗产让我们至今还在受益。一些从事疫苗研发和制造的公司在 2003 年 SARS 暴发初期响应世界卫生组织的请求，开始推进 SARS 疫苗相关的工作，并投入了数以百万计的资金。我不清楚是否有人知道医药产业为此投入的实际资金有多少，但我想大概已有数亿美元。医药产业想做正确的事情，帮助世界应对这次公共卫生危机，同时利用这次投资机会获得经济回报。

然而，当 2003 年 SARS 疫情进入尾声时，政府部门和慈善组织支持 SARS 疫苗后续研发的想法也几乎消失了。就算疫苗研制成功，当时也没有任何机构想要购买它。早期投资 SARS 疫苗研究的公司基本只能自己承受损失。正如前面所提到的，这种企业"记忆"是相关疫苗投资的一个主要担忧。

在我们撰写本书时，西非埃博拉流行病刚刚过去，政府对埃博拉的关注和兴趣已经开始减少，疫苗生产商们没有付出努力。他们可能担心会再度"赔了夫人又折兵"，考虑到这一点，我们就不应指望疫苗生产商们会为下一次国际传染病危机投入巨额的资金。

这是我们面临的首要挑战。如果我们不直面它，也不留意专家报告中的意见和策略，我毫不怀疑，我们将为自己的不作为感到悔恨。

第14章

蚊子：公共卫生的头号敌人

假如蚊子有灵魂，那它几乎一定是邪恶的。

所以我对蚊子残酷无情，也不会感到一丝不安。

我对蚂蚁的敬意倒比对蚊子多一点。

——侯世达

在我的职业生涯中，我曾以各种各样的方式与我们已经谈到的各种疾病打交道。身为一名传染性流行病学家，我可以接触这些疾病，讲述它们的传播方式。但关于蚊子以及由它们传播的疾病，我的体会却不是来源于职业，而是来自我的个人生活。

1997 年，我们在双子城西郊买了一栋房子。房子门前就是美丽的明尼唐卡湖。这一带植被丰茂，房子四周有 29 棵高大的红橡树。我 16 岁的儿子瑞恩在明尼阿波利斯北部和他的祖父母度过了暑假的第一个月，之后便回来帮我在新家周围植树。有一刻，他在院子边缘刨坑，准备之后把树种下去，而我正给新铺的草坪浇水。

一周后，瑞恩犯了头痛，疼痛不止。我记得那是一个星期六的晚上，我正和他一起看明尼苏达双子城队的比赛。他突然说他太累了，想回他半地下室的卧室去休息。

　　第二天一早，我去叫他起床，准备一起去教堂做礼拜。他嘟囔着说他还是很累，不想起床。

　　等做完礼拜从教堂回来，我又叫了他一次，但他没有应声。我下楼来到他的房间，发现他正在断断续续地呻吟。房间里的景象表明，他曾剧烈地呕吐过，并且连去卫生间的力气也没有了。

　　在那之前的一年，明尼阿波利斯西南方的曼凯托的高中生群体中出现过细菌性脑膜炎的大规模暴发，正是我负责领导了相应的防治工作。眼前的场面让我立刻想到了这一经历。那时，有一名16岁的男孩出现了该病的典型症状，就跟瑞恩的情形如出一辙，而最终，那个男孩在那次脑膜炎暴发中去世了。

　　当时没有其他人在家。我扶起他，把他背在我的背上，然后将他放在了车子副驾的位置。我给明尼阿波利斯儿童医院打了电话，然后以最快的速度驱车前往医院。开车的时候，我给曼凯托防治工作的联合负责人克里斯汀·摩尔和她的丈夫打了电话。在我和瑞恩到达急诊室后不久，他们也赶到了医院。

　　腰椎穿刺检查显示，没有任何细菌感染的迹象，这让我悬着的心稍稍回落了一些。瑞恩患的不是细菌性脑膜炎。但随后，我们开始琢磨瑞恩可能得了什么病。他住进了医院，第二天病情照旧。直到星期一的下午晚些时候，我们才看到了一点好转，等到了夜里，他似乎开始从这种不知名的病中恢复过来。

　　但到了星期二的晚上，他的情况急转直下。随着他被转进重症监护室，我不得不面对失去他的可能性。

　　瑞恩的主治医生们和我梳理了我们所有的想法。基于我的职业判断，我建议给瑞恩做一个明尼苏达州出现过的蚊子相关病毒的抗体测试。尽管具备相关经验，但我并不认为瑞恩患的是拉克罗斯脑炎（La Crosse encephalitis），因为这种病毒的潜伏期一般超过一星期，而之前他和他祖父母所在的地方没有这种病毒（至少我当时是这么想的）。

当抗体测试结果为阳性时，我惊呆了。这让所有人都开始反思我们对拉克罗斯脑炎潜伏期的传统认识，并承认我们对该病毒的多样性了解不足。但我却为这个诊断结果感到庆幸。因为尽管1960年该病的第一例年轻患者不幸去世，而之后我们也一直没能找到针对这种疾病的治疗方法，但该病的预后从统计数据上看要比其他疾病好很多。

渐渐地，在医院强力辅助疗法的帮助下，瑞恩开始好转。最终，他被从鬼门关拉了回来，并且没留下任何明显的后遗症。我当时很担心他是否还有残留的脑损伤，但也只能以后观察。

市蚊虫防控区的工作人员在我家附近的区域检查时，发现了一些树洞，这些树洞是成年树根分叉处的自然凹陷或腐坏部分形成的，而在每次浇灌草坪时，我也无意间顺带着给这些位于院子边缘的树洞浇了水。他们还发现了三列伊蚊（Aedes triseriatus）。在对这些蚊子的检测中，他们发现了拉克罗斯病毒。之后，附近的所有树洞都被填封了。

媒体留意到这则新闻，之后便写出了一个警世故事：有一位公共卫生高级官员，尽管对疾病研究颇深，却因为给树浇水惊动了树洞里的蚊子，并且对此举造成的后果一无所知。

所幸，瑞恩没有因患拉克罗斯脑炎而留下任何后遗症。几年后，在明尼苏达大学医学院，他的妹妹艾琳有一次轮值到了神经学系。在一次以拉克罗斯脑炎为主题的展示上，她一下便认出了里面的匿名患者是瑞恩。

＊　＊　＊

在美国人眼中，蚊子与其说是威胁生命的敌害，不如说是惹人心烦的东西。想起来要防蚊的时候，就喷喷杀虫剂，但多数情况下，我们觉得趁着它们叮咬的时候将其一巴掌拍死便足够了。的确，不是所有蚊子都很危险。地球上共有大约 3 000 种蚊子，其中只有很小一部分能将疾病传播给人。但那些能传播疾病的蚊子无疑是动物世界里人类的头号公敌。正像你们看到的，一只嗡嗡作响的小蚊子几乎将我的儿子置于死地。

蚊子是节肢动物，这意味着它们有外骨骼，分节的身体和关节肢。不同种类的蚊子展现出不同的习性，这是我们了解病媒传播的疾病及其传播方式的重要因素。一些蚊子在有风的条件下一日可飞行数英里，另一些则连乡间小路也跨不过去。一些蚊子生活在树林茂密的地带，另一些则生活于沼泽。一些蚊子就像老鼠和蟑螂一样，已经习惯与人共存。它们栖身在我们的后院甚至衣橱中。一些蚊子则在死水或者雨后积水的树洞里产卵。还有一些蚊子能在只有一点水的塑料饮料瓶中繁殖。任何蚊虫防制＊工作都必须以了解携带

＊　在本书中，"防控""防治""防制"是不同的概念。"防控"和"防治"的对象都是疾病，前者强调控制，后者强调治疗；"防制"的对象则是生物，意为对病媒生物的防备与控制。——编者注

病毒或寄生虫的蚊子种类为基础。

人类世界中绝大部分犯罪分子是男性，而在蚊子的世界里，只有雌蚊能够通过口部细长的、中空的、管状的外接部分进行叮咬，这部分器官被称为喙。部分种类的蚊子产卵时需要血液中的营养，另一些蚊子通过吸取血液刺激产卵。在叮咬时，雌蚊将唾液注入细小的伤口中，这种唾液中含有一种抗凝血的成分，能防止它的喙被血液阻塞。被叮咬后的皮肤上出现的痒痒的、红红的肿块，就是组胺对抗侵入的蛋白质的结果。能够感染我们的病毒或寄生虫就包含在蚊子的唾液中。我们也不是唯一受蚊子侵扰的物种。很多种类的蚊子的吸血对象包括从人到小型啮齿类在内的多种动物，甚至还有爬行动物。

一只蚊子要想传播病原体，首先得自己先染病。幸运的是，只有小部分种类的蚊子能感染人类疾病的病原体。它们的主要感染途径是吸食已感染人或动物的血液。比如，在初夏季节，一只蚊子携带了西尼罗病毒，或者西方或东方马脑炎病毒，然后叮咬了一些还不会飞的雏鸟。这些雏鸟被感染后成了病毒携带者。还有一些蚊子叮咬了这些鸟后，又去叮咬别的鸟和人，就这样，它们以自己为起始点，形成了一座传染金字塔。

疟疾是另一种主要由人传播给蚊子，又由蚊子反向传播给其他人的疾病。最近我们观察到，在东南亚，有一种原本主要感染猴子的疟原虫，现在能够感染人类，并且它们的数量正在增加。

温度也是一个重要的因素，因为它能影响疾病的体外潜伏期，即蚊子在吸食血液后多久会被感染，之后又需要多久才会具有传染性。温度越高，大多以蚊子为病媒的疾病在体外的潜伏期就越短。

我们在考察这类疾病传播时，之所以如此重视气候变化这一因素，原因正在于此。

正如前面我曾提到的，我和在瑞恩的病例中至关重要的三列伊蚊打过很长时间的交道。三列伊蚊和我的故事要从很早说起。

在我读高二时，一位和我交情不错的动物保护区管理员帮我谋到了一份艾奥瓦州卫生实验室的暑期实习工作，这是一家州立的官方公共卫生实验室。那时，在我的家乡沃坎附近，每年夏天拉克罗斯脑炎病例都会大量增加。这种病毒危害性强，会引起脑肿胀，从而引发无力、发烧、头痛、恶心和呕吐等多种症状，严重时还能引发痉挛、昏迷，有时甚至是身体麻痹。这些严重的症状往往出现在16周岁以下的患者身上，虽然大多时候它们只是暂时性的，但有些情况下，它们会长期存在，甚至导致死亡。

起先，这种病被称为加利福尼亚脑炎。但之后，明尼苏达州的一名女童在沃坎东北约100千米外的威斯康星州拉克罗斯冈德森诊所，被诊断患有一种未知疾病。令人心碎的是，她死于该病。她的脑组织和脊髓组织样本被保存下来，5年后，研究者从这些样本中分离出了一种虫媒病毒。

拉克罗斯脑炎病毒由三列伊蚊携带和传播，这是一种常居于树洞中的蚊子，通常在硬木树、积水处、废轮胎和其他一些阴凉积雨的废弃物中产卵。

当橡树等硬木树的树干和大的树枝形成丫杈，并能够储存雨水或灌溉后遗留的水时，树洞就出现了。这样的丫杈是三列伊蚊繁衍生息的理想场所。它幽暗、僻静、防风，并通常堆积有残枝落叶，这为微生物提供了食物来源，而幼虫则以微生物为食。

三列伊蚊极少迁徙到距离其孵化地点几百码以外的地方。拉克罗斯脑炎的主要储存宿主是啮齿类动物，然而，一旦蚊子感染了该病，拉克罗斯病毒便能经卵巢传播。这即是说，由一只被感染的雌性三列伊蚊孵化的幼蚊也能传播拉克罗斯病毒，即便它没有吸食过被感染的血液。

当我开始从事拉克罗斯脑炎的研究时，每年在艾奥瓦州东北部、明尼苏达州东南部和威斯康星州西南部，通常会有20～40例病例，其中大多数是孩子。首先出现的症状通常是头痛和颈部僵硬。

在我家的地下室里，我用艾奥瓦州卫生实验室发给我的实验器材搭建了一个简易的家庭实验室。我有一台初级显微镜，用来给我收集到的昆虫进行分类，后来我学会了如何辨别生活在我们地区的大约30种蚊子。我还有一些装样本的玻璃瓶和一台可以保存样本的特制干冰冷柜。此外，我还有一些能在夜晚捕捉蚊子的诱蚊灯。这些诱蚊灯的上部是透明塑料圆筒，里面装有一个光源和一个风扇，下部连着一个大大的网袋。每个晚上，在日落前的几个小时里，我会走上二三十千米的路程，沿途挂上10台到15台诱蚊灯。它们连着一个摩托车电瓶，因此能整晚通电发光。我还会在诱蚊灯顶部挂上一袋干冰，干冰化了之后释放出二氧化碳，吸引蚊子靠近光源。蚊子一接近光源，就会在风扇的作用下被吸进网袋中。在干冰冷柜中放置一个小时后，这些昆虫便都死了，等着被我分类装进各个玻璃瓶中。

我的任务就是在拉克罗斯脑炎病例出现地附近的树林中捕捉三列伊蚊。我一般能在靠近其产卵地的阴湿地带发现它们，而其产卵地一般位于树洞和树枝连接处的枝丫间，或者艾奥瓦州农场中常见的废弃轮胎和其他不可降解物品里。每周，我都将样本寄送到州实验室。他们则会寄给我干冰，好让我保持冷柜的温度，每晚都有二氧化碳诱剂可用。

根据研究项目的要求，我在投放诱蚊灯的区域也放置了一些兔笼，里面喂养了一些兔子。每周，我会抽取它们的血样进行检查，看它们是否感染了拉克罗斯病毒。我有一台能够分离血清的离心机，它能让我在血清中找到抗体。这些研究任务和实验仪器让我觉得自己就像一名真正的科学家。

在高二的这一年里，我坚持做着这些工作，并十分热爱它。有一个星期六的晚上，我回家晚了，发现母亲正在厨房里哭。我问她发生了什么事，她告诉我，父亲又酗酒了——这在我们家已经是司空见惯的事情。他还暴怒着去了地下室，把我实验室的一部分砸了个粉碎。之后他又出门了。醉酒后，他通常会在本地报社里一件暗室的地板上昏昏沉沉地睡一觉，等酒劲过去。

地下室里一片狼藉，玻璃瓶的碎片满地都是。幸好装着样本的干冰冷柜是锁着的，这本来是为了防止我年幼的弟弟妹妹把头伸进冷柜里又拔不出来。显微镜的镜片碎成了一片一片的。我又惊又怒，害怕以后州实验室不会再给我提供工作机会了。所以，第二天父亲回家后，我当面质问他为什么要这么做，并且问他知不知道实验室和这些工作对我来说有多重要。

"所以你把这些破烂玩意儿摆在这儿到底要干吗？"他冲我吼道。我从未弄懂过他为什么要自暴自弃，也许这当中含有某种对我的深刻怨恨，或对他自己人生的失望，但他是说不清的。这件事发生在我把他赶出家门的一年多以前。

星期一早上，我不得不鼓起勇气给威廉·豪斯勒博士打去电话。他是州卫生实验室的主任，也是一位全国知名的微生物学家。当时，我害怕我就要丢掉这份工作，并且不得不赔偿所有损坏的实验仪器。

我好不容易鼓足勇气拨出了电话，觉得我唯一该做的就是告诉他实情。那个时候，在美国的部分地方，这样的家丑是不宜声张的。

当我哭着告诉豪斯勒博士发生了什么之后，他对我说的第一句话是："你还好吗？"我告诉他我没事。他接着问："你的家人还好吗？""嗯，目前还好。"我回答道。

"仪器总是要更换的，"他说，"我们会处理所有这些情况。你觉得你的爸爸还会这么做吗？"

我说："我不知道，但我希望他别再这么做了。"

一瞬间，我卸下了忧虑，心中充满了对豪斯勒博士的敬爱之情。我保住了工作，他也让实验室更换了损毁的仪器。在我的职业生涯中，我们始终保持着紧密的联系，直至 2011 年他去世。我有幸在比尔*的见证下做过很多职业演讲。有几次，他甚至是我的介绍人。我从不吝于告诉其他人我和比尔的故事以及我那场早年的事业危机，但这只是我向带我入行的引路人表达敬意所能做的最微小的事。他给我上的这堂课使我终身受益，让我明白这项工作最重要的

---

* 比尔即上文的威廉·豪斯勒博士。——编者注

价值，以及如何实现这些价值。尽管比尔已经不在了，但我永远受教于他。顺便说一句，我的父亲再也没有进过我的实验室。

在我领导明尼苏达州卫生部门急性病流行病学分部的起初几年中，蚊子始终是一个被重点考察的对象。我紧密关注着明尼苏达州的拉克罗斯脑炎病例，试着找出并清除造成这些病例的三列伊蚊的繁殖地点。

20 世纪 80 年代初，我们在鸟类和环跗库蚊（*Culex tarsalis*）体内观察到西方马脑炎病毒的活动痕迹，并与疾控中心密切合作，预防可能出现的夏季大暴发。环跗库蚊是一种生活在沼泽和牧场洼地等小型水域中的蚊子。在多风的季节，它能在一晚时间内迁移超过30 千米。

1983 年，实验室调查显示，西方马脑炎病毒在蚊子和明尼苏达州中西部马匹样本中的出现频率呈上升趋势。此外，由于这年夏天的气候十分温暖潮湿，蚊子的数量比往年要多出很多，集齐了马脑炎在人群中暴发的一切条件。我意识到自己必须领导一场大范围的杀虫剂喷洒运动，以阻止这种病在马群和人群中传播开来。

我们在 18 个目标社区中的 13 个喷洒了杀虫剂。这项工作动用了 12 架飞机，其中包括俄亥俄州代顿地区的怀特-帕特森空军基地最好的美国空军喷洒机队。就在这时，明尼苏达州检察长办公室收到消息：奥特泰尔县的一名法官在明尼苏达州蜂蜜生产商协会和两名担心蜂巢受损的养蜂人的要求下，颁布了一项临时性限制条例，以阻止杀虫剂在该地区喷洒。我对他们说，我们会在喷洒时盖住蜂巢，并愿意承担任何因为喷洒杀虫剂造成的损失。他们建议我们只在日落后到日出前，即蜜蜂不外出活动的时候喷洒杀虫剂。

当天半夜时分，明尼苏达州最高法院大法官将整个法院的工作人员集合到州卫生部的会议室。那时我已经 40 个小时没合眼了，但我发现自己竟是唯一代表明尼苏达州的证人。法院听完我和对方代表的证词后，取消了限制条例。我们双方达成一致，同意只在上午 10 点到下午 5 点以外的时间里喷洒杀虫剂，并保证喷洒时尽量接近目标地点。这是权衡公共卫生福祉与公民个人及企业的合法诉求的一个经典案例。我想，当时我们努力做到了兼顾各方意见。

我们因此促成了美国迄今为止为控制西方马脑炎病毒而做过的最大规模的飞机喷洒工作。这项工作覆盖 40 个县和本州大约一半的人口，耗资 170 万美元。曾有一架飞机的运输软管破裂，导致 400 加仑（约 1 500 升）化学试剂被倾倒在一个农场谷仓前的空地上，由此招来了约 100 起要求补偿损失的诉讼。为此，卫生部支付了共计约 5.9 万美元的补偿款

但好的结果是，明尼苏达州没有暴发马脑炎。当一名记者就喷洒杀虫剂一事质问我时，我回答说，如果再出现相同的情况，我还是会这么做。我们永远不能确定，如果没有进行过这场大规模喷洒，疫情是否会暴发。这是前瞻性的公共卫生实践总会面临的考验。如果你因防患于未然而采取行动，事后就一定会面对质疑该行动必要性的声音。反之，如果你没有根据你掌握的信息率先采取行动，眼看着疾病暴发，在那之后你就会遭受媒体、官员甚至是自己同事的指责和唾骂。作为一名公共卫生专家，我常常处于这样的两难之境中。而我的选择是，我宁愿为我做过的事做回应，而不是为我不曾做到的事辩护。

最终，尽管有一些蜂巢被毁，蜂蜜生产商们还是选择支持我

们。美国疾控中心也发表声明称："明尼苏达州控制西方马脑炎病毒的工作是十分出色的。"

两年后，疾控中心任命我为白纹伊蚊（*Aedes albopictus*）研究小组的成员。白纹伊蚊能够传播登革热和黄热病。这个研究小组由伯克利的威廉·"比尔"·里弗斯领导。他是虫媒病领域的巨匠，曾与我们一起为明尼苏达州的杀虫剂喷洒项目提供专业建议。他是我对这个项目满怀信心的主要原因之一。

我们尝试先发制敌而非后发应对的情况并不多见，而这就是其中一次。尽管白纹伊蚊还未引发任何虫媒病，但这是它们首次在美国境内被发现，而疾控中心想要在问题出现以前加以解决。调查显示，大量的翻新车胎正从远东进口至美国。在被装上货船之前，许多轮胎在翻新前后被人随处乱放。这使它们成了绝佳的雨水贮存器，为蚊子产卵提供了理想的温床。这是许多传染病得以传播的途径。埃及伊蚊（*Aedesaegypti*）因为在人类世界中具备极强的生存能力，被称为蚊子界的"小强"，它们正是搭上了运送奴隶的船，首次登陆美洲的。而公共卫生的诉求几乎总要考虑到那些出乎意料的后果。

* * *

三列伊蚊仍是公共卫生面临的重要挑战。而埃及伊蚊则是导致眼下全球公共卫生危机的原因。

早在 1915 年，洛克菲勒基金会就将研究和消灭黄热病作为一项优先任务。研究人员将埃及伊蚊看作公共卫生的中心关注对象，因为它是黄热病的主要病媒。20 世纪 40 年代末，洛克菲勒基金会的弗雷德·索珀和泛美卫生组织启动了一次全面的联合行动，试图在美国全境内消灭埃及伊蚊。这次行动见证了将多种灭蚊方法结合在一起的全国性努力。这些方法包括破坏蚊子的繁殖地，以及喷洒"滴滴涕"（二氯二苯三氯乙烷）一类的杀虫剂来杀灭蚊子幼虫和成虫。

的确，这次灭蚊行动取得了实实在在的成功，以至于我们都觉得问题已经解决，并从此视蚊子的绝灭为理所当然，对灭蚊行动渐渐失去了兴趣，也不再警觉。不可生物降解的杀虫剂产品的发展则往往令我们的室外环境遭到破坏，而且作用并不长久。

20 世纪 60 年代到 70 年代，发展中国家大都市的贫民窟规模扩大，导致随意弃置的塑料垃圾和固体垃圾数量激增，而这些垃圾是埃及伊蚊理想的繁殖场所。

现在，我们不仅失去了得来不易的阵地，还在开倒车。今天，某些蚊媒病的人类感染率比历史上任何时期都要高，比如那些以埃及伊蚊作为主要传播媒介的疾病。对于黄热病、登革热、基孔肯雅热和寨卡病毒病等"大满贯"传染病而言，这个结论正确无疑。

事实上，当今全球没有哪一个国家对蚊子，尤其是伊蚊，实现了充分的防制。但在并不遥远的过去，我们的确在美洲基本控制住了埃及伊蚊。这项工作在 20 世纪初启动时，格外强调从根源处消灭伊蚊，即寻找蚊子产卵的地点，并捣毁它们。截至 1962 年，西半球的很大一部分国家宣布已彻底摆脱蚊子和登革热的威胁。但同时我们也就此踏上了失败的道路。为了更好地理解这场失败，我们必须先理解过去的成功。

古巴哈瓦那的马里亚瑙地区竖立着一座高高的石碑，其顶部有一座注射器雕塑。这座石碑是用来纪念卡洛斯·芬利医生的。

马里兰州贝塞斯达的国家军事医疗中心是以沃尔特·里德医生的名字命名的。

颁发给美国军事外科医师协会的戈加斯奖章是以威廉·C. 戈加斯医生的名字命名的。

这些荣誉和其他数不清的、名副其实的荣誉诉说着传染病史上三位领军人物的伟大事迹，以及人类与埃及伊蚊之间永不停歇的战争。

如果没有埃及伊蚊，法国人或许早已占领了巴拿马运河，而不会因为黄热病和其他虫媒病每天要夺走约 200 名工人的性命，不得不在垂涎该地区 13 年后放弃占领它的计划。而基于芬利和里德的理论与发现，戈加斯医生领导了轰轰烈烈的卫生与蚊虫防制运动。正是戈加斯的努力使美国人实现了对蚊虫的防制，并彻底改变了西半球的航运与贸易格局。

黄热病

黄热病毒因其在严重时能损害肝脏、引发黄疸而得名，被认为起源于东非或中非地区。大多数感染者表现出轻症，甚至没有症状。最常见的感染后果包括突然发烧、颤抖、严重的头痛、背痛、全身疼痛、恶心呕吐、乏力和身体虚弱。大多数人在出现初期症状后就会好转。但在症状缓解几小时到一天后，大约 15% 的病例会出现更严重的病症，包括高烧、黄疸、出血，最终出现休克和多器官功能衰竭。严重的黄热病没有相应的专门治疗方法。20%～ 50% 的重症患者会死亡。

黄热病的主要病媒是埃及伊蚊，它们通过运送奴隶的船抵达了新大陆，引发了 1647 年巴巴多斯岛的黄热病暴发。这是美洲第一次有记载的黄热病暴发。疫情逐渐蔓延至加勒比地区和美洲东海岸，在 17 世纪 60 年代抵达现在的纽约，1685 年抵达巴西的累西腓。1669 年，一场黄热病大暴发袭击了费城和密西西比河河谷地带。不久后，美洲气候温暖的地区在埃及伊蚊无休无止的侵袭下全部沦陷。

卡洛斯·芬利是一名古巴医生，就读于宾夕法尼亚州杰斐逊医学院。在那里，他结识了细菌学说的提出者之一、传染病医学的奠基人约翰·基尔斯利·米切尔医生。1857 年，芬利回到了哈瓦那，从事眼科疾病的治疗工作。但他得以青史留名并不是由于眼科方面的建树，而是因为提出了有关黄热病的全新理论。他认为，造成黄热病的不是"瘴气理论"所提出的"腐坏空气"，甚至不是人与人的接触，而是随处可见的蚊虫叮咬。在 1881 年华盛顿特区召开的国际卫生会议上，他展示了他的理论。一年后，他加大了赌注，将伊蚊指为黄热病的元凶，并认为防制蚊虫是扫清黄热病和疟疾的长久之计。

1900 年 6 月，美国陆军医务部队少校、医学博士沃尔特·里德受陆军军医处长乔治·米勒·斯腾伯格委任，在美西战争结束后前往古巴，检验芬利的理论。里德具备很强的传染病研究背景，在治疗前哨部队伤寒症流行方面极富经验。

在哈瓦那城郊，里德组织修建了两栋兵营式建筑。他将它们称为"病媒房"（Fomite House，病媒是指能够携带并在被触摸时传播传染病的物体）和"蚊虫房"（Mosquito House）。志愿者有偿地居住在两栋建筑中的一栋里。病媒环境肮脏，床单被黄热病患者的呕吐物、尿液和粪便污染过。据记载，有造访者一进入这个满是恶臭的地方便当场呕吐。但里德确保没有蚊子能进入这个空间。

相反，蚊虫房里一尘不染，保持着良好的通风。房子里，入住者睡觉的空间被从上到下隔断。隔板一边完全没有蚊子，另一边则故意引入了一群蚊子。

实验进入尾声时，住在无蚊的干净空间中的志愿者和住在环境糟糕的病媒房中的可怜人们没有一个出现严重的病症。但许多在有蚊子的空间里居住的志愿者却染上了黄热病。

这是军队和其他医疗团体需要的证据。时任古巴军政府首长、受人尊敬的医师雷昂纳德·伍德将军继而宣布："芬利医生的理论得到了证实，这是自詹纳发明［天花］疫苗以来最伟大的医学进步。"

基于芬利的理论，里德的工作使热带地区的蚊虫得到了防制，也使黄热病的死亡率显著下降。这一成就反过来推动了戈加斯在佛罗里达、古巴和巴拿马地区防治黄热病的成功。

大约从那时起，蚊虫防制成了一件由联邦政府领导的国家大事。在 20 世纪 40 年代和 50 年代，由泛美卫生组织和洛克菲勒基金会牵头的国际行动大大减少了西半球 23 个国家的埃及伊蚊数量。

截至 20 世纪 60 年代，埃及伊蚊在美洲大陆几乎绝迹。这部分取决于"滴滴涕"在室内的大量喷洒。"滴滴涕"的制作配方为它的发明者，瑞士化学家保罗·赫尔曼·米勒赢得了 1948 年诺贝尔奖。但在雷切尔·卡森 1962 年出版的《寂静的春天》引发人们对环境问题的重视，并注意到"滴滴涕"对环境和人体健康造成的影响后，这种杀虫剂就渐渐被禁用了。

自出版以来，《寂静的春天》就引起了无尽的讨论和争议。探讨这本书的准确性或其遗产并不是我们的目的。然而，值得注意的是，"滴滴涕"在农业上的广泛使用，而非在公共卫生领域的极有限的使用，才是造成环境问题并引发"滴滴涕"抵制运动的原因。到了 1970 年，距离《寂静的春天》和禁用"滴滴涕"的年代已有数年之久，公共卫生领域宣告了灭绝埃及伊蚊行动的胜利，并将工作重心转向其他事务。

事实足以说明，自从"滴滴涕"禁用以来，埃及伊蚊和其他种类的蚊子又悄悄回到了——准确地说是嗡嗡作响地飞回了——人类世界，利用 20 世纪人类扬扬自得的最后 30 年，抓住机会重新成群繁衍。眼下，绝大部分伊蚊已经对"滴滴涕"产生了抗药性，用"滴滴涕"灭蚊已无实际意义。

杜安·J. 古布勒博士是杜克大学与新加坡国立大学医学院荣休教授，是世界顶级的病媒传播疾病专家。他总结说，蚊虫防制成为当今世界难题，除了 20 世纪 70 年代以后对蚊虫防制不够重视之外还有四大原因：无计划的城市化和人口增长；全球化，尤其是现代空中交通和国际旅行的发展；现代固体垃圾带来的挑战（由塑料、橡胶制成的不可生物降解垃圾是伊蚊理想的繁殖场所）；缺乏切实有效的蚊虫防制措施。这些因素结合在一起，使埃及伊蚊能够适应拥挤人群中的生存环境。通过现代客运和轮渡，埃及伊蚊轻松地在世界各地流转，并在所有人群熙攘的地方繁衍生息。

黄热病的防治曾标志着公共卫生一大杰出成就，如今这种疾病正卷土重来。目前，黄热病还主要集中在非洲大陆，那里每年约有18万例黄热病重症患者饱受发烧和黄疸的折磨。其中，约7.8万人因此死亡。但根据古布勒的说法，黄热病重回西半球热带地区和温带地区只是时间问题。

在2011年的一篇医学期刊社论中，古布勒说，他预计黄热病会在所有发展中国家的大都市中如雨后春笋般出现。如果这种情况发生了，他写道，"病毒传播会十分之快……并导致全球卫生危机"。他毫不讳言地警告，"世界正坐在黄热病毒的'定时炸弹'上，它比登革病毒更致命"。

定时炸弹或许已经到来。2015年12月，安哥拉将当地紧急暴发黄热病的消息报告给世界卫生组织，这正是古布勒忧心的事情。安哥拉首都罗安达交通发达，人口超过700万。疫情很快传播到了安哥拉其他几个主要城市中。

黄热病从塞内加尔一路南下直抵安哥拉，畅通无阻地侵袭了非洲西海岸大部，并横穿大陆蔓延至苏丹、南苏丹、乌干达、埃塞俄比亚和肯尼亚等国。2016年3月，世界卫生组织宣布进入二级紧急状况（最高三级）。尽管到2016年夏天，黄热病似乎已经在安哥拉和刚果民主共和国境内得到了控制，但只有时间能证明，这种控制是否能真正终结黄热病危机。

安哥拉的公共卫生实践凸显了管理层面的挑战。世界卫生组织在宣告进入紧急状况前的一个月就向受疫情影响的地区运送了超过600万份黄热病疫苗。截至3月底，大约100万份疫苗莫名其妙地消失了。余下的一些疫苗被送往并未受黄热病影响的地区，还有大量疫苗在运送过程中没有配备注射器，因此没办法投入使用。一份美联社的报道称："缺乏监管和管理不力阻碍了中非的疫情控制工作，这是数十年来最严重的黄热病流行。"

刚果民主共和国的黄热病疫情集中在金沙萨，如果控制不当，有可能会演变成爆炸性的都市流行病。假如这个情况发生了，黄热病传播到亚洲和美洲的概率就会大幅增加。想象一下，那意味着在美洲，基孔肯雅热和寨卡病毒病刚刚暴发，黄热病又接踵而至，此外还有登革热在蔓延。

黄热病扩散到中国的可能性越来越大，令人胆战心惊。南非开普敦大学的肖恩·沃瑟曼博士是 2016 年 5 月 5 日《传染病国际期刊》(*International Journal of Infectious Diseases*) 上一篇名为《亚洲黄热病病例：流行病蓄势待发》的首席作者。他和两位联合作者写下了这样的警告：

> 安哥拉拥有大量的中国劳动力，他们大多没有打过疫苗，而且频繁乘飞机前往亚洲适宜病毒生存和繁殖的环境。因此，安哥拉黄热病暴发的现状在历史上是前所未有的。这些因素敲响了黄热病流行的警钟。在人口约 20 亿、应对紧急疫情的基础设施极为有限的地区，黄热病的死亡率高至 50%。

除了最近获得许可的登革病毒疫苗，在所有由伊蚊传播的疾病中，只有黄热病拥有技术成熟、有效、价格不高的疫苗。但它仍存在问题。如果非洲的各大城市疫情扩大，需要即刻获得疫苗，我们现在和将来都不可能提供足够的疫苗，让哪怕一小部分有需要的人接种。如果美洲或亚洲城市中的黄热病病例出现增长，情况只会比发生在非洲更糟。

事情为何会变成这样？我们为什么没能准备得更好？

黄热病疫苗非常有效，仅一支疫苗就能为大多数接种者提供终生的保护。但这是一种我们所谓的"遗产"疫苗，"遗产"的意思是，这种疫苗用现在的疫苗标准来看比较老旧，也更不易制造。和我们大多数的流感疫苗储备一样，黄热病疫苗要在鸡胚中制造，制造的方法在过去的 80 年中基本没有大的改变。制造该疫苗需要多达 6 个月时间，而且它很容易在运输过程中受损。

黄热病疫苗的生产商只有 6 家，它们的总年产量大概在 5 000 万～1 亿支。其中的两家生产商只生产足够国内使用的疫苗。我们要记得，全世界生活在埃及伊蚊生存的地区的人口超过 39 亿。即便资金不成问题，要求生产商突然加足马力，以求快速生产更多的疫苗也是不可能的。这就像盖一幢摩天大楼，无论愿意投入多少成本和努力，你也只能一层一层盖。

提高疫苗产能需要很长时间。不幸的是，我们现有的疫苗产能在极不合适的时间点上不升反降了。2016 年，由于技术改造，六大疫苗生产商中的一家宣布停业。

尽管这些年来，古布勒、我和其他人一直耳提面命，警告人们伊蚊相关的疾病对未来全球可能造成的威胁，但我们现有的疫苗根本不足以使我们在面对一场突然暴发的全球黄热病疫情时，比以往准备得更好。但或许也有一线希望。研究表明，将现有的黄热病疫苗稀释 5 倍甚至 10 倍后所得的新疫苗，仍能为人体提供较好的保护。一些黄热病专家也赞同这一结论。2016 年，世界卫生组织认可了这个办法，但这并不意味着我们能稳操胜券。稀释的疫苗是否性质稳定，是否在儿童和成人身上具有同等的有效性，这些都还存在疑问。而且即便采用最高的稀释倍数，我们拥有的疫苗也不足以覆盖非洲、亚洲和美洲黄热病流行中所有处于危境中的人。黄热病这种病媒传播疾病的患病率和死亡率，足以使埃博拉和寨卡病毒相形见绌。我们现在生活在伊蚊的世界中。即便现在非洲暴发的这场黄热病没有导致全球城市的黄热病流行，我们也有理由相信，总有一场暴发会带来那样的危局。

登革热

登革热是目前影响人类健康的最重要的病媒传播疾病。它主要有两种形式。登革热是一种类似流感的疾病，大多数情况下，它不会恶化，并且患者能在可预期的时间内康复。登革出血热则是一种相对较新的疾病，能够致人死亡。尽管科学界对登革热的范围存在争论，但2013年的一份由牛津大学、哈佛大学和新加坡国立大学等多家顶尖学术机构发布的研究显示，每年大约有3.9亿人感染登革病毒，但大多数感染者没有症状或只表现出轻症。但其中至少9600万感染者发展为重症。在东南亚，登革出血热是儿童住院和死亡的一大病因。

"登革"（Dengue）是一个词源不明的西班牙语单词，但它可能源自斯瓦希里语中的"kidinga popo"，意为一种由恶气引发的疾病。美国国父之一的本杰明·拉什医生将它称为"断骨热"或"胆汁质缓解发热"。许多患者会出现诸如发烧、皮疹、肌肉疼痛和关节疼痛等症状。有时，患者会觉得自己的骨头仿佛要断掉。

按照血清型，登革病毒可以被分为四类（从 DEN-1 到 DEN-4）。这四类病毒引发的主要传染病，尤其是登革出血热，集中在热带地区的大型城市中心，患病率与死亡率都十分惊人。尤其是在那些资源贫乏的国家，当医院和诊所挤满了病人时，这些传染病常常导致医疗系统瘫痪，并制造更大的混乱。

尽管接触这四类病毒中的任意一种都有可能对这类病毒永久免疫，但这不能让人抵抗其他三类病毒。当一个人暴露于另一类登革病毒时，登革出血热仍有可能发生。登革出血热的特征为体内多处出血，血压突然降低，导致休克，还时常造成死亡。这是一种增强免疫反应的疾病。如果患者体内拥有另一类登革病毒株的抗体，患者自身的免疫系统会出现过度反应，从而引发这种致死的疾病。20 世纪 60 年代的歌里唱到，再次相爱，更为可爱，但登革病毒绝对不是这样。

在登革病毒的自然发展过程中，这是一种相对较新的变化。人类已经认识登革热 1 000 多年了。登革热第一次为人所知是在中国的晋代，那时人们就已经将它和飞虫联系在一起。1907 年，它成了继黄热病之后第二种被确认由病毒引起的传染病。但直到二战期间，登革热才发展成我们今天所知的巨大威胁。

由于亚太地区大量的军队调动及其对地方生态的破坏，还有战后东南亚地区迅猛的城市化进程，不同种类的登革病毒四处散播，随后更严重的登革热便出现了。1953 年，菲律宾和泰国报道了最早的严重登革热病例。到了 20 世纪 70 年代，该病已成为泛太平洋地区儿童死亡的一大原因。我们现在所说的登革出血热最初是在

20 世纪 80 年代初的中美洲和南美洲被发现的。致病的是 DEN-2 病毒，但患者的体内被检测出已含有 DEN-1 抗体。

世界卫生组织制定的目标是在 2020 年之前将登革病毒的患病率至少降低 25%、死亡率至少降低 50%。我们是否能达成这一目标，很大程度上取决于有效疫苗的研发。2015 年，在墨西哥，第一种登革病毒疫苗 CYD-TDV 率先由赛诺菲医药公司疫苗分部赛诺菲巴斯德获得生产许可。三期临床试验显示，该疫苗对 DEN-1 的平均有效性为 40%～50%，对 DEN-2 的平均有效性为 30%～40%，对 DEN-3 和 DEN-4 的平均有效性为 70%～80%。要想知道最终这个疫苗在多大程度上有效，尤其是针对严重的登革出血热效果如何，我们还需要进行更多的临床试验。尽管目前的试验结果在我们眼中无疑是饱含希望的，但这个疫苗还只是半成品。

同时，还有其他 5 种备选的登革病毒疫苗正在研发中。但时间线是公共卫生要面对的一个重要问题：你不能打个响指，满不在乎地在一个问题上投入一笔钱，然后便期待迅速地得到解决方案。最优的选择应当是在问题变得十分棘手之前便开始构想解决方案。

而且我们必须时刻做好问题缠身的准备。

当人们开始考虑研发登革病毒疫苗时，曾有人质疑，接种者数年后如果接触到病毒，疫苗产生的抗体是否会引发体内的免疫增强反应，导致接种者更易患上登革出血热。2016 年夏，过去 50 年间登革病毒研究的领军人物之一斯科特·霍尔斯特德博士发出警告：5 岁以下的 CYD-TDV 疫苗接种者因严重的登革病毒感染而住院的概率是未接种疫苗者的 5～7 倍。

我们尚不清楚这些数据意味着什么，但它们带来了许多问题，比如此种情况是否只在幼童身上出现，患病风险是否会在接种疫苗后随着时间推移而增加，等等。除非我们能弄明白这些问题，否则在此之前，这都是针对该疫苗和所有处于研发阶段的备选疫苗发出的"红色警告"。

从 20 世纪 70 年代有效的蚊虫防制结束算起，伊蚊的栖息地已显著扩张。近期的一项研究估测，今天，128 个国家中超过 39 亿人口处在感染登革病毒的危险之中。这意味着他们同时也受到以埃及伊蚊为病媒的其他疾病的威胁，如黄热病、基孔肯雅热和寨卡病毒病。在未来的某一天，还有一些蚊媒病会引发另一场蚊子带来的公共卫生危机。这些蚊媒病的病原体包括塞皮克病毒（Sepik virus）、罗斯河病毒（Ross River virus）、斯庞德温尼病毒（Spondweni virus）和裂谷热病毒（Rift Valley fevervirus）。就像几年前的寨卡病毒和基孔肯雅病毒一样，人类对这些病毒还一无所知。

古布勒告诉我们，过去 40 年的蚊虫清除运动已经宣告失败。那时，人们在防制埃及伊蚊的问题上取得的实实在在的成功仅有 2 例，一例发生在 1973—1989 年的新加坡，另一例发生在 1982—1997 年的古巴。这两场运动最终都失败了，但都是因为其他原因。新加坡经历了经济腾飞的大潮，要依靠数十万外来劳动力，这些劳动力中有很多来自登革病毒存活的地区。这个因素和游客潮结合在一起，显著地削弱了群体免疫水平。古巴的问题出在苏联解体，这使得它无法再获得以前由苏联提供的经济援助。清除埃及伊蚊因此成了当时流产的科学项目之一。这两者都提醒我们，公共卫生与所有其他社会因素息息相关，不可分割。

基孔肯雅热

"基孔肯雅"（chikungunya）一词被认为源于坦桑尼亚东南部和莫桑比克北部居民所说的马孔德语，意为"弯腰"。这个形容非常贴切，因为经伊蚊传播的甲病毒的一大症状就是严重的关节疼痛。该病的其他症状包括发烧、皮疹、疲劳、头痛、结膜炎和消化道窘迫。基孔肯雅热的死亡率低，小于1/1 000，但关节疼痛的持续时间却可长达数月甚至数年，并可能导致慢性疼痛和残疾。

基孔肯雅病毒最初只在非洲传播，到20世纪50年代时，它已经传入亚洲，并在印度、缅甸、泰国和印度尼西亚小范围流行。它在20世纪80年代左右似乎消失了，但在2004年重现于东非。新的毒株具有极强的传播能力，仅仅2年，印度的基孔肯雅热病例就有约130万。

基孔肯雅病毒第一次传入美洲，暴发在2014年11月末的圣马丁岛。当时我们家还计划于次年3月前往圣马丁岛度假。得知圣马丁岛出现确诊的基孔肯雅病例后，我意识到该病会迅速在当地居民和游客中传播。不顾家人朋友的反对和他们质疑我过度反应的声音，我在预定出发日的91天前取消了住宿（我们的合同上写明了，如果能在入住日90天之前取消预订，我们可以申请全额退款）。到我们原本将要前往圣马丁岛的2015年3月，基孔肯雅病毒已遍及全岛。截至2016年6月，基孔肯雅病毒已传至西半球45个国家，感染人数超过170万，死亡275人。

尽管遭受病痛折磨是不幸的，但我们并不认为基孔肯雅热具有与其他蚊媒传染病同等的严重性和紧急性。黄热病和登革出血热能致人死亡，但基孔肯雅热极有可能只让人在一段时间内为病痛折磨。但既然这种病毒已在美洲扎根，我们要认识到，它有可能会比我们传统上以为的更具危害性。

＊ ＊ ＊

上述所有病毒都以埃及伊蚊为主要媒介。埃及伊蚊的远亲白纹伊蚊，即亚洲虎蚊，也已开始适应其栖息地和宿主，并已成为继埃及伊蚊之后的第二大病媒。

防制埃及伊蚊和白纹伊蚊的灵丹妙药是不存在的。很多研究证实了我们之前的观点，即好的病媒控制是一种复杂的科学，它不仅包括消灭蚊子成虫，还包括减少其源头和使用杀幼虫剂。我们也注意到，目前还没有出现可替代"滴滴涕"的安全有效的新型杀虫剂。

今天，没有一个公共卫生组织或政府机构负责蚊虫防制。想象一下奥黑尔机场在没有空中交通管制塔台的情况下运转的样子，这就是在21世纪的世界里，我们进行全球、地区、国家，甚至地方范围内伊蚊防制工作时面临的窘境。

我们需要一个全方位的、综合的、以国家为单位的蚊虫防制系统。该系统应以清除蚊子的繁殖地点为目标。当这个目标难以实现时，该系统应至少减少这些地点。我们需要能更好打击蚊子成虫的新工具，包括有效的新型杀虫剂和对蚊子进行基因编辑等现代技术。最后，我们还需要针对由伊蚊传播的各种病毒的安全有效的人体疫苗。

鉴于人们对"滴滴涕"残存的疑虑以及蚊子在几十年间获得的抗药性，我们必须研制出新型的杀虫剂，并保证它能在大多数气候条件下维持至少 6 个月的有效性。在常年温暖的地区，喷洒杀虫剂的频率应高于每年一次。此外，该杀虫剂必须能同时杀灭蚊子成虫和幼虫。

一些让蚊子自身实现数量控制的尝试看起来富有希望。向伊蚊蚊群中投放会孵出不育雄蚊的卵，可减少自然环境中伊蚊的数量。相关的田野试验正在马来西亚、开曼群岛、巴西和巴拿马进行。但基于对伊蚊行为特征的了解，我对这种防制方法表示怀疑。它们通常不会飞到繁殖地几百米以外的地方去，甚至不会飞到马路对面。要想让投放不育雄蚊的策略奏效，这些蚊子在全美洲必须每隔约 100 米就投放一次。这样做的难度堪比架天梯登月。这个策略在小范围地方性层面上也许是有效的，但它不能被当作全国性蚊虫防制计划的基础。

另一种办法是向蚊子体内注射沃尔巴克氏体，一种能够阻碍蚊媒病毒传播的常见细菌。第三种办法是对雄蚊进行基因编辑，从而使雌蚊产下的卵无法长成成虫。第四种实验技术叫基因驱动，它能够改变蚊子的免疫系统，从而令病毒传播链在蚊子这一环断掉。

虽然古布勒乐意见到所有或部分以伊蚊为媒介的虫媒病出现安全有效的疫苗，但他也提出了警告：仅仅依靠疫苗无法成功防控。他相信，要想在防制埃及伊蚊和其他相关种类蚊子的过程中取得决定性的、持久性的胜利，我们必须建立一个集各种措施于一体的严格综合治理体系，这些措施包括执行准军事化杀虫剂喷洒项目，在无空调和无纱窗地区安装蚊帐，基因干预和控制蚊虫数量。我强烈赞同他的观点。正如我们看到的那么多其他疾病所呈现的情况，发展中世界里的穷国弱国，也许无力购买药品和疫苗，不得不依靠它们自有的资源。

因为领导全球、地区、国家和地方范围内病媒传播疾病防治的力量如此零散，古布勒和他的一群专家同行提议，对于防治伊蚊传播疾病有共同兴趣的各种机构，应当组建一个全球联盟。该联盟拟名为"全球防控伊蚊传播疾病联盟"。这个联盟将统筹包括非营利组织、国际基金资助机构和基金会在内的各种机构的力量。它的执行部门被称为"全球登革热和伊蚊传播疾病联盟"，该部门计划与世界卫生组织以及相关国际组织和政府组织保持密切合作。

每当我看到人们未能对主要的疾病威胁采取重要的合理措施时，我总是会抱怨说："没有人出来负责！"所以，当我们看见一群有担当的专家准备好并且愿意肩负起领导的重任时，我的第一反应和一直以来的反应都是奉上我热忱的支持。

第15章

寨卡病毒：料想未料之事

急速升级的寨卡病毒疫情警示我们，
一种在非洲和亚洲蛰伏长达6年之久的旧日疾病
能在突然之间席卷新大陆，
并使全球进入卫生紧急状况。

——世界卫生组织前总干事，陈冯富珍，医学博士
2016年5月23日

　　当寨卡病毒在 2016 年春席卷西半球大部分地区时，这种人类发现已有 70 年的传染病迅速变得家喻户晓。每个人都十分震惊，这种能够引起骇人的先天缺陷的新传染病究竟从何而来？但寨卡病毒并不是莫名其妙地降临美洲的。我的许多同事都不曾关注自然母亲在这场疫情中扮演了什么样的角色。事实是，他们当时关注错了地方。

　　1947 年，人们在乌干达寨卡森林中的一只猕猴身上首次发现了寨卡病毒。随后，1954 年，人们又在一名尼日利亚的 10 岁女童身上分离出了寨卡病毒的毒株。1966 年，寨卡病毒从马来西亚的埃及伊蚊中被分离出来，标志着该病毒在亚洲的首次出现。与疟疾、黄热病等危害明显的传染病相比，寨卡病毒引起的症状比较轻，比如结膜炎、粉红色皮疹，时而有关节和肌肉疼痛，或者完全没有症状。50 年来，寨卡病毒引起的有案可查的人类感染病例不超过 20

例，其中很多病例还是在检测黄热病的过程中被偶然发现的。当时甚至没有人想过研发寨卡病毒的疫苗。

公共卫生官员对寨卡病毒感兴趣但不曾警觉的态度，放任这种病毒横跨太平洋，并于 2007 年登陆密克罗尼西亚的雅浦岛。截至 2013 年，寨卡病毒已经抵达法属波利尼西亚。这一刻，国际公共卫生监控系统本该警觉，并意识到某些可怕的事情将要发生。

从 2013 年 10 月到 2015 年 2 月，记录中共有 262 例寨卡病毒病例。这些病例中，有 70 例出现神经系统并发症或称自体免疫并发症，其中有 38 例患上吉兰-巴雷综合征。

吉兰-巴雷综合征有时又被称为法国脊髓灰质炎，由自体免疫反应引起，抗体会攻击包裹神经纤维的髓鞘。当这层髓鞘受到攻击，神经便无法维持电传导。有大约半数的病例在感染后立即显现出相应的症状。引起吉兰-巴雷综合征的病原体通常有弯曲菌（*Campylobacter* bacteria）、巨细胞病毒和 EB 病毒（Epstein-Barr virus）。

一些病例的症状相当轻微。而另一些病例的症状令人害怕，需要住院治疗。因为髓鞘能重新长成，所以吉兰-巴雷综合征的持续期通常不长。身体各处的髓鞘再生，需要几星期到几个月的时间。但与此同时，在这段过程中，患者需要精心的治疗和看护；对于发病时身体状况不好的人或者以前身体情况良好但病情严重的人来说，该综合征能危害呼吸肌并导致死亡。即便是以第一世界的医疗水平来救治，吉兰-巴雷综合征也会给大约 10% 的患者的身体留下终生的影响。在一些没有良好医疗条件的发展中国家，吉兰-巴雷综合征有可能会造成更多的死亡和永久性伤害病例。

一些病毒感染和细菌感染能触发吉兰-巴雷综合征。这种情况虽然少见，但却不是新鲜事；传染病专家们一直高度警惕，以防这种情况发生在危重患者身上。但这样严重的病例之前从未在寨卡病毒病患者中出现过。所以，在寨卡病毒病患者中观察到吉兰-巴雷综合征时，法属波利尼西亚的医学团体对该病毒的警惕开始升级。

欧洲疾病预防与控制中心对法属波利尼西亚的寨卡暴发给予了充分关注。2014 年 2 月 14 日，该中心就当时的情形迅速发表了一篇全面的风险分析报告。尽管尚不清楚除寨卡病毒之外，造成这场新公共卫生危机的是否还有登革病毒，但这确实值得人们忧虑。我记得我阅读这份报告时在想，既然埃及伊蚊，可能还有白纹伊蚊，是法属波利尼西亚寨卡病毒传播的原因，那么美洲已经集齐了该病暴发的必要条件。

在侵袭法属波利尼西亚一年后，寨卡病毒蔓延到新喀里多尼亚和库克群岛，又从一个岛跃向另一个岛，直到抵达美洲的门户复活节岛。一切就如我预料的那样展开。

虽然我们本不应该惊讶寨卡病毒抵达我们的家门口，但我们无法预料这场危机究竟会有多么严重。法属波利尼西亚的寨卡病毒暴发并没有给我们提供任何先机，使我们能意识到小头畸形将是感染寨卡病毒后一项严重的并发症。但相关数据随后到来，显示 2016年寨卡病毒的危害比我早前预料的要严重得多。

等到 2015 年的头几个月，巴西东海岸中段城市的医生们目睹了吉兰-巴雷综合征病例的急剧增加。在被确诊前的几天，患者常常观察到自己身上出现皮疹。到了夏天，真正糟糕的消息传来，越来越多的新生儿患有小头畸形。小头畸形是一种先天性缺陷，患该病的婴儿的头部比正常情况下要小，且脑部没有发育完全。这些新生儿的母亲在怀孕期间，尤其是在前三个月里，身上往往出现过皮疹。这种症状与吉兰-巴雷综合征无关。

患小头畸形的新生儿大量涌现，巴西的医生和科学家们迅速开始怀疑寨卡病毒和小头畸形之间存在联系。患上这样的病对任何父母来说无疑都是沉重的打击，而在巴西，许多患病的新生儿出生在极度贫困的家庭，父母们很难甚至根本得不到来自外界的支持，这令病情雪上加霜。研究表明，寨卡病毒可在妊娠期间直接入侵胎儿的神经系统。正常胎儿和患小头畸形胎儿的头部 CT（计算机层析成像）扫描对比显示出令人心惊的明显差异。CT 图像显示，患病胎儿的脑部和头骨之间的空隙更宽，脑部也有更多的黑色区域。

2016 年 1 月中旬，美国疾控中心发布指南，提醒孕期女性警惕寨卡病毒引发并发症的风险，并指出性传播在新增感染的过程中可能起到的作用。尽管有大量数据涌现，为寨卡病毒和小头畸形、吉兰-巴雷综合征之间的因果关系提供支持证据，我有许多身在学术界研究传染病的同事和新闻媒体对这个结论的态度都是犹豫迟疑的。2016 年 1 月到 2 月间，与寨卡病毒相关的报道中，有关该病毒是否能引起小头畸形和吉兰-巴雷综合征的争论日趋激烈。

对我而言，这种争论就像两名消防员争论到底由谁开消防车去着火的大楼灭火一样，无异于浪费时间。对于那些和我一样长期奋战在抗击传染病一线的人来说，寨卡病毒正对人类健康造成越来越多的不利后果，这一点是毋庸置疑的。

对我来说，这场争论在 2016 年 1 月的最后一个星期达到白热化程度。当时《纽约时报》请我写一篇周日社论，谈谈我们对于寨卡病毒的出现应该了解些什么。我直言不讳地在文中表示，寨卡病毒能够引起小头畸形和吉兰-巴雷综合征。负责我这篇文章的编辑在发表之前的那个星期五下午找到我，告诉我不能这么写，因为《纽约时报》的卫生报道团队还没有认可这一结论。

我并不在意《纽约时报》卫生专题的记者们有何结论，事实就是寨卡病毒的确引发了这些疾病。在加起来持续了一个多小时的几通电话沟通后，我们仍未达成一致的解决意见，我要求撤下我的这篇文章。我不会为了多发表一篇《纽约时报》专栏就为正在袭来的寨卡危机增添完全没有必要的混乱。最终，《纽约时报》的高层决定认可我的观点。在这篇专栏文章中，我写道，我们现在的任务就是要终结愚蠢的争论，并开始做一切我们能做的工作，以减小寨卡危机的危害。

现在，我们已经明确知道，小头畸形和许多新增的先天性缺陷，例如颅面不协调、痉挛、癫痫、眼疾和脑干机能失调等，都是由妊娠期间感染寨卡病毒造成的。美国疾控中心和巴西研究人员的近期研究指出，在妊娠头三个月里感染寨卡病毒的女性中，有1%～13%会生出患小头畸形的婴儿。

寨卡病毒抵达美洲后不到一年，人们确认寨卡病毒能够引起吉兰-巴雷综合征和小头畸形，从这时开始，这种病毒似乎开始酿成21世纪的"反应停悲剧"。反应停（thalidomide，即沙利度胺）是20世纪50年代末到60年代初德国产的一种镇静剂，可用来抑制孕妇晨吐，但服用它会造成婴儿缺肢、短肢或鳍状肢，有视觉或听觉障碍，心脏或其他器官畸形。数十年来，只要一提到反应停，怀孕的母亲们无不胆战心惊。现在她们对寨卡病毒怀有同样的恐惧。不同之处在于，在反应停悲剧中，你只有主动服用过药物，才会造成这些先天性缺陷；而在寨卡危机中，只要被一只携带病毒的伊蚊轻轻叮上一口，就可能造成这些缺陷。而这些蚊子是无处不在的。

很少有传染病会令医生向患者给出不要怀孕的建议。但我们知道，还有另外两种传染病能造成令人心碎的先天性缺陷。

第一种是先天性风疹综合征。如果母亲在怀孕期间感染风疹（又称德国麻疹），胎儿就可能患上该病。母体感染发生在妊娠的前12周，胎儿患病的风险最高。听力受损是患先天性风疹综合征最常见的结果，但其他病症，诸如白内障等眼疾、先天性心脏病和发育缺陷等，也有可能发生。虽然在风疹已被消灭的美国，针对该病的疫苗已经问世，但它还是常常出现在世界上许多其他的地方。疾控中心估测，每年全球约有10万新生儿患有先天性风疹综合征。

第二种是美国每年约3万儿童会患上的先天性巨细胞病毒感染。巨细胞病毒是一种常见病毒，感染它的人体极少出现症状，但在免疫系统脆弱的人和妊娠期女性身上，该病毒可能造成非常严重的危害。对妊娠期女性来说，巨细胞病毒能造成新生儿体重偏低、黄疸、脾肿大、肝脏肿大且功能紊乱、肺炎和癫痫。至今为止，这种病无药可医。

感染寨卡病毒的后果与上述两种疾病同样悲惨，其最严重的病例甚至有过之而无不及。

寨卡病毒流行的最突出表现之一是该病毒的性传播频率。尽管人们已经深入研究登革热、黄热病等其他黄病毒传染病超过100年，但从未有过这些病毒通过性传播传染给人的记录。现在，我们不得不防范多种人类"入境渠道"以抗击黄病毒传染病。蚊子的叮咬、性交和输血都能有效地传播寨卡病毒。甚至已有一些有限的证据表明，看护人员接触寨卡病毒携带者的体液也能被感染。

巴西的研究者近期发现，处于性活跃年龄段的女性感染寨卡病毒的概率要比同年龄段的男性多得多，而她们被感染的主要途径是性传播。这或许是因为病毒由男性传播给女性比由女性传播给男性效率更高，但也有可能是因为相比男性，更多的女性做了孕前检查，因此在她们中间发现的病例数量更多。

怀孕的女性感染寨卡病毒造成了一系列棘手的公共卫生和政策难题，包括如何在大多数信奉天主教的美洲国家中实行和推广避孕措施，如何在 CT 成像显示胎儿患有先天性小头畸形后实施堕胎，以及如何建议处在适育年龄的女性在有可能的情况下推迟怀孕。根据我们之前的观察，当一种新型的、以蚊子为媒介的黄病毒传染病入侵此前从未接触过这种病毒的人群时，在最初三四年内会出现不断变化的传播方式以及大量的感染者。过了这段时间，大部分人都会被感染并获得免疫。这就是说，2020 年美洲患寨卡病毒病的人数将会比 2016 年显著减少。但在寨卡病毒病暴发之时倡导延迟怀孕是一项极富争议的工作。

截至 2016 年 8 月 1 日，美国疾控中心报告，美国 50 个州的 46 个州中，累计共有 1 825 例寨卡病毒确诊病例，其中 479 例是妊娠期女性。这 479 位女性患者中，有 16 位通过性传播的方式受到感染，有 5 位患上吉兰-巴雷综合征。另外，美国各边境还有 5 548 例寨卡病例，其中 493 例是妊娠期女性，18 例患上吉兰-巴雷综合征。这仅仅是个开始。美国疾控中心的一份近期研究指出，每年大约有 2.163 亿旅客从各个寨卡病毒传播地，乘坐海、陆、空的多种交通工具来到美国。此外，约有 5 170 万旅客为适育年龄的女性，230 万在她们抵达美国的时候怀有身孕。

以前，美国所有的寨卡病例都是在本土以外的地区染病的，或是与从寨卡病毒高风险区回国者发生性行为时感染的。但到了8月，有证据显示，在迈阿密-戴德县当地出现了寨卡病毒的蚊媒传播。在墨西哥海岸区的其他地方很可能也存在相似的传播途径。

寨卡病毒已经造成了加勒比地区旅游业的严重损失，而相同的情况现在正出现在佛罗里达。在 2016 年春季参众两院就防控寨卡病毒病展开的辩论中，来自佛罗里达州的共和党参议员马可·卢比奥，对于民主党敦促追加寨卡防治资金投入的提案表达了支持。"我们对此缺乏紧迫感，"他告诉《纽约时报》，"人民会质问我们，为什么不曾采取行动。我们将被迫编出一个体面的回答，但我不确定我们能想出一个好答案。"

身为一个佛罗里达人，卢比奥深知他的州可能面临严重的打击："我告诉人们，我们距离旅游业的重大损失仅有一个蚊媒传染病的距离。"

生物医学高级研究与发展局前代理局长理查德·哈切特医学博士说："埃博拉病毒本来是比较容易控制的，结果失控了。相同的事情可能会由寨卡病毒重演。"

我们公共卫生学界首先要面对的问题是，为什么寨卡病毒能够如此迅速地变得加倍危险？还是说它其实一向如此危险，只是因为我们没有足够大的患者群体，因而对其认识不足？或者，它发生了什么变化？

杜安·古布勒认为寨卡病毒发生了突变。"我们都知道，突变或者微小的基因变化会剧烈地改变登革病毒和基孔肯雅病毒的潜在流行性，甚至是毒性，"他说道，"所以这种情况可能也适用于寨卡病毒。"

古布勒认为，寨卡大流行导致感染人数激增，这本身可能就是先天性缺陷和其他更严重症状增加的原因。但最有可能的情况是，病毒基因的改变才是这种症状增加的原因。我对这种分析深以为然。时间和更多的研究会证明它是否是寨卡病毒传染病骤变的流行病学原因。然而，寨卡病毒无疑是摆在当前人类传染病，尤其是病毒性传染病的流行病学研究面前的一块令人汗颜的警示牌。它提醒着流行病研究者们，情况随时会发生变化。我确信我们将会遭遇更多的意外。

除了医院的辅助治疗和看护，我们还没有针对寨卡病毒的任何预防药物或抗病毒药物。尽管至少已有12所医药公司、大学和政府机构表示有兴趣从事有效、安全的寨卡病毒疫苗的研发工作，但疫苗不可能在一夕之间制成。

回想一下之前讨论登革热疫苗时，我们谈到的抗体会使接种者免疫增强的问题，我确信任何一家管理机构，比如食品与药品监督局，都不会在缺乏大量安全数据的情况下批准寨卡病毒疫苗的生产。疫苗一旦被批准，就会有许多接种者，接下来还要对这些接种者进行追踪观察。所以，即便真有一种安全有效的寨卡病毒疫苗能生产出来，那也是几年后的事情了。

如果这种已在美洲蔓延的病毒真的是一种近期发生了突变而变得更加危险的病原体，那么之前的寨卡病毒造成的感染能否形成针对这种新病毒的保护机制就有待观察。我们并不清楚在亚洲和非洲有多少人目前能免于这种新病毒的侵害。

在美洲，已有 42 个国家和地区确认当地存在蚊媒传播的寨卡病毒。在思考这一问题时，我们必须考虑的一个因素是，未来在亚洲和非洲有可能出现类似的寨卡病毒疫情。我们要记住上一章中所说的，在全球共有 128 个国家、39 亿人口处在患上登革热的风险中。在预估寨卡病毒的风险时，也必须考虑到这样的数字。

寨卡病毒是我职业生涯中面临的第一场意见不同的派别因抢夺资源而相互倾轧的公共卫生危机。这是未来危机的凶兆，也会成为我们未来应对挑战时面临的严峻问题。

2016 年整个夏季，媒体的镜头纷纷聚焦在政府的杀虫剂喷洒项目上。这也许会让观众感到踏实，但实际上，杀虫剂喷洒提供的实际保护微乎其微。喷洒杀虫剂消灭不了蚊子幼虫，也无法触及室内外的所有地方。而那些杀虫剂鞭长莫及之处，恰恰是伊蚊繁衍的地方。

杜安·古布勒在这一领域颇有专长。1987 年，他在波多黎各暴发登革热之际进行了一项杀虫剂喷洒实验。他动用了同一型号的飞机，喷洒了同一种杀虫剂，即二溴磷。他发现，喷洒杀虫剂尽管有效地减少了蚊子的数量，却并没有遏制登革热的传播。

对抗寨卡病毒病和其他所有虫媒病，都将是我们同蚊子和它们携带的病毒之间的一场艰苦卓绝的堑壕战。我们将在这场战争中竭尽所能，同时也会尝试发展出更多全新的、更有效的方式来抗击它们。

与此同时，我们要继续料想种种未料之事。

第16章

抗微生物药：公地悲剧

滥用青霉素治疗的无谋之人，
对最终死于耐青霉素微生物感染之人负有道德责任。
我希望这种不幸能够避免。

——亚历山大·弗莱明爵士，医学博士

　　大约 400 万年前，如今新墨西哥州卡尔斯巴德洞穴国家公园的特拉华盆地中，一个洞穴逐渐形成。在那以后，没有人类和动物来到过龙舌兰洞（Lechuguilla Cave），在它于 1986 年被发现之前，那里是一个与世隔绝的原始生态系统。

　　加拿大安大略省麦克马斯特大学的科兰蒂普·布拉尔博士和其他 7 人合著了一篇文章，发表于同行评议在线期刊《公共科学图书馆》（*PLoS One*）的 2012 年 4 月号上，这篇文章在学术界之外几乎没有人注意。然而它的意义是发人深省的。

　　这篇文章的作者分析了龙舌兰洞壁上发现的细菌，断定其中许多细菌不仅对青霉素这类天然抗生素具有耐药性，对 20 世纪下半叶才出现的合成抗生素也具有耐药性。正如传染病专家布拉德·斯佩尔伯格医学博士在《新英格兰医学杂志》上所言："这些结果强调了一个严峻的现实，在自然界中，微生物已经对那些我们尚未发明的药物，广泛地产生了耐药性。"

抗生素起源的故事广为人知，近乎神话。1928 年，亚历山大·弗莱明博士度假归来，回到伦敦圣玛利医院的实验室时，他注意到一种真菌污染了他的葡萄球菌培养皿，真菌周围的葡萄球菌菌落都被杀灭了。这一观察的重要性与爱德华·詹纳发现英格兰挤奶女工不会得天花不相上下。

弗莱明将这种霉菌移到纯培养基上，结果发现它杀灭了一系列致病细菌。这种霉菌来自青霉菌属，所以他将其命名为青霉素。霍华德·弗洛里和钱恩两位博士确定了青霉素的结构，把它变成救命药物。三位先驱在 1945 年共同获得了诺贝尔生理学或医学奖。

就在弗洛里和钱恩于英格兰开展工作的差不多同一时期，格哈德·多马克博士正率领德国法本化学工业公司（后来的拜耳公司）某部门里的一个团队，探索一类被称为磺胺的红色化学染料的特性，这类提取自煤焦油中的物质不能杀死细菌，却能抑制细菌生长。这些物质后来成为一系列磺胺类药物研发的基础，第一种药物面市时被称为百浪多息（prontosil）。1933 年，多马克的一位同事治疗了一名 10 个月大的婴儿，从他的血液中检测出几乎是致命的金黄色葡萄球菌感染。男孩成了历史上第一个被抗微生物药拯救的患者。

具有讽刺意味的是，两年后，多马克 6 岁的女儿不小心被缝衣针扎了手，因严重感染而濒临死亡。她的医师走投无路，建议截断手臂来阻止感染。但多马克同样不抱希望地给她用了百浪多息。小女孩在四天里康复了。多马克于 1939 年获得诺贝尔奖。

这场医学革命并没有就此止步，还在延续它的伟大贡献。俄裔美国生物化学家、微生物学家塞尔曼·瓦克斯曼率先建议使用"抗生素"这个术语。他在 1952 年发现了从土壤细菌中提取的链霉素，被授予诺贝尔奖。这是第一种可以治疗结核病的抗生素药物。

今天，心脏病和癌症是美国人的两类主要死亡原因。而 1900 年时它们相对影响较小。这并不是由于我们先祖的生活方式更加健康，不抽烟，或者饮食更节制。真正的原因是，传染病在过去没给心脏病和癌症这两个"现代杀手"崭露头角的机会；传染病比心脏病和癌症更快、更频繁地夺人性命。抗生素，加上我们前面已经提到的其他基础公共卫生措施，显著提升了我们现代生活的质量，延长了我们的寿命。普通民众将青霉素和磺胺类药物称为奇迹，他们并没有夸大其词。多马克、弗莱明、弗洛里和钱恩的发现开创了抗生素时代，医学获得了此前不为人知的救命能力。

请注意，我们用的词是"发现"而不是"发明"。抗生素的出现大概要比我们人类早千百万年。自开天辟地以来，微生物就在为了营养和安身之所而互相竞争。在这种进化压力下，"幸运"而成功的个体上出现了有益的突变，因此产生了抗生素，也就是抑制别的微生物生长繁殖的化学物质，但同时不妨碍它们自己的生存。事实上，抗生素是一种自然资源，或许更确切地说，它是一种自然现象，可以与自然的其他馈赠相媲美，如清洁而充足的水和空气那样被我们珍惜或浪费。

抗生素耐药性这种现象同样是自然产生的，龙舌兰洞的现象就已经提醒了我们。为了生存，微生物朝着发展出耐药性的方向前进，这种动向对我们生存的威胁越来越大。

世界经济论坛《2013 年全球风险报告》称："病毒可能会越来

越多地出现在新闻头条，不过傲慢狂妄带给人类健康的最大风险，或许会以具备抗生素耐药性的细菌形式袭来。我们生活在一个充满细菌的世界里，永远不能赶在微生物的基因突变曲线前头。考验我们适应能力的，就是我们允许自己落后那条曲线多远。"

在《消失的微生物》一书中，马丁·布莱泽博士解释了过去80 年里，我们对抗生素的使用如何让拥有 30 亿年历史的微生物组，在我们身体里发生了变化。他清楚而富有远见地阐述了为什么我所谓的"现代世界的超级微生物进化"在我们未来遭遇传染病时会构成一种真正的全新危险。说白了，我们正在应对的是一场全球范围内缓慢推进的大流行病。每过去一年，我们就丧失了一定比例的抗生素武器。我们面临着重新回到黑暗时代的可能性，这绝非耸人听闻。到那时，许多如今被认为稀松平常的感染可能导致严重疾患；到那时，患上肺炎或胃病就等于被判死刑；到那时，肺结核会成为美国人的主要死因之一。《抗微生物药耐药性评估报告》（*Review on Antimicrobial Resistance*）对抗微生物药耐药性的未来，及其后若干年里它对人类和动物的毁灭性影响，做出了最全面、最准确的评估。这是一项由戴维·卡梅伦那一届英国政府委托，并由我在惠康基金会的朋友和同事支持的细致研究。（2016 年 4 月 22 日，在同奥巴马总统于伦敦举行的联合新闻发布会上，卡梅伦重申了这一议题的严重性，认为这是现代世界面临的最大挑战的一部分。）这项工作被人们称为 AMR，由吉姆·奥尼尔勋爵领导，他是一位享誉国际的宏观经济学家，曾任高盛资产管理公司董事长、英国内阁大臣。

许多人疑惑，为什么会选择一位经济学家来主持如此重要的医学研究。然而我相信他是完美人选，因为这个问题的所有方面都同经济议题相关——政府、医药产业、世界农业，还有医疗实践，其中不少医疗是需要报销支付的。宏观经济学家接受的就是高屋建瓴的训练。奥尼尔是世界上最出色的宏观经济学家之一，也是最早提出用"金砖四国"来指代巴西、俄罗斯、印度和中国的人，他对这些国家在针对抗生素耐药性方面必须发挥怎样的关键作用，也有着坚定的认识。

钻研这些议题两年多以后，奥尼尔和他才华横溢的研究者团队断定，如果放任抗生素耐药性问题不管，未来35年里，耐药性将在世界范围内导致3亿人死亡，全球经济产出减少100万亿美元。我们目前所知的疾病中，除了流感大流行外都做不到这一点。事实上，如果目前的趋势没有改变，抗微生物药耐药性可能变成世界上的头号杀手，超过心脏病或癌症。

耐药性并不是新问题。马克斯·芬兰博士作为世界闻名的哈佛医学院教授、近50年来抗生素发展和运用的先驱，于1965年召集了8位国际传染病专家，提出问题："需要新的抗生素吗？"那场会议的结果发表在当年晚些时候的一份重要医学研究刊物上。他的团队认为新抗生素很有必要，结论掷地有声。我们现在仍需要新的抗生素来治愈目前还不能很好治疗的疾病，而且抗生素耐药性会导致目前可用的抗生素有效性减弱。所以，我们现在的讨论就如昨日重现。

当时与现在的唯一区别是，1965年时可以使用的和之后发现的所有抗生素，如今在临床上都受到了抗生素耐药性的额外威胁。如今耐药性的发展速度已远远超过了新抗生素的发明速度。在美国某些地区，大约40%的肺炎链球菌菌株如今对青霉素具有耐药性，而早在 19 世纪到 20 世纪初，传奇医师威廉·奥斯勒爵士就称之为"死神的首领"。对制药公司来说，开发新抗生素的经济动机比新疫苗强不了多少。同疫苗一样，抗生素只是偶尔使用的，而不是每天都要用到的药物。新抗生素需要和海外生产的、异常便宜的旧产品仿制药竞争。为了保持抗生素有效性，新药的使用必须被限制而非得到推广。

事实上，根据美国疾控中心的说法，在美国每年至少有 200 万人感染对抗生素具有耐药性的细菌，至少有 23 000 人直接因此丧命。在这个国家，每年死于耐甲氧西林金黄色葡萄球菌（通常是在医院内感染）的人数比死于艾滋病的人数更多。

我们大多数人很难想象多马克、弗莱明、弗洛里和钱恩出现之前的那个时代，但我们的曾祖父甚至是祖父都经历过那个年代，直到 20 世纪 40 年代晚期抗生素时代这件伟大馈赠才到来。然而在未来的 10—20 年里，我们进入后抗生素时代的可能性不小。

如果我们不能阻止抗药性的步伐，或不去阻止它，放任它走到阳光下，后抗生素时代将是什么样的？要如何做才能让它回到洞穴的黑暗中去？

首先，很明显的一点是，更多人会生病，更多人会因过去 70 年里我们本能够对付的细菌而丧命。但要是进一步细想，结果就更让人不寒而栗。若没有高效的、无毒的抗生素来控制感染，任何外科手术都会不可避免地变得危险，所以可能最重要的是，挽救生命的程序将成为复杂的风险收益决策。开心手术、器官移植、关节置换都难以进行，也不会再有体外人工受精。剖宫产的风险会上升很多。癌症化疗将倒退一大步，新生儿和常规重症监护也是如此。这样一来，除非不得已没有人会去医院，因为地板和其他物体表面上沾有各种细菌，它们也在空气中四下飘荡。风湿热将带来影响一生的后果。结核病疗养院可能重新开张。你几乎可以根据这个主题，做一部劫后余生的科幻电影。

* * *

我们是怎么走到今天的？要理解为什么抗生素耐药性迅速增强，我们需要怎样做才能避免这种暗淡未来并减少其影响，我们就必须理解大局——耐药性如何产生，在哪里产生，主要驱动力是什么。

让我们按重要程度从大到小排列四种耐药性因素：

1. 美国、英国、加拿大、欧盟的人使用抗生素。在促进抗生素管理方面，这些国家出力最多，虽然还存在许多挑战。

2. 世界其余地区的人使用抗生素。到目前为止几乎没有采取遏制耐药性的措施。

3. 美国、加拿大、欧洲的动物使用抗生素。没有来自政府和公共卫生部门的严重压力，肉畜业、家禽业和水产养殖业大部分不愿意解决过度使用抗生素的问题。

4. 世界其余地区的动物使用抗生素。我们没有相关的可靠数据，但知道数据很高且不断增加。

让我们逐一分析这四类按人类与动物的统计学和地理特征划分的耐药性因素。

美国、英国、加拿大、欧盟的人使用抗生素

想象一对美国夫妇，双方都有全职工作。一天，他们 4 岁的儿子哭着醒来，感到耳朵疼痛。母亲或父亲带这个孩子去看儿科医师，儿科医师最近可能接诊了不少这样耳朵疼痛的病例，确信这是一种病毒性感染。这种病情几乎都是病毒引起的。但人们尚未找到治疗该病的有效抗病毒药物。这种情况下使用抗生素只会让这个孩子可能携带的其他细菌接触抗生素，让某种细菌赢得进化成耐药性菌株的"大奖"。但家长知道，医院必须开处方**治了病**，日托中心才会接收他，而且父母双方又都不能请假。这是个非常真实的日常问题，医生为解决这对夫妇的困境而开一份抗生素处方，看上去也没什么大不了，哪怕需要抗生素的概率很小。

然而这是个经典的"公地悲剧"(Tragedy of the Commons)。斯佩尔伯格在他 2009 年的开创性著作《日渐崛起的瘟疫》(*Rising Plague*) 中解释道：

> "公地悲剧"首先由加勒特·哈定于 1968 年在《科学》杂志中提出，来描述以下情形：个人行为明显〔对自己〕有益，对全社会总体构成的危害却很小，便会得到接受。若只有一个人这样做，行为对社会的总体危害较小。若全社会的所有人都这样做，行为对每个人的集体伤害就变得巨大。

一些调查表明，虽然大多数人知道滥开抗生素处方药会导致微生物耐药性增加，他们却觉得获得耐药性的是**自己**而非微生物。这

些人相信，如果他们使用了过量的抗生素，也不管这个未知数字可能是多少，就会对药物产生抗性，所以如果说他们的行为在增加风险，那也只是对自身的风险，并非对整个社区有害。

医师当然理解真正的风险。他们是否应当为过度开处方和未能开出恰当的处方而受到指责？在太多案例中，答案都是**"是"**。

2016 年 5 月 3 日，美国疾控中心在《美国医学协会杂志》上发表了一项皮尤慈善信托和公共卫生专家、医疗专家共同研究的结果。研究发现，在内科医师办公室和医院急诊室里开具的抗生素处方中，至少 30% 是不必要的或不恰当的。这并不奇怪，大多数这类处方是开给呼吸系统疾病的，如感冒、喉咙痛、支气管炎，还有病毒导致的鼻窦和耳朵感染。

美国疾控中心在发表的文章中指出："每年这 4 700 万张过量处方让患者面临不必要的风险，比如过敏反应，有时还有艰难梭菌引起的致命腹泻 *。"这引出了另一个重要的问题。滥用抗生素不光会增加耐药性，药物本身也并非全然无害。同许多治疗严重疾病的药物一样，它们有副作用，在美国疾控中心提出的例子中，抗生素可能消灭肠道中"有益的"和必要的细菌。

医师们为什么会过度开处方？是为了在这个动辄升堂的社会中给自己留条后路吗？是对这个问题缺乏认识吗？根据斯佩尔伯格的看法："大部分问题并不复杂，事实上都与**恐惧**有关。它是一

---

* 艰难梭菌是人类肠道内正常存在的厌氧菌，使用抗生素过量或不当时，会引起肠道内菌群失调，具有耐药性的艰难梭菌大量繁殖，引发腹泻。——编者注

种脑干水平的反射、端脑以下的、无意识的想法，是对犯错的恐惧。因为我们不知道，患者一开始出现在我们面前时得了什么病。我们真的无法将病毒性感染和细菌性感染区分开来。我们就是做不到。

"你可以说，人群里有此类症状和体征的患者中，95% 是病毒感染。但是当我面前只有一名患者，而且我在职业生涯中会分别遇见 1 万个这样的个体，那我偶尔也会犯错。我要是犯了错，结果可能不堪设想。这就是滥用抗生素的主要动力，而患者也承受着同样的恐惧。他们来到医院，感觉不舒服，就想要点什么。他们不想陷入一场哲学争论，只想要点能让他们感觉好受的东西。这就是他们要抗生素处方的原因。"

斯佩尔伯格给我们举出了几个病例。在第一个病例中，他接到了外科住院总医师的电话，说她有个患者胆囊感染了。患者正在使用正确的、相当窄谱的抗生素，即针对有限的几种细菌的抗生素，然而她的白细胞数量在上升（身体对细菌感染有反应的体征），体温也继续升高，疼痛越来越剧烈。所以住院医师想给患者使用哌拉西林-他唑巴坦（piperacillin-tazobactam），这种强效广谱抗生素商品名为治星（Zosyn），能够杀灭当时最凶恶的病原体之一铜绿假单胞菌。

斯佩尔伯格问道，为什么她想使用这种特别贵重的抗生素，事实上患者并没有机会感染铜绿假单胞菌。住院医师解释说，她不担心是铜绿假单胞菌感染，然而患者的病情还在恶化。

"是呀，"他回答，"患者病情恶化，你就需要把她的胆囊取出来。"

"好吧，"她说，"还有几个外伤患者在她前面等着进手术室，所以我们没法立刻给她动手术，我只是想试试广谱抗生素的效果。"

"这完全不合理，"斯佩尔伯格说，"住院医师也明白这不合理，可是**她感到害怕**。她想用广谱抗生素来救个急，好让**自己**感觉舒服点。"

在第二个病例中，住院医师向他申请，给一名尿液检测出革兰氏阴性细菌的患者使用环丙沙星，这是另一种强效广谱抗生素。革兰氏阴性菌是细菌两大分类中的一个大类，根据细菌的细胞壁的特征来判断，对某种特定的实验室染色剂无反应的就是阴性。另一大类自然就是革兰氏阳性菌。它们以染色技术的发明者、丹麦细菌学家汉斯·克里斯蒂安·革兰（Hans Christian Gram）的姓氏命名。

斯佩尔伯格询问了患者的症状，住院医师回答说没有症状。"所以问题是，我们怎么治疗无症状菌尿［尿液中的细菌］？答案是我们不知道。这就是摆在我们面前的认知失调问题。如果这名住院医师在资格考试中遇到这个问题，他会答对的。然而那只是一张试卷。当一个患者盯着他的脸，他感到害怕。我们还没有克服恐惧，所以必须找到克服恐惧的心理学方法。"

听过以上两个病例后，你可能会放心大胆地认为，医生，特别是年轻医生，必须振奋精神，对每个病例进行批判性的理性思考。接着，斯佩尔伯格又向我们抛出了一个病例，这是他在参加一场传染病学会议时听说的：

一名25岁的女性来到一家知名医疗网络的紧急救护机构，说自己发烧、喉咙痛、头痛、流鼻涕、身体不适。这些是典型的病毒综合征，机构精准遵循了正确程序。他们没有开抗生素处方，而是告诉她回家休息，多喝水，或者来点鸡汤，他们会在三天内打电话给她，确认她一切顺利。

一周后她回来了，患上了感染性休克，很快去世。

"原来她得的是勒米埃综合征，"斯佩尔伯格表示，"她的颈静脉因细菌感染而堵塞，细菌通过喉咙扩散到血流中。这种情况发生的概率是万分之一，一种该死的罕见症状。这是一种先发性的病毒感染的并发症，我们也知道这种并发症。所以具有讽刺意味的是，不恰当地使用抗生素会帮助这名患者。"

马克的兄弟乔纳森·奥尔沙克医学博士是波士顿医疗中心急诊室的负责人，波士顿医疗中心是新英格兰地区最大的安全保障医院，最繁忙的一级创伤和急救服务中心。他对日益增长的耐药性问题非常敏感，但对医师和护士害怕犯错伤害患者的担忧，他也非常敏感。

"急诊医师都不想听到的是，"乔恩[*]说，"'记得上周你看那个病例吗……？'因为你知道，下一句话会是，'好吧，他出了这样的事……'"

"你觉得医生在给每个进门的人都开抗生素之前，需要见识多少次这样的情况？"斯佩尔伯格问道。

---

[*]　乔恩即上文的乔纳森·奥尔沙克。——编者注

世界其余地区的人使用抗生素

我们刚才讨论的那些国家人口之和大致是 868 798 000 人，即世界人口的 12% 左右。哪怕在这个所谓的"第一世界"里，我们在降低抗生素耐药性进化的增长速度方面，取得了重大进展，如果我们不让这个工作成为国际范围内的优先事项，那么阻止一场全球性大灾难的努力，也只会起到短暂而有限的作用。

"金砖四国"都处于大致相同的发展水平。它们人口之和是 3 938 300 000 人左右，占世界总人口的约 54%。然后是地球上其他地区，大致有 2 494 400 000 人，构成了剩下的 34%。控制"我们"第一世界这 12% 人口的抗生素耐药性，还面临着重重困难，对于剩下的 88% 来说，情况恐怕要糟糕得多。

在这部分世界的许多国家中，抗生素就和阿司匹林、鼻喷雾剂一样，可以直接在柜台上买到，甚至不需要医生开处方。在世界上许多地区，没有处方的情况下直接在柜台上买卖抗生素是违法的，而在不少中低收入国家，由于执法不严，大量抗生素得以在柜台销售。

身在公共卫生界的我们当然希望看到，人们在没有处方的情况下完全不使用抗生素。然而我们怎么告诉发展中国家的患者，必须第一时间去找医生看病？在那里，可能上千人共用一到两个内科医师，哪怕他们能及时求医，也承担不起看病的费用。如果不改善基础设施，就禁止柜台销售抗生素，这样的真空行动根本行不通。

我们也必须理解，抗生素耐药性给世界贫困人口带来了过重的负担。目前没有专利的有效抗生素每一剂可能只花一点小钱。当那些药物不再有效时，新的复合制剂每一剂的要价，将远远超出穷人的承受能力。

在由 AMR 委托进行的一项分析中，伦敦政经学院发现，在亚非拉三大洲范围内，仅仅在印度、印度尼西亚、尼日利亚、巴西这 4 个新兴国家中，每年就有近 5 亿的腹泻患者接受了抗生素治疗，预计到 2030 年，这个数字将超过 6 亿。这让我们对问题的规模有了一定程度的认识，也凸显了不安全水源和不卫生条件的影响。如果说在未来的某个时刻，不断增长的耐药性问题会导致发展中国家的人无法用他们买得起的抗生素来治疗腹泻，那么将会发生什么？

在发展中国家，许多复合抗生素是在监管松散或监管缺位的生产设施中制造的，我们无从判断其品控如何。数百万穷人生活在拥挤的城市贫民窟，那里的卫生状况和医疗条件都相当恶劣，不仅导致了更多疾病，也给微生物提供了更多共享耐药性特征的机会。

为了对发展中国家面临的耐药性挑战有一定的认识，让我们看看结核病的情况，它是 19 世纪和 20 世纪初最具毁灭性的疾病之一。在世界许多地区，特别是亚洲，结核病已经不再是基本上可以用抗生素治愈的疾病，某些菌株被贴上多重耐药（MDR）、广泛耐药（XDR）或完全耐药（TDR）的标签。

这不仅仅发生在与我们远隔重洋的地方。"我一直在帮助结核病患者，"美国疾控中心主任汤姆·弗里登博士指出，"我曾在美国照护过一些无药可用的患者。那种感觉异常恐怖而无助。我们不应陷入如此的境地。"如果我们在美国都面临这种问题，那么想象一下发展中国家会遭遇什么样的挑战。

马琳·麦肯纳是公共卫生领域独立记者的领军人物之一，也是《击退恶魔》（*Beating Back the Devil*）和《超级病菌》（*Superbug*）的作者。她告诉我们："在美国许多地方，只要当地出现了来自世界上任何一个有结核杆菌地区的人群，我们就得切除结核病患者的部分肺叶。但这是19世纪人才用的医疗方法！"她研究抗生素实践、政策和耐药性已经十多年。到目前为止，问题远远超过了解决方案。

美国、加拿大、欧洲的动物使用抗生素

但是，世界上的全部人用抗生素占**总**用量的比例还算小的。美国、加拿大、欧洲各国中，只有30%的抗生素用在了人身上。其余则用在动物身上，具体而言，是我们杀来吃肉的动物或当成伴侣的宠物。

我们买给自己的抗生素是以克计量的，盛在白色或橙色的小塑料瓶里，有时装在小气泡袋里。但产业化的农场主、牧场主则按吨购买抗生素。

在饲养食用动物过程中有四种应用抗生素的方式，它们在一定程度上都源于现代社会生产制造蛋白质食物的方法。我们生产数量巨大的食用动物，并将它们密集地饲养在一起，从养鸡场和火鸡饲养场，养牛场和养猪场，到产业化的渔场。当大型生产作业采用高水平生物安保措施，限制致病菌与动物接触的方式时，这些动物患上传染病的可能性较小。但是一旦这些细菌入侵，它们的扩散速度就很快，范围也很广，所以就要用抗生素来治疗感染。但抗生素同样被定量饲喂给健康动物，防止它们被患病动物传染，以期预防感染，或者控制感染。此外我们还用抗生素来促进牲畜生长。

20世纪40年代晚期，纽约州莱德利实验室附近的渔民注意到，

鳟鱼似乎比之前体形更大了。著名生物化学家托马斯·朱克斯博士与同事罗伯特·斯托克斯塔德博士一道研究了这种明显的现象，他们发现，原因在于莱德利的工厂向河中排放了金霉素。在对家畜和家禽进行实验并取得类似结果后，这一偶然发现被誉为农业领域的重大突破。

此后的几十年里，我们反复给食用动物饲喂某几种抗生素，让它们长得更大更肥，单体动物产肉更多。这种做法被称为"催肥"。美国食品与药品监督局已经在农业产业中实施了一项不强制的计划，以逐步停止使用特定的抗生素来催肥。欧盟于 1969 年禁止了催肥，但抗生素依旧可以用来预防、控制和治疗感染。AMR 报告发现，越来越多的证据表明，高收入国家的农民用抗生素来催肥的益处可能非常有限，通常只带来不到 5% 的额外增长。

这种抗生素使用方法会对我们产生什么影响？AMR 团队评估了 280 篇已经发表的同行评议研究文章，它们讨论的都是抗生素在食品生产中的使用。这些已经发表的研究中，139 篇来自学术机构的研究小组，139 篇中的 100 篇（即 72%）发现了动物使用抗生素同人类抗生素耐药性之间存在联系的证据。只有 7 篇（即 5%）未发现动物使用抗生素和人类感染之间的联系。

2015 年，奥巴马政府对耐药性增长的报告产生警觉，创立了抗击耐药性细菌总统顾问委员会，缩写是 PACCARB——毕竟，似乎每个政府机构都要有个用首字母缩写的称呼。它的负责人是马丁·布莱泽博士，我们在第 5 章讨论过他在微生物组研究领域的开创性工作。然而在减少农业的抗生素使用这方面，哪怕是 PACCARB 这个一流的专家小组，也无法给出可行的建议。小组成员指出，美国食品与药品监督局最近已经努力减少抗生素在动物身上的使用，要求兽医监督并停止以抗生素来催肥。不过他们承认，这些措施不具备任何强制性，也几乎没有证据表明，措施自 2012 年出台以来产生了什么效果。

小组成员之一的迈克尔·阿普莱博士，是堪萨斯州立大学的兽医，抗生素农业应用方面的专家。他主张将所有此类应用都交到兽医手中，并呼吁对这一问题开展更多的研究。到目前为止，我们基本上将这些事情交给了兽医，只取得了有限进展。

某些比较开明的国家如瑞典、丹麦与荷兰，限制了抗生素在农业领域的使用，并建立了综合监测系统以确定人类和动物致病菌具备抗生素耐药性的比例。乌得勒支大学临床传染病学教授亚普·瓦格纳博士指出，虽然荷兰历来是欧盟当中人用抗生素使用率最低的国家，可是作为主要农业出口国，它的动物用抗生素使用率最高。为了解决这个问题，卫生部制定了每年都要达到的预期标准并委托业界做出全面、透明的报告。必须由执业兽医开具处方，才能给动物使用抗生素。如要使用最强效的抗微生物制剂，必须证明除了使用这些药物，没有其他合理选择。

大多数其他国家并未尝试这样的先进举措。发展中国家接受了我们以肉类为中心的饮食，同时接受了我们生产这些肉类的农业综合企业的规范准则，用大量抗微生物制剂促进动物生长。

所以，耐药性正以惊人的速度发展。氟喹诺酮类药物（因主要分子结构中的氟原子而得名）属于广谱抗生素，其中包括环丙沙星和其他科学名称以"氟沙星"结尾的复合抗生素。2016 年，在美国国家卫生研究院的一场演讲中，拉玛南·拉克斯米纳拉扬这位广受尊敬的、专门研究传染病和耐药性影响的经济学家和流行病学家指出，1990 年时，在动物生产中发现的常见病原体耐药性比例为10%。而到 1996 年，这一比例超过了 80%。

相当一段时间里，在公共卫生领域，我们中的不少人始终试图确定，动物用抗生素在美国有多普遍，以及这些抗生素的用途是什么。可是食用动物生产商始终不愿向我们提供图表或管理数据。大型肉类生产商声称这是专有数据，而且他们也担心，公开数据会被指责肉类产业造成超级病菌崛起。马丁·布莱泽认为动物用抗生素使用量每年达到 14 000 吨，而人用抗生素是 4 000 吨。我们只能运用抗生素总吨数之类的指标，但这是异常粗略的估计，无法告诉我们关于抗生素有哪些种类、它们在哪里，以及怎样使用等任何信息。以上事实清楚地证明，我们迫切需要更好的数据。我们相信在美国，催肥抗生素的用量正逐步减少，然而具体数字尚不清楚。我们确切知道的是，根据各种可靠的数据来源，抗生素在美国农业综合企业中的用量增长速度比畜牧业生产快。2009—2014 年，抗生素用量增长了 22%。

在我看来，我们需要这方面的明确数据，就像美国医院需要报告其机构中同医疗保健相关的感染频率一样。现在联邦政府要求医院报告这一数据，然而从前并非如此，医院接到要求时曾经很不情愿，横加阻挠。今天，报告系统已经就位，这是医院采取额外措施，以避免患者在其中接受治疗时感染的重要原因。在食用动物身上使用抗生素的细节是比原始数据更关键的公共卫生信息。而且在我看来，这无论如何都比专有声明更加重要。没有这些信息，我们甚至不能为将来的抗生素使用确定一个安全的目标。

2016 年 5 月 10 日，美国食品与药品监督局最终确定了一条规则，修订了销售农用抗生素的公司的年度报告要求。除了必须提交出售给食用动物饲养者的抗微生物药估计总量外，这些公司现在还必须将数据按物种分类或牛、猪、鸡和火鸡的抗生素用量。

美国食品与药品监督局在声明中承诺："新的销售数据将使本机构更好地了解用于主要肉畜、肉禽当中的抗微生物药的出售和分配状况。这也有助于我们进一步确定努力目标，确保审慎使用有重要医学价值的抗微生物药。"

这一切都很好，能够帮我们了解农业方面的情况。然而走到这一步，居然花了 40 年。我们没时间了，不能再花 40 年才让世界其他国家参与进来。仅仅聚焦于缩减美国、加拿大和欧盟的抗生素消费，就好比修补"泰坦尼克号"船体上被冰山撕开的 1 平方米多的大洞中的 0.3 平方米，然后欢欣鼓舞地说，我们又有了一艘有航行能力的船。

世界其余地区的动物使用抗生素

抗生素的使用正在第一世界之外迅速增加，已经导致了巨大问题。布莱泽估计，中国每年用于人体和农业的抗生素都约为 81 000 吨。中国每年还出口大约 88 000 吨抗生素。*许多亚洲国家缺乏严肃

---

* 根据中国畜牧兽医学会兽医药理毒理学分会《2018 年中国兽用抗菌药物使用情况报告》，我国 2018 年度动物用抗生素的使用量（有效成分）约为 29 774 吨。本段数据均为作者当年预估。——编者注

的监督管理。如总部设在印度新德里的科学与环境中心发现，2013
年9月至2014年6月，在当地市场购买的70份鸡肉样品当中，
40%有抗生素残留。按照布莱泽的看法，印度没有可靠的数据。

我们的确有足够的信息，认为印度可能是世界上最大的抗生素
制造国，反过来也是这些药物的最大使用国和出口国。

马琳·麦肯纳指出，最大的抗生素使用国是印度，而印度"在
这方面彻底陷入异常"。她的许多发现都被彭博新闻社2016年进行
的一项调查所印证。

在中国，我们也看到了一种令人担忧的情况，那就是黏菌素的
使用。对那些其他药物没有作用的细菌来说，这种抗生素绝对是农
民的最后一根救命稻草。它于1949年在日本被分离出来，然后于
20世纪50年代发展成熟，除非绝对必要，否则不会使用。因为这
种药物可能造成肾脏损害。它在中国不用于人体，只用于农业。在
越南它只被允许用于动物，不过医生会从兽医那里拿到这种药物，
给患者使用。

但是，在世界上许多其他区域，包括印度，黏菌素都被用于人
体。随着细菌对其他副作用较小的抗生素耐药性越来越强，黏菌素
大概是唯一对新生儿某些血液感染依然有效的药物。2015年初，彭
博社报道，在印度浦那的爱德华国王纪念医院，医师在治疗两名患
有危及生命的血液传染病的婴儿时，发现细菌对黏菌素具备耐药
性。其中一名婴儿死亡。

"要是我们失去黏菌素，就什么都没有了，"这家医院新生儿重
症监护室的负责人优曼许·维达雅医生指出，"我们极度担忧这一
点。"印度一些医院已经发现，他们测试的菌株当中有10%～15%

的菌株对黏菌素具备耐药性。

更糟糕的是，有些细菌能够互相分享独立的 DNA 分子，即质粒。中国研究者在这样的质粒上，发现了一种被称作 mcr-1 的基因，它会让细菌具备对黏菌素的耐药性。最近，他们发现了 NDM-1（新德里内酰胺酶的缩写），这种酶能够保护细菌不受碳青霉烯类抗生素的影响，而碳青霉烯是一类医院中主要用于治疗已经具备多重耐药性的细菌感染的重要抗生素。

中国农业大学动物医学教授沈建忠博士告诉彭博社记者娜塔莉·皮尔森和阿迪·纳拉扬："中国在农业上越来越大量地使用黏菌素，自然选择压力可能会让大肠杆菌获得 mcr-1 基因。"这并不意味着全世界数不清的大肠杆菌菌株中，所有或者许多菌株都将出现耐药性，然而这让人不安，因为这表明了耐药性是如何通过抗生素的农业使用而扩散的。

就在我们快要完成这本书时，美国宾夕法尼亚州一名 49 岁女性的尿液中，发现了对黏菌素具备耐药性的大肠杆菌。很快美国微生物学会期刊《抗微生物制剂与化学疗法》（*Antimicrobial Agents and Chemotherapy*）上发表了一篇文章，记录了这个叫人不快的发展，美国疾控中心的汤姆·弗里登表示："它基本上告诉我们，抗生素的末日并不遥远。我们可能会陷入一种窘境，我们要治疗重症监护室中的患者或得了尿路感染的患者，却没有抗生素可用。"

印度许多大规模的养鸡企业，包括为全国麦当劳和肯德基门店供应肉类的那些企业，都会使用多种抗生素的混合药物，其中有黏菌素和其他重要抗生素，如环丙沙星、左氧氟沙星、新霉素、多西环素。根据皮尔森和甘尼许·纳伽拉詹的一篇文章，"对农民的采访表明，在印度获得批准由兽医使用的药物，有时被农民们当成维生素和饲料添加剂使用，也被用来防治人类疾病。这种做法与具备抗生素耐药性的细菌出现是有关联的"。

"黏菌素和环丙沙星的组合之愚蠢，简直超乎一切想象。"威尔士卡迪夫大学医学微生物学教授蒂莫西·沃尔什博士评论道。

2011 年，印度政府颁布了题为"遏制抗微生物药耐药性国家政策"的文件，呼吁禁止人用抗生素在柜台销售，以及禁止对家畜的非治疗性使用。这些建议引起了行业内既得利益者的强烈抗议，很快就被撤销了。

这一切意味着什么？最后结果很可能是无法治疗的细菌感染直接进入世界食品供应。这将是终极的"弗兰肯斯坦"故事情节。

第17章

抗击耐药性

埃博拉病毒暴发的概率相当低,然而风险非常高。
抗生素耐药性出现的概率是确定的,风险也同样高。
它就发生在我们的鼻子底下。

——约书亚·莱德伯格,医学博士

世界上73亿人当中，美国、加拿大、欧洲占了约8.69亿，大约占12%。你可以加上澳大利亚和新西兰，然而这不会对数字产生太大影响。可我们的重要性在于其他方面。这些国家共同掌控着科学，掌控着新的医疗手段和发明的进展。而且在创造新的药物、抗微生物药、疫苗方面，我们掌控着世界市场。

一旦这些药物超过专利期，仿制药就在海外大量生产，其中超过一半在印度和中国生产。然后它们被卖回美国、加拿大、欧洲和世界其余地区。我们从中很容易看到所有人在这个领域的相互联系。因此，即使美国和其他第一世界国家的人口只占全球12%，世界其他国家在拟订应对抗生素耐药性的政策和计划之前，会将希望寄托在我们身上。这是理所当然的。如果美国、加拿大和欧洲都不能处理好人类和动物使用抗生素的问题，又怎么能指望世界其他国家跟随呢？

关于抗微生物药耐药性，我发表的第一篇文章是在 1984 年的《新英格兰医学杂志》上。它讨论的是致命的耐药性沙门氏菌感染。自那时起，我越来越因耐药性疾病对公共卫生的影响和挑战而忧心。30 多年来，我一直在研究不断恶化的耐药性问题，积极参加专业组织、政府委员会和工作组。我相信必须立刻着手处理四个优先事项，以遏制日益严重的人类和动物抗微生物药耐药性危机。有些需要投入相当的资金，有些实际上是免费的。然而它们都需要得到切实的处理，没有一个是不切实际的空中楼阁。它们是：

1. 预防需要抗生素治疗的感染。
2. 保护我们现有抗生素的功效。
3. 发现和发展新的抗生素制剂。
4. 寻找新的解决方案，分担抗生素的压力。

预防需要抗生素治疗的感染

在第一个事项领域中，我们已经看到了最切实的进展，至少在公共机构环境中是如此。2013 年，美国疾控中心概述了美国最紧迫的、最严重的、最让人担忧的 18 种抗生素耐药性威胁。这 18 种当中，有 7 种细菌通常会在医疗环境中感染，既包括医院，也包括长期护理机构。这应该并不令人惊讶，因为任何一天里都有超过半数的住院患者在接受抗生素治疗，而且大约 4% 的患者有一种或多种与医疗相关的感染。

控制同医疗相关的抗生素耐药性感染需要两个互不干涉的行动。第一个行动是，更审慎地使用抗生素，来减缓抗生素耐药性的发展。第二个则是改进控制感染的措施，来防止对抗生素具备耐药性的细菌传播。我们知道怎样让这两个行动成功，不需要做出什么重大发现。但是，完成这项工作需要提供充足的资源和训练，精确检测患者的转归情况，在出现可预防的抗生素耐药性细菌感染时，让相关人员承担责任。

我们在前面提到，许多医师和管理者在最初要求医院报告感染率时，举起双手投降说："这是要毁掉我们！"事实证明，这个报告系统是我们控制感染最大的进展。在此之前几乎每家医院都有感染控制项目，有些还取得了可喜的成果。然而，当政府强制实施财政处罚，或对医院体现出的成就提供奖励时，改进开始加速。联邦医疗保险和医疗补助服务中心精明地将付款同患者的转归挂钩。这个举措首先就阻止了大量使用抗生素的需要。

其他预防措施相当简单，例如勤洗手。160多年前，伊格纳兹·塞麦尔维斯医生向他的奥地利同事证明了，在接触患者前洗手可以减少患者在院内死亡的风险。至今还有许多医疗人员没能吸取这一教训。根据大部分统计数据，医生在这方面的表现比护士更加糟糕。

在国际战线上，有一个关注的重点方向是为缺乏清洁水源、基本卫生习惯与卫生设施的地方提供这些条件，而缺乏这些条件会大大加剧传染病的流行。全世界每年有超过200万人死于水体传播的腹泻病。遭到污染的水促进了细菌在人类和环境之间循环，并刺激了耐药基因的散播。

如果每个国家都有清洁水源和充足的卫生设施，这些条件都得到改善，那么目前医生处方里的很多抗生素疗程将不再必要。

AMR 的一份初期报告称："运用世界银行和世界卫生组织公布的数据，我们发现在考虑到收入的情况下，某个国家能够享用卫生设施的人数增加 50%，人均预期寿命就会相应增加 9 年半左右。"

世界卫生组织也建议给 5 岁以下儿童普遍接种肺炎链球菌疫苗，这样可以让每年死于肺炎链球菌感染的人数减少 80 万。《柳叶刀》上的一项相关研究估计，这一举措也会让每年需要使用抗生素的累计天数减少 1 140 万天。

我在职业生涯中观察到的一个真相是，得到统计的事情才能唤起行动。因此我一直强调疾病监测这门发现和统计病例的科学具有至关重要的意义。如果我们对疾病或疫情的暴发一无所知，就会对它束手无策。美国疾控中心拥有一个针对新型流感病毒株的快速探测系统，并于 2016 年 7 月宣布了一项耗资 6 700 万美元的计划，在美国着手建立一个类似的抗生素耐药性快速探测系统。

大概一年前，世界卫生大会发起了 GLASS 项目，即全球抗微生物药耐药性监测系统，支持在世界范围内以标准化方法收集、分析、共享数据。然而这个项目的成员国是自愿参加的，也没有支持它的专门资金。

此外，存在三个有部分重叠的区域性网络，覆盖拉丁美洲、中亚和东欧，还有覆盖整个欧洲的网络，但它们资金有限，覆盖的地区也有限。

我认为所有的这些项目都是为了我们最终的需求预付的定金，我们需要一个全面快速的监测机制，当新的传染病出现时，不光可以向美国发出预警，而且可以为全世界敲警钟。

这样的监测系统有在细菌传播前阻止疫情暴发的潜力。它不仅可以防止不必要的病痛，而且在每个实际情境下它都可以避免患者使用成百上千剂的抗生素。

保护我们现有抗生素的功效

在有关储备我们的抗生素"军火库"的讨论中，如果说有个词的分量比其他都重，那么这个词不是"科学"、"研究"甚至"资金"。这个词是"行为"。

自医疗标准和实践的角度来看，保护我们现有抗生素有效性的关键是行业中所说的管理工作。默克公司的巴里·艾森贝格博士将管理工作界定为"在正确的时候和正确的间隔中，给正确的患者使用正确的药物，做出正确的诊断"。它意味着每家医院都应该有负责控制强效抗生素处方的传染病专家或小组，以免出现不恰当使用。如果你想给患者特定抗生素，就需要传染病专家的许可。

不幸的是，很多情况下说起来容易做起来难，因为医生很少乐意放弃照护患者的自主权。作为一名住院临床医师，斯佩尔伯格告诉我们："我已经记不清和多少这样的人谈过了，他们或是医院的管理者，或是参加了医院管理项目的人，他们说，'我们乐意做限制抗生素使用的项目，然而做不到，因为医生们就是接受不了'。

"那我们为什么要问他们的意见？这里有一个基本概念，假设抗生素是一种社会信任，也就是说，如果我使用抗生素会影响你使用抗生素的能力，而你使用抗生素又会影响我孙辈使用抗生素的能力，那么我们为什么要允许人们做选择？我们知道，在社会中，当个人行为开始影响他人，就触碰到了个人自主权的边界。”

在极少数情况下，针对强效抗生素的使用进行更加严格的指导，可能会让我们犯下致命错误。正如古老的讽刺箴言所提醒我们的那样，医学并不是一门精确的科学。当面对“我会对将来的社会造成什么危害”和“现在我可能对患者造成什么危害”这两种选择时，斯佩尔伯格承认，高效的管理意味着患者偶尔会因不能使用抗生素而死亡，就像那名发烧、喉咙痛、头痛的 25 岁女性，去医院一周后死于感染性休克。

“我知道，给一万个人使用不恰当的抗生素来避免这种情形，弊远大于利，”他说，“但是让你在心中念念不忘的，是那些你失去的患者，而不是成功痊愈的患者。除非我们所有人作为一个社会整体，努力克服这种恐惧和无法恰当评估风险的不理性思考，否则我们就会继续滥用抗生素。”

有效的抗生素管理必须包括公开报告医院、医疗服务机构和私人执业医师的抗生素使用情况，来让那些滥用和误用抗生素的人颜面扫地、名声败坏。最近一项研究追踪了一批开抗生素处方的比率得到公示的医生，发现公示后他们使用抗生素的情况明显减少了。对私人诊所来说，保险公司和政府则可能调整滥用抗生素者的保险赔付率。

另一种策略利用了众所周知的心理学准则——“公开承诺”。这种措施要求医生们在检查室里张贴一份声明，意思主要是“这间办公室不会给患有病毒感染的患者开抗生素，因为这是有害的，也没有效果”。这有助于确保医患双方自一开始就理解并适应恰当的照护标准。医生不希望食言，而患者进门看病时，期望也有所改变。在尝试了这种做法的医生办公室和诊所里，抗生素处方数量平均下降了25%，患者也觉得他们是努力遏制抗生素不恰当使用的一分子。

这些听上去很基础的措施，是管理处方的人保护我们现有抗生素"武器"的功效时最强大的三样心理工具，也就是公共会计和/或让人难堪，财政刺激和抑制，以及公开承诺。如果我们广泛且聪明地运用这些工具，它们就会生效。

针对每一种在美国获得许可的药物，我们都会发布关于其用法的国家指南。制定这些指南的主要是美国传染病学会的成员和其他专家。显然，制药公司希望这些指南尽可能宽泛，有较强的包容性，能够帮助产品的市场销售。我们不要自欺欺人了，制药行业对医师和医院的营销非常有效，否则制药公司不会在这方面花费那么多时间、金钱和努力。

因此，这些指南的一部分目的，就是限制给此类抗生素贴上"优先采用"的标签。你可能会问，这有什么大不了？医师真的会阅读药品标签并作为参考吗？不，绝大部分时间里他们不会。然而，缩小标签上的抗生素使用指南的有效性范围，能限制制药公司推销药品时的理由。强效抗生素和精神科使用的强效精神类药物不同，强效精神类药物的大部分不恰当使用方式并没有写在标签上，而强效抗生素的大部分不恰当处方，其实是根据标签的指导开具的。

这并不是一个看似简单的问题。根据法规，美国食品与药品监督局依据最终能证明药品安全性和有效性的临床数据，对药物进行评估，批准许可。但这对抗生素还远远不够。国会需要通过立法，让美国食品与药品监督局有权规定，只有在特定严重情况下才可授权使用抗生素，这样一来药品标签上才能写明这一点。

国家指南和／或产品标签告诉患者，特定抗生素不仅是对付真正危险的细菌如假单胞菌或不动杆菌时为数不多的几种有效疗法之一，还能够用来对付更加寻常的、青霉素或红霉素就足以解决的细菌感染，而医师们也在对这一问题推波助澜。

现有状况下我们很容易理解上文斯佩尔伯格讲的故事中，外科住院总医师为什么想使用治星。国家指南告诉她可以这么做。所以让我们把这一条加入关键的任务清单：让这类指南缩小药物有效性范围，根据感染状况给推荐使用的抗生素排序，这一点意义重大。

到目前为止，我们的建议主要适用于美国、加拿大和欧洲。对于世界其他地区滥用抗生素的情况，我们能做的相当有限。但在我看来，这份任务清单中第一位的应当是一项国际性努力，说服外国领导人、卫生机构与我们命运相连的普通民众。我们在全球气候变化问题上的国际认识和行动似乎开始取得成果，让我看到开展国际性努力的希望。我们所需要的正是世界范围内关于保存抗生素有效性的教育项目，一如我们需要一个项目来开展在美国盛行了几十年的反吸烟运动。

诚然，像马琳·麦肯纳指出的那样，保存抗生素有效性并不像反吸烟运动般简单或直接。我们可以坦言，香烟是毁灭健康的敌人。对于抗生素，我们必须传达一条更谨慎的信息：如果恰当使用，抗生素可以带来奇迹，但是如果并非真正需要，就根本不应该使用；尽管我们不希望过度使用抗生素，但我们也希望患者能吃完或注射完处方上的剂量，不是一觉得好些了就停药，还有……嗯，你懂的。

美国疾控中心已经开展了各种关于抗生素的教育推广活动，但是面对这样一个对公众健康如此重要而复杂的问题，麦肯纳认为，在得到政府支持的前提下，我们付出的努力可能的确需要像反吸烟运动那样多。

若将手伸得再远些，食用动物的抗生素管理将更加复杂，很大程度上是因为很多人的利益将受到威胁。但拉玛南·拉克斯米纳拉扬已经从医学和经济学角度研究了这一问题，而且他相信随着繁育技术的进步，抗生素在动物生长中的作用会越来越小。他表示，假设现在美国生猪养殖业不再使用抗生素充当催肥剂，考虑到所有积极和消极因素，这对行业的总体经济影响也仅是每头猪的价格下降1.34美元而已。如果我们有硬数据支持这一推测，在养猪业、养牛业和家禽养殖业中解决这个问题，我们就能够真正做出改变。

我们将继续倡导**安全**和**恰当**地给患病动物使用抗生素，无论是对我们饲养来食用的动物，还是对因为满足了工作、娱乐和陪伴需求而受到珍视的动物。可是现在，我们距离这个标准还很遥远。今天，我们使用抗生素，主要是为了清理肮脏且过度拥挤的动物生产设施，弥补恶劣的环境。出于科学与人道主义原因，我们都需要改善这些状况。像拉克斯米纳拉扬那样的专家有充分能力厘清其经济意义。

我相信这一点至关重要，因此2016年时，传染病研究与政策中心推出了一个最前沿的、基于网络的抗微生物药管理信息平台。这个网站为全球社区所面临的方方面面的议题，提供了最新、最全面、最权威的信息。

发现和发展新的抗生素制剂

现在我们要讨论的问题是发现和发展新的有效抗生素制剂。随着耐药性的增加，这变得越来越困难，但是并未超出我们的科学能力范畴。毕竟在研究这个问题的过去 3/4 个世纪里，我们只培养了地球上大约 1% 的细菌。我们不清楚还有多少真正的好东西等着我们。

我们不能期待以营利为目标的大公司在开发新抗生素方面发挥主要作用，因为我们不能再依靠传统商业模式来生产抗生素。预付成本、通过临床试验和批准所需的时间成本、机会成本都会成为让人气馁的关键因素。对大型制药企业来说，将资金和开发资源投入到人们每天都要服用的药物上，要比投入到极少使用的、为了保持功效而限制配额的药物上，更容易获得利润。

2016 年 7 月，生物医学高级研究与发展局、惠康基金会、英国阿尔德利公园 AMR 中心、波士顿大学法学院声明创立"世界上最大的公私合作项目之一，致力于新抗微生物产品的临床前发现和发展"。生物医学高级研究与发展局为项目第一年度提供了 3 000 万美元，AMR 中心则在第一年度贡献 1 400 万美元，并在五年内提供多达 1 亿美元。其他组织也会参与。这一合作项目的目标是"在开发初期阶段就挑选出有前景的备选项目，为具有耐药性的细菌感染疾病提供备用治疗方式"。

这当然是个前途无量的开端，可它仅仅是个开端。花在这项工作上的金钱好像非常可观，但我们必须客观看待这个现象。不少德高望重的专家都曾呼吁过，开展一项国际性的科学努力，投入和

CERN（欧洲核子研究组织）相仿的资金。CERN 运营着世界上最大的粒子物理学实验室，目标是探索宇宙的基本结构。2016 年 1 月 12 日《柳叶刀·传染病》杂志上的一篇文章里，以劳埃德·恰佩夫斯基博士为代表的 24 位杰出科学家指出，CERN 的大型强子对撞机项目耗资约 90 亿美元，国际空间站耗资约 1 440 亿美元，然后他们得出结论，"旨在解决抗微生物药耐药性问题的抗生素研究和发展，所需资金投入可能居于这两者之间"。

这种投资不大可能出现，但让我们多少意识到顶级专家们对这一问题的重视程度。尽管 AMR 早就估计过，到 2050 年会有 3 亿人因耐药性问题死亡，世界经济将损失 100 万亿美元，但没能引起所有人的注意。

我们的建议（和我们有关疫苗的建议一样）是开展"国防承包商"模式，将抗生素当成一种国家信托，这是行得通的。这种模式也将一部分决策权交到民选代表手中，就像对待国防工业一样。如果五角大楼认定，它需要新的航空母舰、喷气式战斗机或任何其他类型的装备，就会要求投标，然后签署开发承包合同。

在喷气式战斗机或航空母舰的例子中，政府是唯一的买家。但新抗生素的情况并非如此，尽管政府通过联邦医疗保险、军方、退伍军人管理局和别的项目，可能会是主要的买家之一。在抗生素开发过程中，公私合作的关键是解除签订合同的制药公司所承担的那些重大经济压力和现值时间压力。在抗生素确实是首选药剂的情况下，公司可以收取溢价，以弥补药品用途受限造成的损失。

虽然我们都在抱怨特定处方药的价格，但是在这种情况下，我们不得不考虑药品的实际价值。如果一种新抗生素比之前的同类非专利药昂贵很多，能让患者早两三天出院，那么衡量它的实际价值时，就必须参考额外这两三天的住院开销。与之类似，如果成本高昂的原因是新药不能普遍投入使用，以确保它在治疗无法通过其他方式治疗的疾病时不会失效，那么它的真实价值就几乎超越了成本评估。

不过，马琳·麦肯纳还是加上了一句有先见之明的警告，就算我们遵循这个模式，"总有一天也会有人想出一些金融机制，允许新药流入市场。要是我们不改变行为习惯，我们一旦耗光旧药，就会开始动用这些新药。我们永远不可能快问题一步，除非改变行为习惯"。

寻找新的解决方案，分担抗生素的压力

我们怎样寻找新方案去解决抗生素耐药性问题？答案是，通过寻找不促进耐药性的方式，预防和治疗一些传染病。

首先，我们需要优先考虑针对当前流行的或新出现的感染而进行的基础疫苗研究。

宿主改造疗法也颇有前途。这意味着治疗手段更倾向于影响宿主也即患者的身体来阻碍感染，而非试图杀死病菌。某些情况下这种疗法可能钝化炎症反应，另一些情况下可能会增强反应。

另一种方法是被动地治疗某些感染。对那些通过释放毒素来造成破坏的细菌，例如葡萄球菌或白喉杆菌，如果能够中和毒素，治疗效果就会和杀灭病原体一样有效。其中一种疗法实际上可以追溯到发现抗生素之前，是由德国医师埃米尔·冯·贝林于 19 世纪 90

年代发明的血清疗法。该疗法会将已经感染过白喉的人的血清，注射到患者体内，他用这个方法治疗白喉。

另一种被动策略是剥夺有害细菌分裂和生长所需的营养物质，例如铁。细菌不能自行制造铁，所以必须自宿主那里偷取。如果我们找得到"隐藏"铁、不让它们接触的方法，可能就不需要攻击细菌内部的生物化学途径，而那是正让细菌获得耐药性的原因。未来几十年里，我们或许可以期待这一领域出现重大科学突破。

然后是噬菌体的使用，这是能够感染并杀死特定细菌的病毒。噬菌体产生的溶素是一种可以消化细菌细胞壁的酶。换言之，我们会故意引入一种只感染病原体的病毒来治疗患者。人们早就有这个想法了，但必须经过严格的测试才能检验，而我们还没有这样做过。我要再强调一次，这种情况下我们需要更多、更好的数据。

AMR 的报告还预测，计算机科学、人工智能的重大进步既可以处理海量大数据，来确定在特定情况下使用抗生素的最短生效周期，又可以协助医生进行初步诊断，还可以设计专门分析农业用抗生素的应用程序。

最后，快速诊断和生物标志物检测的发展和实施，可以帮助区分病毒感染和细菌感染，因为我们已经看到，病毒和细菌的相似性导致了许多令人警醒的过度用药案例。此类检测在疾病监测上也非常管用。许多专家认为，这种技术固然存在，却不一定存在研发和生产它的经济动机。这完全取决于联邦医疗保险和商业保险公司愿意为了什么项目报销。例如，要是检测费用超过了检测结果呈阳性时医生开具的抗生素的费用，那么就会出现针对检测的巨大阻力。反过来说，如果我们已经到了耗光大量廉价药剂的地步，那么快速检测就变得划算多了，哪怕它的费用完全没有变化。

＊ ＊ ＊

我们开始看到，国际战线上对抗微生物药耐药性威胁的警觉程度有所上升。2016 年 4 月，12 个亚太国家的卫生部长在马尼拉参加了由世界卫生组织、日本政府、联合国粮农组织、世界动物卫生组织主办的会议。

为期两天的会议后，他们保证在对抗耐药性方面相互协作并做出让步。世界卫生组织西太平洋区域主任申英秀博士在一份声明中说，"抗生素耐药性是人类健康如今面临的最大威胁之一。拥有有效的抗微生物药对各国的社会和经济发展也至关重要。允许我们采取行动以避免后抗生素时代的机遇窗口期相当有限"。

如果说对于全面的、国际性的处理抗生素耐药性问题的方法，有哪份报告做出了严肃的展望，那就是 2016 年 5 月的 AMR 报告《全球应对耐药性感染：最终报告和建议》。报告内容并无惊人之处，我们只能希望，在报告传达的信息背后，作者们和 AMR 组织本身的资格和声誉，将提供必要的推动力。

AMR 报告深入拓展了我们上述 4 个优先事项，提出全球应提高警觉，改善卫生条件和水质，规范农业抗生素使用，加强监测，投资快速诊断，寻找替代疗法，支持不具备商业条件的治疗方法，鼓励投资新的抗微生物药，建立全球抗生素管理联盟。

这些建议当中，一半以上对世界公共卫生领域的其他重要方面同样适用，因此抗击耐药性并不会让我们投入大量资源却只为避免一个可能不会到来的危机。这些举措不光有助于我们保存抗微生物制剂的有效性，还会整体改善世界卫生状况。世界上还能有什么比这更重要吗？

AMR 报告的作者们还建议制定一个十年发展目标，减少使用动物用抗生素，加强对食用动物饲养实践的重视，不在动物中使用作为治疗人类致命感染"最后防线"的那些抗生素，要求食品生产商提供有关抗生素使用的信息（不光对政府报告，也对公众公开）。如果食品销售者必须标明他们的家畜、家禽和鱼类是否在饲养过程中使用了抗生素，那么食品购买者当然会在零售市场上表达自己的偏好，特别是在他们的选择得到了宣传运动支持的情况下。

AMR 报告估算，接下来十年间，所有十个项目将总共花费 400 亿美元，然而与全球生产制造业在 2050 年可能因为具备耐药性的感染疾病而损失约 100 万亿美元相比，这一成本微不足道。

这些作者承认，"没有一个国家能自行解决 AMR 提出的问题，而且我们提出的几项解决方案，至少需要足够数量的国家愿意努力改变现状，在背后支持这些方案"。比如说，如果中国或印度不能参与或预先投入，建议的很多措施就无法奏效。

这项任务并不容易，难度可能不低于鼓舞全世界去应对气候变化问题。我们可以争论，这些规定被接受和执行的可能性有多大。目前无可争议的是，如果我们未能行动或行动不足，后果将不堪设想。

吉姆·奥尼尔对委员会的建议能否成功持谨慎乐观态度。他说，抗击耐药性的想法第一次得到鼓励，是在 2015 年土耳其安塔利亚的 G20 峰会上，闭幕词中提到了抗击抗生素耐药性的承诺。

"从我在金融领域的经验来看，"他表示，"当某件事被列入 G7 或 G20 议程后，很少会不了了之。同时还有许多其他机构希望参与进来发挥更大作用。

"我梦想有这样一份声明：'G20 部长们今天一致同意，现在将努力落实他们所得出结论的细节，支持新药入市奖励制度，并创立新的全球性基金来支付这些奖励。'"

制药行业在 2016 年 1 月瑞士达沃斯世界经济论坛上的声明也让奥尼尔感到鼓舞。在那里，超过 80 家主要国际制药公司、仿制药公司、诊断技术公司、生物技术公司和重要行业机构达成一致，呼吁政府和制药行业采取全面行动，应对具备抗生素耐药性细菌的感染，也就是所谓的超级病菌感染。达沃斯论坛上的声明仅仅是企业的表面文章，还是会带来实际变化，依然需要观察。

这个委员会及其建议代表了我们的最佳选择。如果我们没能抓住这个机会，就得准备好向孙辈解释，为什么他们被迫在没有抗生素保护的情况下生活以及奋力求生。

第18章

流感：传染病之王

世界上所有足以造成超过1 000万人死亡的事物中，
可能性最大的是一种由自然原因或生物恐怖主义引起的流行病。

——比尔·盖茨，《新英格兰医学杂志》

2015年4月15日

　　面对通常被称为"流感"的季节性病毒感染时，公众并不会像面对埃博拉或寨卡病毒那样心神不安。然而，流感病毒会导致各种各样的状况和后果，从无症状感染到死亡。事实上，在任何一年里，季节性流感仅在美国就能夺走 3 000～49 000 条人命。这意味着在有些年份，它造成的死亡人数同车祸一样多，甚至犹有过之。诚然，因此丧生的不少是老年人、免疫功能低下的人或身体状况不佳的人。但就像我们对高速公路意外死亡事故的态度一样，我们似乎已经将每年的流感死亡人数纳入了个人的威胁矩阵中，并认为这没什么好担心的。我们许多人甚至懒得去打流感疫苗，哪怕它们在本地药店以很便宜的价格出售，可以在几年内针对流感提供适度保护。

　　我们每一年都需要新的疫苗制剂，因为流感病毒在人与人之间的传播是不稳定的、不可靠的。人传人的过程中，它们非常容易突变。

　　流感病毒属于一个单节段 RNA 基因组的族，根据它们的核心蛋白特征，被划分为甲型、乙型和丙型。它们在复制时会经历很高的突变率和频繁的基因重组，这许多 RNA 基因组病毒的特征。当病毒在一个肺细胞内复制时犯了"错误"，就会出现突变。两种不同流感病毒同时感染一个人或一头猪时，就会出现重组，随后交换和重新排列遗传物质，创造一种新的"混血"病毒。

　　流感病毒突变通常只会导致新出现的毒株产生微小变化，尽管如此，疫苗还是需要更新换代，有时每年更换一次。我们将病毒的突变称为抗原漂移（antigenic drift），这是一种相对较小的变化。重大变化则伴随重组出现，结果是产生新的病毒，可能与人类之前见识过的任何病毒都不一样，并成为引发下一次全球大流行病的毒株。这个过程被称作抗原转变（antigenic shift）。因为所有这些抗原漂移和抗原转变，免疫系统经常被迫将每种新毒株当作从未见识过的毒株来处理，必须对病毒发动新的攻击。

　　我们根据病毒粒体表面两种蛋白质的特征，给造成动物和人类流感大流行的甲型流感毒株进行分类。这两种蛋白质是血细胞凝聚素（HA）和神经氨酸酶（NA）。HA 具有同它接触到的肺细胞结合的能力，就像钥匙插进锁眼，病毒复制过程因此开始。当细胞的遗传机制产出了大量病毒粒体，满到要爆裂时，它真的会爆裂让成千上万新的病毒粒体迁移出去，同其他细胞结合。神经氨酸酶的目的是让这些病毒粒体能够逃出细胞的限制，扩散到其他细胞中，甚至乘着"咳嗽带起的风"离开人体。对大部分流感毒株有效的抗病毒药物，如奥司他韦（商品名是达菲）和扎那米韦（商品名是乐感清），其工作原理就是阻碍 NA 的功能，这也是它们被称作神经氨酸酶抑制剂的原因。

当我们将甲型流感病毒描述为 H3N2、H1N1 或 H5N2 时，指的是它们的 HA 和 NA 成分。技术层面上，我们用类型和 HA、NA 特征来指代流感病毒，例如"甲型 H3N2"。然而对于能引起人类和动物流感的那些甲型流感病毒，我们缩短了名字，只提及 HA 和 NA 成分，比如称它为 H3N2 病毒。目前的甲型流感病毒中，我们已经鉴别出了 18 种不同的 HA 亚型和 11 种 NA 亚型，可能的组合总计 198 种。最近一场大流行发生在 2009 年，被归类为 H1N1 病毒，它是致命的 1918 年流感毒株的后裔。

正如明尼阿波利斯市的白页居民电话簿上至少有 74 个同名的唐纳德·彼得森（Donald Peterson），具有相同 HA 和 NA 特征的两种流感病毒实际上可能是不同的毒株。例如 2009 年在人类中传播的 H1N1 病毒，和 1977 年以来的它的先祖一样传播。然而后来在墨西哥出现了一种不同的新 H1N1 病毒，最有可能是因为病毒在猪群中重组产生的。人类就算之前感染过更古老的那种 H1N1 毒株，也不能幸免于这种新毒株的侵袭，它导致了 2009—2010 年的人类流感大流行。

"关于流感，我们首先要理解的就是，"介绍 1918 年大流行病的最权威著作《大流感》的作者约翰·巴里表示，"它们都是禽流感，不存在自然产生的人类流感病毒。"甲型流感的主要储存宿主，也就是病毒源头，是野生水鸟。鸟类能够四处迁移，也确实会这样做，所以通过它们的呼吸和排泄物传播病毒相当容易。动物流感病毒并不容易传给人类。然而它们能够轻松传给其他物种，包括鸡和火鸡等家禽，还有狗、猫、马、猪。猪对人类感染禽流感病毒异常重要，它们肺部的细胞具有和鸟类、人类病毒相匹配的受体，所以猪的肺部成了流感毒株"相遇"并混合的理想场所。甚至可能出现三方重组，即人类、鸟类和猪三个物种感染的毒株混合，形成一种完全无法预测的新流感病毒。当这种状况出现时，就像在进行一场基因"轮盘赌"，新的毒株与产生它的旧毒株相比，危害或小或大。1918 年的"轮盘"转出了毒性强大的"头奖"。

就流感潜伏的机会而言，地球上最危险的地方是大量居住着人类、鸟类和猪而且彼此接近的地方，例如中国和东南亚的食品市场或美国中西部的产业化农场。

正是流感毒株的易变性和混合导致的一系列可能结果，让它成为传染性微生物的"万兽之王"。它既可能像普通感冒一样温和，也可能像天花那样可怕而致命，甚至比天花更容易感染。流行病学家害怕这种特殊"猛兽"的原因正在于此。

流感和所有其他"可能的"点源疾病如埃博拉和马尔堡病毒之间，还有一个至关重要的差异，这个差异构成了所有瘟疫题材小说和疾病暴发题材电影的基础。作为传染病流行病学家，我们都知道，大流行性流感是一种**一定会发生**的传染病。

自 16 世纪起，它**已经发生了**至少 30 次，而且我们的现代世界展现出了它迅速回归所需的全部要素。

我们前面提到过，在现代，没有一场疫情暴发能同 1918—1919 年的全球流感大流行相提并论。虽然这场疫情被称作西班牙大流感，但是它可能开始于美国，特别是堪萨斯州哈斯凯尔郡的农业区。这种毒株是首先感染了猪，然后传给人类，还是反过来，目前尚不清楚。流行病学证据表明，它可能自堪萨斯州出发，向东抵达一个大型军事基地（即今天的莱利堡），然后和新兵一道去了欧洲。第一次世界大战期间，高度集中的士兵接受作战训练时，必须生活在一个个狭小空间里，这必然导致状况恶化，而大批军队横渡大洋也是如此。

和大部分季节性流感病毒毒株不同，1918 年的 H1N1 毒株违背了达尔文的进化论观点：它并不会带走许多老年人、体质虚弱者和非常小的孩子，也就是免疫系统薄弱或不健全的那些人，它反倒带走了最强壮、最健康的那些人和孕妇，数量高得离谱。这种 H1N1 毒株会在健康人体内引起"细胞因子风暴"，我们在第 5 章里已经谈到过。免疫系统的这种过度反应严重损害了肺、肾、心脏和其他器官。如今，在治疗由于细胞因子风暴而垂危的患者这方面，我们比 1918 年时强不了太多。2009 年的 H1N1 流感大流行并未造成大量人口死亡，然而它也在不少年轻人身上引起了细胞因子风暴并夺走他们的生命，就像 1918 年时那样。

在 1918—1919 年，这些死亡相当恐怖。自患者首次出现症状算起，几个钟头内血液就会开始渗入肺部的气室。到第二天，肺部就由富含氧气的"海绵"变成血淋淋的"破布"，痛苦的患者将真正意义上地淹死在自己的体液里。当时的一份报告称，"一个强健的人下午 4 点首次出现症状，晚上 10 点就去世了"。

那些没有死于细胞因子风暴的人照样容易患上继发性感染造成的致命肺炎或严重肺炎。因为一开始的流感病毒已经破坏了呼吸道上排布的保护性上皮细胞，细菌得以感染肺部。我们无法将那时病毒导致的死亡和随后细菌导致的死亡区分开来，可是有迹象表明，大部分发病和死亡是一开始的病毒导致的，所以就算那时候已经有了抗生素，也派不上多大用场。

在纽约市，流感大流行让 21 000 个孩子成了孤儿。它传播得异常广泛，以至于疫情同时在波士顿和孟买达到顶峰。在世界上一些地方，根据约翰·巴里的说法，人口死亡率过高，连尸体都来不及尽数埋葬。美国几乎全部城市的棺材都一度脱销。常规的民事活动和商业活动都无法开展，因为生病或死亡的劳动力太多了。有些病人活活饿死，不是因为缺乏食物，而是因为有太多人害怕病人和他们接触。流感患者不像埃博拉患者那样直到出现症状时才能传染别人，流感在你感觉不舒服之前就已经能够传染他人。

最新的估计表明，1918 年流感在世界范围内造成的死亡人数可能达到 1 亿，远远超过第一次世界大战中被杀的所有士兵和平民人数。14 世纪欧洲的腺鼠疫和肺鼠疫造成的死亡人数占总人口比例更大，当时的总人口也更少。但光从死亡人数来看，1918 年流感是有史以来最致命的一场大瘟疫。1918 年秋冬到 1919 年春天的六个月里死于流感的人数，超过了人群中发现 HIV 病毒以来大约 35 年里因艾滋病而死去的人数。

这场疫情暴发的影响异常深远，美国人的预期寿命统计平均值立刻下降了 10 年以上。别忘了，1918 年时的世界人口数量大约是今天的 1/3。

自那之后，季节性流感年年悄然而至，其中有三次是大流行病：1957 年的 H2N2 亚洲流感、1968 年的 H3N2 香港流感、2009 年的 H1N1 猪流感。这些流感造成的破坏都不能同 1918 年的流感相提并论，可是世界范围内的发病率和死亡率照样很高。2009 年，公共卫生官员事实上一直在密切关注 H5N1 病毒的传播，这种毒株来自东南亚，目前还没有出现人传人，然而它自动物传播给人类时，死亡率高达 60%。

在 1976 年的新泽西州迪克斯堡，有几名士兵患病，其中一人死亡，他们似乎感染了同 1918 年流感毒株高度相似的 H1N1 毒株。此后公共卫生官员决定谨慎行事，敦促杰拉尔德·福特总统批准了一项由政府资助的大规模疫苗接种计划。当时一大批亲身经历了 1918 年大流行病的人还在世。事实证明，1976 年并未暴发大规模疫情，迪克斯堡之外并未出现病例。疫苗接种行动的余波和与之相关的吉兰-巴雷综合征病例，给人们留下了不信任疫苗和怀疑疫苗的"遗产"，某种程度上说，我们今天还在同这些不信任与怀疑做斗争。

回顾往事，我们很难去责怪公共卫生官员，当驻迪克斯堡的士兵身上发现 H1N1 病毒的证据时，他们是如此警觉。然而，如果我们能够重新来过，或是在将来某个时候再经历一次，我们**应该做的**是增加疫苗产量，然后观望，等到病毒开始传播再开展大规模接种工作。

田纳西州孟菲斯市圣犹达儿童研究医院的罗伯特·韦伯斯特博士及其同事分析了 2009 年大流行病的 H1N1 病毒，发现它是从一种北美猪流感病毒中分离出来的，但是从欧洲猪流感病毒的谱系中获得了两个基因片段。

事实证明，在大多数人看来 2009 年流感大流行算是相对温和的，尽管许多人的情况并不容乐观。全球范围内，据估计有 30 万人死于 H1N1 病毒感染，其中 80% 不到 65 岁。疾控中心的结论

是，在美国，H1N1 大流行第一年里就出现了超过 6 000 万例感染，
12 000 人丧生。值得注意的是，在美国 87% 的死者不到 65 岁。这
同典型季节性流感年度超过 90% 的死者年龄在 65 岁或以上的状
况，形成了鲜明对比。因此，尽管死亡人数同常规流感的年度数据
相当，死者的平均年龄却要小得多。2009 年时，流感的"偏好受害
者"是孕妇、肥胖者、哮喘患者和某些神经肌肉疾病患者。重症或
死亡病例中，这些人占了 60% 左右。这种死亡模式同 1918 年时世
界经历过的非常近似，只是规模小得多。

我们现在意识到，流感大流行病例存在两种截然不同的模式。
一种是我们在 1918 年和 2009 年大流行中看到的，重症或死亡病
例中，年轻人比例高得不寻常。另一种是我们在 1957 年的 H2N2
大流行和 1968 年的 H3N2 大流行中看到的，大部分死者是老年
人，同季节性流感的情况一样。在美国，1918 年和 2009 年流感大
流行中死亡病例的平均年龄分别是 27.2 岁和 37.4 岁。但是要考虑
到 1918 年时预期人均寿命是 48 岁，而 2009 年时是 78 岁，从人口
统计学来看，2009 年的死亡病例群体实际上比 1918 年的更加年轻。
1957 年和 1968 年大流行中死亡病例的平均年龄分别是 64.2 岁和
62.2 岁。这两个数字接近当时的预期人均寿命；1957 年时美国人的
预期人均寿命是 68 岁，而 1968 年时是 70 岁。

我们的研究小组计算了 20 世纪的 3 场流感大流行和 21 世纪的
1 场流感大流行中患者早逝的情况，这个统计数字被称作"65 岁之
前损失的寿命"，我们发现 2009 年流感大流行对人类的影响，要比
单纯的死亡总人数所反映的大得多。在替未来的大流行病制定计划
时，这是需要重点考虑的，因为重症和死亡病例主要是年轻人的情

况，与重症和死亡病例是上了年纪、大部分已经退休的人的情况，对我们医疗资源和全球经济劳动力的影响将有很大差异。不幸的是，目前 H5N1 和 H7N9 这两种可能导致下一场大流行的主要禽流感病毒，造成死亡病例的平均年龄是五十出头。

哪怕一场紧迫程度适中的大流行病也会影响我们生活的方方面面。

我们目前处在全球即时生产制商业模式中，我们今天用到的所有一切都与远在我们居所以外某个地方的生产线存在某方面重要关联。如果一家中国工厂突然因 30%～40% 劳动力病倒而无法运转，我们的壁橱或仓库里也不会有这家工厂的货物储备让我们熬过难关，直到它重新开张。如果暴发疫情的地方多到一定程度，让一家工厂无法从其他工厂那里拿到需要的零部件和物资，我们就会看到多米诺骨牌效应，世界贸易受损，经济开始衰退。

不光是贸易，如果同样比例的工人几天或几周无法上班，城市运转就会面临困难。垃圾无人清运，轮班的消防员人手不够，警察无法对每一个电话做出回应，学校关闭，医生和护士也不在医院里露面。

医院和卫生保健系统受到的影响将最为严重。只要病例数量不超过重症监护室的容纳量，病房就能够为流感重症患者提供帮助。但如果重症的数量上升 30% 会怎样？目前在正常情况下，我们的病房容纳量已经几乎达到了极限，因为体系中的所有"臃肿"部分都为节省预算而砍掉了。我们没有任何紧急应变能力。我们保护医护人员所需的设备也会用尽，例如紧贴面部的口罩与呼吸机。要是他们意识到，患上流感的可能性因缺乏防护设备而大幅增加，谁又会来上班呢？

　　这里有个更糟糕的例子。如果生命垂危的流感患者中有 1% 需要呼吸机，我们或许可以应对。如果有 3%，那就别想了，我们国家没有足够的机器，不管哪个国家都没有。就算它们有，你觉得会借给我们吗？这意味着很多人会死去，哪怕我们具备拯救他们的技术。我们会遇到分诊的难题和谁都不愿面对的艰难选择。

　　2009 年流感疫情暴发后不久，我们在传染病研究与政策中心进行了一项研究，对一组世界级的药剂师展开问卷调查，他们精通医院内各专业方向如急症护理、慢性病护理、急诊护理等所用的多种药物。我们问他们，日常必须用到的药物有哪些。这些药不是抗癌药物，不是艾滋病药物，而是必不可少的、不能延误一天的、维持生命的药物。我们最后列了一张清单，包括 30 多种关键药剂，其中有用于 1 型糖尿病患者的胰岛素，可以扩张血管的硝化甘油，用于稀释血液和透析的肝素，可以在手术、插管和心肺机连接时导致肌肉松弛的琥珀胆碱，用于充血性心力衰竭的呋塞米，用于心绞痛和严重高血压的美托洛尔，用于严重低血压的去甲肾上腺素，可以打开肺部气道的沙丁胺醇，还有其他各种心脏和血液循环药物以及基本抗生素。

　　所有这些药物都是仿制药，主要或只在海外生产，大部分在印度和中国。我们没有大量库存，供应链很长，且极端脆弱。

　　我们一定不能认为流感大流行可能给人类带来的痛苦与煎熬仅限于那些在美国感染的人。我们必须意识到大流行病可能导致的惨烈后果，意识到因为严重缺乏救命药物或医疗护理而出现的所有死亡，并为此制订计划。如果在中国或印度，负责生产这些药物的工厂劳动者因患病而不能工作，或者运送药物的货轮船长死于途中，我们都会受到重大影响。

如今，流感正在超级进化，胜过了地球历史上此前任何时期的进化。我们的食用动物数量巨大，它们也放大了病毒的传播效率，因此，基因"轮盘"的旋转次数也增加了。回想一下关于抗生素耐药性的第 17 章，我们谈到当今世界需要养活 73 亿人口。近年来，现代圈养式农业的迅速扩张，加上世界各地数以百万计小型农场的建立，给了流感病毒找到合适宿主，在家禽和猪身上繁衍的充足机会。全球每年出产的禽肉达到 88 723 000 吨，也就是说有数十亿只鸟被孵化、饲养和宰杀。所有这些鸟都同人类有着频繁的直接或间接接触。此外，全球每年出产的猪达到 413 975 000 头，它们给流感病毒进化过程添加了最后的——或许在生理学上也最完美的——原料。

2015 年 2 月，世界卫生组织颁布了一份题为"来自反复无常的流感病毒世界的预警信号"的文件。这份报告警示人们，鸟类中的毒株迅速变化，可能在人类当中引起大流行病：

> 野生鸟类和家禽中传播的流感病毒，就多样性和地理分布而言，都达到了自现代病毒检测和鉴定工具问世以来从未见过的水平。全世界都应关注这一问题。
>
> H5 和 H7 亚型禽流感病毒是目前最受关注的问题，因为它们能迅速从仅引起鸟类轻微症状的病毒变异为能引起家禽严重疾病甚至死亡的病毒，引起灾难性的疫情，并给家禽业和农民的生计造成巨大损失。

　　自 2014 年起，世界动物卫生组织（简称国际兽疫局），已经收到了 41 次在鸟类中暴发 H5 和 H7 禽流感疫情的报告，这些疫情由 7 种不同种类的病毒引起，影响了非洲、美洲、亚洲、澳大利亚、欧洲和中东的 20 多个国家。其中几种病毒是仅在过去几年里野生鸟类或家禽传播过的新病毒。

　　这一陈述概括了 2014 年到 2015 年 2 月这 13 个月间，病毒活性不断增长的状况。仅仅 13 个月后，到 2016 年 3 月，H5 和 H7 亚型的疫情暴发次数就上升到了数百，包括 9 种不同病毒，涉及 39 个国家。

　　H5 和 H7 亚型病毒活性的这种可怕增长，并不一定意味着人类大流行病即将来临，但也不排除其可能性。自 2004 年以来，850 个上报且有记录可查的人类 H5N1 流感散发病例中，445 个（即 52%）最终去世。这些感染者的平均年龄为五十出头，明显低于季节性流感死亡病例的平均年龄。

　　H7N9 这种传染性毒株自 2013 年首次被记录在案以来，212 人（即上报病例的 37%）因此丧生。这些病例的平均年龄为 50 岁左右。而且除了 H5N1 和 H7N9，值得关注的甲型禽流感毒株还有不少。自 2013 年以来，H5N6 一直在中国南部和西部、老挝、越南的家禽中传播，最近导致了人类感染。有可能感染人类的禽流感病毒名单还在不断加长。

　　2015 年时，高致病性（引起严重或致命疾病）的 H5N2 禽流感病毒来到了我们自家后院 —— 明尼苏达州和美国中部其他区域。3 月初到 6 月中旬，美国中西部北方的养禽场暴发了规模空前的 H5N2 病毒感染，223 家养禽场出现病例，超过 4 800 万只鸟死亡或被实施安乐死。这种病毒或许是随着来自亚洲的候鸟抵达中西部的，可能在鸟类飞过密西西比河与落基山脉的路线上交换了病毒毒株。

H5N2 病毒为什么能在相隔数英里的养禽场之间传播得那么快，至今尚不清楚。我作为一项大型流行病学研究的高级调研员，试图通过研究了解病毒如何自一个养禽场传播到另一个，尽管付出了不少努力，我们却照样无法确定发生了什么。我个人认为感染病毒的野生鸟类同家禽接触后，病毒是经由往返于不同养殖设施的人类身上被污染的衣服和靴子传播的，或者是通过共用被污染的设备传播的，也可能是通过空气传播的，因为禽类在死亡前会释放大量病毒，被污染的空气流通到了饲养棚以外。

H5N2 病毒暴发是养禽业的灾难，也可能是迈向新的人类大流行病的第一步。出现禽流感的县当中，有不少的生猪饲养数在中西部也名列前茅。别忘了，当猪感染流感病毒时，它们几乎不会表现出很多症状。然而猪会同时感染禽流感病毒和人流感病毒，它们的肺部提供了理想的"搅拌碗"。考虑到 H5N2 可能通过空气传播到离源头数千米远的地方，猪和家禽的饲养又相当集中，我确信猪也被感染了。它们只是没有发病，也没有接受流感感染的检测。但对于未来将会发生什么，我确信发现猪感染流感只是时间问题。

* * *

我相信，自己现在对流感的了解要比 15 年前所认为的要少，尽管自那时起，我就一直在研究它。我们对这种病毒了解得越多，了解它是怎样同动物和人类种群互动的，了解它是怎样以及为什么发生基因变化的，了解这些变化意味着什么，我们面对的问题就越多，能够确定的答案就越少。

因此我们永远不能确定，我们离导致下一场大流行病的突变或进化压力有多近。

第19章

大流行病：从无可言说到不能避免

到此大家都公认"红死魔"已经上门来了，他如宵小一样溜进来。

寻欢作乐的人，一个接着一个地倒在血染满地的舞厅里，

尸横狼藉，个个都是一副绝望的姿态。

乌檀木时钟的生命也终于随着放荡生活的告终而结束了。

香炉的火光也熄灭了。只有黑暗、衰败和"红死"一统天下。

—— 《红死魔的面具》，埃德加·爱伦·坡*

---

* 引自陈良廷译，《红死魔的面具》，浙江文艺出版社，2001 年 12 月。——编者注

当我们尝试评估另一场 1918 年那种流感大流行的风险时，要记住之前我们提出的观点，我们生活在一个全球互相依存的世界里，快捷旅行相当普遍，许多人、猪、鸟的生活密切接触。因此世界已经变成了超级混合容器，其中人口大概是 1918 年的三倍。

我们不知道我们观察的所有流感毒株中哪种将导致大流行病，也不知道会不会有某种前所未见的病毒肆虐全球。我们知道的是，一旦大流行病发生，它会在我们意识到问题发生之前扩散开来。除非我们有所准备，否则控制流行病就如试着抓住风一样徒劳。

世界著名宏观经济学家、前财政部长拉里·萨默斯在国家医学院全球健康风险框架委员会发布的《被忽视的全球安全维度：抗击传染病危机的框架》报告的摘要演讲中，就这一问题发表了入木三分的观点：

我们面临的所有问题当中，流行病和传染病是全球严峻程度与其得到的政策关注度最不成比例的。也就是说，相对于它对人类的重要意义，它是最不受关注的问题。用一种直接的方式比较一下：如果你计算在我们当前的全球发展路径上，传染病和流行病在未来一个世纪里给人类带来的预期成本，会发现大致是全球气候变化的预期成本的两到三倍。与全球气候变化问题相比，流行病和传染病问题受到的关注之少，令我震惊。

全球气候变化问题应当获得关注，而且值得更多关注，这一点清清楚楚。然而我相信，全球健康风险获得的关注应当比目前多得多。

我们的民防结构是为一次性打击的灾难而建立的，像堪萨斯州的 F4 级龙卷风、新奥尔良的 5 级飓风，甚至是撞上纽约摩天大楼的飞机。然而要是我们同时面临二三十次"9·11"事件或"卡特里娜"飓风，情况又会怎样？就像国防部长唐纳德·拉姆斯菲尔德在提到伊拉克战争时那句恶名昭彰的话所说："开战时你用的是现有的军队。他们不是你以后可能想要或希望拥有的军队。"

一场灾难性的流感大流行会像一场放慢动作的海啸那样铺开，持续 6～18 个月。

1918 年大流感时，不到两年时间里出现了三波明显的疾病浪潮，这正是我们可能再次面对的。所以，我们唯一可能拥有的"万福马利亚"就是之前落实的所有准备。

这些年里，我们在传染病研究与政策中心的团队已经替各种组织举行了许多"桌面演习"，并进行指导，对象包括从白宫和《财富》500强企业到各州和地方政府，也包括公共卫生部门和医院。这些演习基本上是在模拟现实的灾难应对场景，涉及应急管理、公共卫生、紧急响应等所有领域的指挥者，对市、州、全国政府或其他相关组织体系的计划进行压力测试。

接下来是一个虚构的"桌面演习"场景：当今世界上出现流感大流行，毒株的毒力同1918年的H1N1相当。我们将主要用现在时叙述它，需要信息或历史视角时就转换成过去时，我在指导"桌面演习"时就是这样做的。负责公共卫生准备和业务连续性计划的同事们之前已经审核过，普遍认为这个场景很真实，有可能在现实中发生。别忘了想象你自己和家人就生活在这个场景中。

* * *

起初，Z国大都市S市区域的医生们认为，他们只是碰到了晚季流感病例，然而他们的患者看起来并没有好转。这时是4月中旬；在Z国，流感应该快消失了。没过多久，医生们就意识到了，在急诊室里见到的数百名患者的情况前所未有。过去两天里，至少50名患者死于急性呼吸窘迫综合征；这一区域许多医院的重症监护室无法再接收新患者，它们已被挤得水泄不通。许多病例中，感染者报告称他们仅发病一两天，有的甚至仅仅几小时。大多数感染者是之前身体健康的年轻人和孕妇。

临床医生们很快确认，这些患者得上的毁灭性疾病同过去几年里被诊断出染上某种禽流感的1 000多名Z国患者类似。然而，这次情况不一样，在过去，禽流感病例的发病地点和时间都非常分散，一个家庭内很少出现多例。如今在整个 S 市地区，所有医院的急诊室甚至重症监护室都塞满了病入膏肓的患者。

Z 国公共卫生官员最担心的事情成了真，入住三家不同医院的 8 名患者的痰样，被证实携带 H7N9 流感病毒。这是一种禽流感病毒，2013 年时在 Z 国首次被发现能够感染人类，现在朝着变成大流行性流感病毒迈出了最后一大步。

与此同时，更多病例在其他区域纷纷出现。在之前检测出这种毒株的 Z 国各地，由家禽传染而患病的人口中有约 1/3 死亡。然而携带病毒的鸟类不会发病，或者至少不会表现出任何明显症状。短短几天里，H7N9 流感病例开始出现在 Z 国大部分地区甚至亚洲其他国家的医院里。S 市以外的最早一批病例当中，不少人刚刚去过那座城市。一个相对默默无闻的故事，变成世界头号新闻。

在 Z 国公共卫生官员能够确认 S 市地区迅速蔓延的卫生危机可能是新流感大流行的早期迹象前，世界各地甚至就已经开始出现病例。几乎所有早期病例都去过 S 市及其附近的市镇，刚刚返回。但是当其他国家的医院收治了从未到过 Z 国的病例时，情况迅速改变了。世界卫生组织、M 国疾控中心和全球其他国家卫生组织开始了有条不紊的疾病调查工作。他们识别出世界各地的早期病例并追踪这些人发病前几周的旅行情况。他们的调查证实了所有人最担心的事情：我们正在目睹一场迅速蔓延的流行病的初期阶段。关闭边境无济于事，H7N9 目前可能已经在三四十个国家扎了根。

越来越紧张的专家们知道，人们不用接触患者（像埃博拉病毒那样）、与人发生性关系或交换体液（像艾滋病那样）、被蚊子叮咬（像登革热那样）就能患上季节性流感。只需要有人对着别人呼吸就能传染，无论是在购物中心、飞机上、地铁里，还是在医院急诊室。

　　一个恐怖组织和一个末世教派都声称对疫情暴发负责。恐怖组织的陈述暗示，这次的毒株是由生物武器科学家设计的，是一种"喀迈拉"病毒，含有多种毒株的特性。这两个组织都宣称必然会暴发更多精心策划的疫情。作为回应，M国疾控中心负责人和M国国土安全部部长表示，虽然调查还在进行，所有威胁都被严肃对待，可是没有证据表明H7N9流感暴发是源于一次恐怖行动。

　　世界卫生组织通过电话会议召集了一个流感专家小组，这个小组被称作"紧急委员会"。会议进行了不到一小时，委员会强烈敦促世界卫生组织总干事宣布，新发的H7N9流感大流行是国际关注的突发公共卫生事件（PHEIC）。电话会议结束后立刻举行的新闻发布会上，世卫总干事也确实宣布进入全球紧急状态。新闻发布会现场一片哗然，记者们要求知道，世界卫生组织将如何阻止H7N9扩散。但没有让人满意或宽慰的答案。

　　在短得惊人的时间里，世界卫生组织与M国、Z国、英国的实验室合作，宣布所有生物学证据和基因证据都指向S市，认为那里每个月有数百万只鸡被孵化、养殖和消费，是疫情的源头。Z国卫生官员质疑了这些调查结果，不过表示他们正与国际权威机构通力合作，以遏制病毒在Z国和别处的传播。

　　遗传分析表明病毒有过两个基因重组，这可能是病毒突然具有人传人能力的原因。一个积极的发现是，它对目前的抗病毒药物没有耐药性。达菲和乐感清的制造商夜以继日地开展生产，却完全满足不了需求。没有针对这一毒株的疫苗，所以M国政府和世界卫生组织一道开始研发针对 H7N9 毒株的疫苗，准备同世界范围内的疫苗制造商共享。M 国国家过敏与传染病研究所的负责人指出，他希望在 9 月或 10 月前拿到有效的疫苗，这是很长一段时间，还有 5 个多月。然而不到一周，就连不能预防 H7N9 的流感疫苗的库存都耗尽了。

在《会见新闻界》(Meet the Press) 节目上露面时，M 国疾控中心负责人被问到了 H7N9 病毒的情况。有人问，这种病毒的死亡率是否真为 30%。"虽然在 Z 国少数地区是这样，"他回答道，"可是随着病毒广泛传播，无数次转移至新人类宿主身上，它的毒力预计会减弱，致死率应该会大幅下降。"

"这是不是意味着，我们正在关注的死于这种疾病的人数将开始减少？"记者问。

"我不能这么说，"M 国疾控中心负责人承认，"在这个时间点上，我们依然不知道它要做什么。我能给出的最好建议就是，尽量远离那些有疑似流感症状的人。如有必要就找地方躲起来。要是你自己或家里任何人出现这些症状，请留在家里，不要去上班、上学，或像平时那样与他人互动。如果可能，也不要乘坐公共交通工具，包括飞机、火车、公共汽车、出租车。"

到了 5 月下旬，自新出现的 H7N9 流感大流行在 Z 国被确认算起，过了差不多 6 周。至少 72 个国家报告说，H7N9 病例和随后的死亡病例迅速增加。普遍的看法是，出现病例的国家比这更多，但有些国家不愿报告，因为害怕关闭边境，使贸易和旅行受到限制。在死亡人数方面，最好看的数据来自 M 国、加拿大和欧盟，病例死亡率似乎是 12% 左右。到目前为止，M 国至少有 12 000 人死亡。

许多死者是年轻孕妇。

如今，不少行业都出现了现货短缺，特别是那些受到 Z 国制造业大规模中断影响的行业。更糟糕的是出现了这样的报告：主要港口的工人和世界各地 62 000 艘远洋货轮上的水手及工作人员当中，生病和死亡人数越来越多。世界范围内某些零部件来源繁多的商品生产速度减慢了，比如电脑和汽车。随着关于疫情源头的新闻变成国际新闻报道的焦点，消费者不敢购买鸡肉或猪肉产品，不管它们来自哪里。由于供应吃紧，牛肉价格飞涨。

医生办公室和急诊室挤满了疑心自己患病的人，将他们同患者物理隔离的任务变得异常艰巨。随着越来越多的医护人员因病情严重而无法工作，这让事态变得更富挑战性。患者要求医生给他们开抗生素处方，尽管医生已经告诉他们，抗生素对病毒完全无效。许多相信自己有一定医学知识的人反驳说，想保护自己不患上继发性细菌感染。医院里的关键药品和物资已经出现了短缺。尽管美国政府有国家战略储备用于所谓的医疗对策，或者说是公共卫生紧急情况下所需的药品和物资，但储备却很快就用光了。许多其他关键物资——如充足的注射器、针头、消毒防腐剂、诊断检测包等等——从未被考虑列入紧急清单。

某些大型综合性医疗机构提前制订过计划，至少储备了一批达菲，如果内科医师、医院工作人员和他们的家人出现了类似流感的症状，就可以领用这些药物。然而发达国家的患者，包括生病的医护人员，能找到的药品远远不够。世界其他国家事实上根本没有药品。医护人员必备的 N95 口罩在大部分医院要么已经用完，要么数量不足。越来越多的医护人员胆战心惊，既有医生也有护士打电话请病假。他们患上的病是恐惧，不是感染。

　　几乎全国所有药店和药房都出现了抢购达菲和乐感清的情况，还有非法闯入和抢劫的零星报道。大多数商店在橱窗上贴了告示，声称没有这些药品。网上到处都在出售其他据称对 H7N9 有效的药剂。食品与药品监督局负责人警告消费者，无证据表明这些方法有效，而且它们缺乏规范，所以很可能对人是有害的。

　　在总检察长的指示下，联邦调查局成立了一个专案小组，调查同哄抬价格和在黑市销售抗病毒药品有关的指控。

　　在 M 国国会机构内，相关的监督委员会的主席们拜访了卫生与公众服务部部长和疫苗制造公司的 CEO 们，以确定是否可以采取措施加快疫苗生产。其他参众议员呼吁暂停与受疫情影响国家的往来航班，却遭到了专家的反对，说这毫无用处。一些人呼吁切断同 Z 国的贸易，然而在那么多商品和产品已经出现短缺的情况下，这似乎是另一个毫无用处甚至适得其反的建议。

　　在德国，一家国际制药公司的 CEO 在家门口遭到枪杀，这显然是一起暗杀事件，尽管他的公司并不生产疫苗或抗病毒药剂。随着恐惧和沮丧逐渐转化为怒火和暴力，世界各地的其他制药公司高管也加强了自身安保。

　　到 6 月初，卫生与公众服务部医务总监在政府接受了电视采访，敦促所有不需要紧急护理的人待在家里，不要给医院增加负担。他给出了 24 小时热线的电话号码，人们可以咨询自己的症状，看是否需要医疗或医院护理。公布后没几分钟，热线几乎就打不通了。医务总监还向观众保证，正在生产更多的达菲和乐感清，但是公众必须保持耐心。

　　然后总统露面了，援引前总统的话，表示"我们唯一要恐惧的是恐惧本身"，并谴责了最近对医师和药剂师的谋害，有人谣传这些人手上有抗病毒药物。

　　第二天的报纸社论不同意总统的观点，表示"我们唯一要恐惧的是猖獗而致命的流感疫情，这个国家对此完全没有准备，本届政府的反应也过于迟缓"。这篇社论追溯了大流行开始以来，M 国股市下跌 50% 的情况，全球股市也随之下跌，Z 国证券市场接近崩盘。

　　体育赛场、主题公园和购物中心的人流量直线下降。大部分公共活动在此时被取消。职业棒球大联盟正考虑暂停赛季。零售商和公园运营商不得不解雇大部分职工（在此之前这些人的数量就明显减少了）。全国失业率飙升到 25% 以上，某些行业则找不到足够的合格工人。许多汽车经销商如今只在周末开门销售新车，他们的服务区几乎空无一人。联邦储备委员会将联邦基金利率下调到零。

　　S 市和 H 市大型养殖场中的家禽遭到扑杀。全球生产商都表示，在大流行结束前没有理由再次增加库存，因为消费已经大幅缩水。世界范围内的食品供应越来越紧张，甚至连 M 国小卖店的货架也不例外。

　　虽然一些小镇和农村地区很大程度上免于这场传染病的蹂躏，可是到 6 月，一项全国性调查显示，大部分人都称有认识的人死于这种新型流感。几家报纸已经开始每周刊登去世当地居民的照片。

　　总统任命了一名"新型流感特使"来领导一个特别工作组，其成员是所有在实际领域与疫苗、公共卫生和应急预案有关的联邦政府机构负责人。M 国制造商预测，9 月下旬开始他们能够提供稳定的疫苗供应，然而在接下来的 5 个月里，这总共只能覆盖不超过40% 的人口。其他国家与 M 国处境相同，因此也不会承诺向 M 国运送疫苗。印度和 Z 国是疫苗生产能力很高的两个国家，它们称自己生产的疫苗只够不超过 10%～15% 的本国民众需求。一家印度制造商生产的早期几批疫苗被证明遭到细菌污染，必须丢弃。所有人都开始意识到，世界上大多数人将永远没有机会接种 H7N9 疫苗。这种疫苗能在多大程度上保护人们不受 H7N9 感染尚未可知，然而它是唯一可用的疫苗。

到 7 月第一周，死亡率开始下降。几周之内，医院只有为数不多的几个新病例记录在案。M 国疾控中心报告称，尽管世界各地零星出现疫情热点，流感的势头却似乎正在减退。股票市场开始上涨，尽管分析师们警告，这种情况可能只会持续到财报季，届时我们将看到，大流行病造成了多么严重的破坏。国民生产总值的损失难以衡量，但必然达到数万亿美元。所有人都说，要花上数年才能恢复。

M 国疾控中心估计，M 国总共有 3 100 万病例，即人口的大约9%。其中总共有大约 1 932 000 人死亡，死亡率约为 6%。全球统计数据尚未公布，然而普遍认为严重程度与 M 国相比只高不低。

总统提议将 8 月 1 日定为公共追思和个人承诺日，同时也在这个日子庆祝 M 国和世界上大部分地区熬过了"二战"以来的最大挑战。这个严峻考验传达了以下启示：我们大家都必须保证为共同利益服务。我们应当将许许多多伟大的英雄主义与个人牺牲典范，和危机期间的许多贪婪与难以置信的自私案例，作为前进的道德指南针。

公共卫生领导者敦促总统推迟庆祝活动。他们警告道，基于之前流行病的历史，初秋可能会开始第二波疫情，造成的病例和死亡数量甚至超过第一波。和第一波疫情一样，第二波可能在 M 国持续 10～12 周，甚至更长。他们表示，虽然遗憾，但世界需要如此致命的警钟，才能重视他们预测了这么久的流感大流行的影响。

关于流感的新闻慢慢自电视上消失，退到报纸的最后几页。提到这场传染病时，讲的通常也是"新型流感大流行后的经济复苏"。

9 月下旬，医师办公室和医院急诊室里开始出现新病例。抗原检测很快确认了存在 H7N9 流感病毒，意味着 9 月早些时候埃及开罗和巴基斯坦拉合尔的疫情暴发并非偶然。

M 国政府发起了一系列电话会议，参与者包括联邦、州和地方机构，像卫生与公众服务部、疾控中心、国家卫生研究院、公共卫生局、食品与药品监督局、国防部、国土安全部（包括联邦紧急事务管理局），还有州卫生机构与应急预案机构，一起组织和协调在全国范围内分配新流感疫苗的计划。预计第一批疫苗将于 9 月最后一周在 M 国和加拿大上市，之后一周在英国和部分欧盟国家上市。第一批疫苗将提供给医护人员、急救人员和重要政府雇员（如消防员和警察）。公众强烈抗议医生、护士和政府只顾自己。联邦卫生官员认为，如果这些人得不到保护，更多人就会因缺乏医护人员和应急救援而死去。当第一批疫苗送达每个州时，医院里为医护人员和其他需要接种疫苗的重要群体建立了门诊，这一批接种者总数超过 2 500 万。然而，关于这些疫苗门诊在何时何地提供服务的消息不胫而走，大批寻求接种的人蜂拥而至。在混乱的秩序中，已经因为有人感染而减员的警方试图保护接种工作者和疫苗。据报道，M国各地的这类门诊都发生了暴力事件。

到10月下旬，M国的疫苗供应将持续增加，然而目前还不清楚可用的疫苗有多少，这个数字将远远低于需求量。政府官员们期待着新的疫苗生产出来，认为大型停车场、购物中心和体育场会是接种疫苗的最佳场所。各州和地方警察部队将为这些场所提供支持。

尽管有这些预防措施，疫苗真正到来时很多地点还是被挤得水泄不通。疫苗供应迅速用光后，人群变得暴力。虽然无人死亡，却有不少人受伤。

世界卫生组织总干事5个月前曾宣布出现了国际关注的突发公共卫生事件，此时她除了提出尽量远离被感染者，没有给出任何建议。监测显示，在发达国家，新型流感患者死亡率为4%～6%，但发展中国家要更高，那些国家的医疗体系已经完全崩溃。除了流感造成的死亡，所有其他原因造成的死亡人数也翻了一番。在中非，据说由于缺乏基本医疗护理和公共卫生服务，可以通过疫苗预防的儿童疾病和结核病失控了。

M国的各家医院承受着新一轮物资严重短缺。它们首先经历了生理盐水袋和一次性注射器的短缺，然而很快，基础救命药物的供应也减少了。M国糖尿病学会在4个月里两次警告说，如果不尽快补充胰岛素储备，患者就会死去。大部分医院取消了一切不是非做不可的手术，等待另行通知。M国所有的机械通气呼吸机都投入了使用，然而只能为需要它们的人当中的一小部分提供治疗。许多并非流感患者的人死去，特别是上了年纪的人。年富力强的健康男性和女性再一次因为免疫系统反应过度而受到折磨，孕妇尤其脆弱。同寨卡病毒暴发时一样，世界各地的卫生当局都建议育龄女性推迟怀孕。

这一次，食品短缺出现得更快。因为宣布第二波疫情出现时，人们就涌入食品店抢购，货架上基本空空如也，肉类、乳制品、新鲜果蔬和其他易腐烂食品尤其短缺。许多商店不愿冒险遭受抢劫或破坏，索性关门。不过这一次几乎没有针对药店的暴力活动，因为众所周知，它们没有疫苗或关键药剂。

可是，几乎所有州长都指派国民警卫队去平息骚乱，还要平息抗议缺乏疫苗、抗病毒药物和其他医疗支持的大规模示威活动。这次成立了一个特别联邦法庭，处理关于牟取暴利、黑市销售、药物和医疗用品造假的指控。在非洲和中东一些国家，违法者被公开处决。

当 M 国宣布流感导致的工作场所缺勤率接近 30% 时，国会里和媒体上就是否允许邻国的季节性劳工入境收割庄稼展开了激烈争论。保守派议员担心他们会带来更多疾病。国家卫生研究院负责人被叫到参议院的健康、教育、劳工和养老金委员会面前。委员会主席朗读了他以前的报告，报告中他曾反复预测，通用的流感疫苗将在过去五年里出现，然而目前一种都没有。负责人咕哝了些关于资金和承诺的事情，却没有真正回应。

在 M 国 N 市，由于通勤者意识到他们无法避免同乘人的呼吸喷到自己身上，地铁系统实际上已经关闭。街道上私家车堵得一塌糊涂。环境保护居负责人警告说，空气污染已经达到了危险程度。难以估算每天损失的生产力，不过显然达到了数千万美元。

世界各地的证券市场自 7 月起本已经开始缓慢上涨，此时再次暴跌，放弃了本来就"贫血"的市值中又一大部分。所有发达国家的国民生产总值下降了近一半，世界经济正式陷入萧条。美国的失业率达到22%，只比大萧条最严重的1933年低了不到3%。

到目前为止，世界上几乎所有主要城市都在目睹人们死在办公室、公共建筑和街头。太平间堆满了尸体，全球棺材短缺。发展中国家开始挖大沟来火化尸体，然后立刻用推土机掩埋。在M国和其他第一世界国家，太平间被迫依靠冷藏车的帮助，然而此时出现的电力和燃料短缺正导致人们不得不在尸体处理方式上做出一些艰难的决定。

某些右翼电视布道者声称，新型流感是上帝对偏离其道路的惩罚。公共卫生领导者谴责这种"险恶且不负责任的话危言耸听，只会分散我们对真正挑战的注意力"。他们强调，"没有人应当为生病负责，但是所有人都应当采取一切可能的预防措施"。

因为担心旅行的风险，M国总统和其他主要大国领导人通过加密的视频连线会面。他们发表声明，称H7N9疫情"在道义上相当于战争"，全世界人民一致参加了这场殊死斗争，大家共同的敌人比任何人类敌人都要致命。

在大多数地方，恐慌和内乱现在已经让位于压倒一切的认命感。主要城市的街道几乎空无一人。商店、餐馆和娱乐场所都关门了。研究者们已更加确定H7N9是怎样变成一种导致大流行病的毒株的，然而对大多数公众来说，这很大程度上是个学术问题。疫苗库存继续慢慢增加，并迅速被用掉，可是很多人已经遭到疾病折磨或因此去世，需求量实际上开始下降。

到第二年6月，这场大流行的主要进程终于结束时，两轮疫情在世界范围内造成了约3.6亿人死亡，病例总计近22.2亿。死者的平均年龄是 37 岁。虽然世界各地的病死比例仍与 14 世纪的黑死病相差甚远，因为黑死病消灭了欧洲和地中海区域近三分之一的人口，但就原始发病率与死亡率统计数字而言，这种新型流感大流行是迄今为止世界历史上最大的灾难。

* * *

上述情境是虚构的，但是远非空想。

2016 年 5 月 10 日，中国国家卫生和计划生育委员会向世界卫生组织通报了 11 起经实验室证实的人感染 H7N9 流感新病例。4 名患者已经死亡，2 名在上报时病情危重。病情危重的 2 人分别是一名 23 岁男性和一名 43 岁女性，他们之间曾有过接触。因此世界卫生组织指出，"不能排除他们之间存在人传人的可能"。

根据世界卫生组织的风险评估声明，"由于该病毒在动物和环境中不断被发现，因此预计会出现更多人传人感染病例"。声明隔了几句话接着说："人感染甲型 H7N9 禽流感病毒的情况不同寻常，需要密切监测，以确定病毒和 / 或它传播给人类时的变化，因为它可能对公共卫生造成严重影响。"

在我们这里描绘的事件变得极有可能发生之前，我们还不清楚会得到多少预警。但它可能不远了。

几乎没有人比罗恩·克莱因更清楚地认识到这一点，他曾监督了我们对西非埃博拉疫情的国际应对，他说：

> 如果说，我在协调应对埃博拉疫情方面的经验并没有让我

成为传染病专家，那么它确实给了我这样的战场专业知识：在我们应对传染病暴发和流行的全球政策及政府框架当中，什么有用而什么没用。它还让我看到了，尽管在埃博拉流行期间，我们作为一个国家，一个国际社会，的确在准备工作上取得了某些进展，我却要很遗憾地说，就在此时此刻，全世界在准备应对可怕的、一定会到来的不测方面，依然存在巨大的漏洞和醒目的不足。这些不足不光存在于医疗体系的应对能力较弱的贫穷国家，就像大家能预料到的那样，问题也存在于美国，哪怕我们拥有让全世界羡慕的机构和资源。

　　为什么这让人担忧？因为世界似乎生活在借来的时间里，在这些新型传染病中的一种发展为全球大流行病之前，就有人警告过我们所有人这一天会来临。不难想象，下一届总统任期内的某个时候，总统的国家安全团队可能被召到椭圆形办公室*，讨论一场具有历史规模的灾难性流行病：在世界的某个遥远角落，仅仅几周内就有超过 100 万人死亡，成为几个政府倒台的导火线，引起争夺稀缺资源的区域性暴力冲突，逃散的受害者不管在哪里都遇到恐慌和向他们关闭的边境，造成了一场难民危机。更糟糕的是，总统会得知，死亡和破坏很快抵达美国的风险，将越来越大。

---

* 椭圆形办公司即白宫里的美国总统办公室。——编者注

第20章

消除流感

悲观者在每一个机会中看到困难，

乐观者则在每一个困难中看到机会。

——温斯顿·丘吉尔爵士

我们目前的流感疫苗具有独特性，而其独特之处不是优点。

我们前面已经指出，流感是唯一一种每年都要接种疫苗的疾病。这是由于 HA 和 NA 抗原的漂移速度如此之快，以至于我们免疫系统产生的抗体，不管之前接触过真实的病毒还是接触过疫苗，都无法识别新的流感病毒。新的年度疫苗是基于世界范围内不大可靠的监测，进而通过集体猜测接下来的秋季、冬季和春季哪些毒株会占据主导地位来研发的；而且，疫苗的开发和生产很大程度上采用的还是 60 多年前的技术。就算疫苗和病毒匹配正确，其效果也可能由于我们不完全理解的原因受到限制。

1933 年，新泽西州普林斯顿的洛克菲勒研究所实验室的理查德·E. 肖普博士鉴定出流感是一种病毒，他让病毒经由一种液体在猪之间传播，再让这种液体通过小到足以拦下细菌和真菌的过滤器。这时 1918 年大流行已经过去了十几年。自那时起，研制有效疫苗的竞赛就开始了。

把 HA 抗原想象成一朵西蓝花，头部突出在病毒表面，并经常改变结构。与此同时，HA 的"茎"埋在病毒内部，很少改变。这个观察结果相当重要，因为我们有越来越多的证据表明，对 HA 的"茎"产生免疫反应就可能广泛预防多种流感病毒毒株。

即使改进了制造技术，大多数流感疫苗也需要 6～8 个月时间，在无病原体的受精鸡蛋（意思是它们有胚胎）中培育。很少有人知道，因为需要大量鸡蛋来生产足够的疫苗，我们一直保持着对鸡的战略储备。目前有些流感疫苗在细胞培养基上生长，然而这种方法照样需要几个月的时间。

细胞培养方法的最显著缺点是，生产出的疫苗有效性还是不比在鸡蛋中培育的强。事实上，流感疫苗是我们全部医疗手段当中有效性最差的疫苗之一。但它总比没有好吧？通常来说是这样，然而在某些年份，疫苗的有效比例不过 10%～40%。

2011 年 10 月，我们在传染病研究与政策中心的团队和在马什菲尔德诊所、约翰·霍普金斯大学彭博公共卫生学院的同事们在医学期刊《柳叶刀·传染病》上发表了一篇文章。我们揭示了，自 20 世纪 40 年代中期流感疫苗得到广泛接种开始，对疫苗有效性的研究大多基于次优方法论，而实际疫苗提供的保护远远低于医学界和公众的预期。对 65 岁以上的人群，也就是最容易受到季节性流感危害的人来说，保护效果尤其令人失望。我们缺少出色研究来确定疫苗对老年人的有效性，不过我们发现，疫苗对年轻人的有效保护平均达到 59%。在某些年份，它的有效性远低于此。例如对 H3N2 毒株，2014—2015 年的疫苗实际上一点保护作用都没有。

发表这篇文章时，我们面对的是公共卫生领域神圣不可侵犯的问题之一。人们长期坚信，季节性流感疫苗能够保护 70%～90% 的接种者。多年来，美国疾控中心和其他公共卫生组织、医疗组织一直在宣传这些数字。我们的文章发表后，我收到了一些相当让人不快的电子邮件和电话，它们来自公共卫生界和医学领域的同行。有些人甚至将我比作安德鲁·威克菲尔德，这位英国医师以错误的数据来证明麻疹疫苗会导致自闭症，尽管它并不会导致这类疾病。对我们的团队来说，那段时间过得并不愉快，然而我们知道自己是对的。事实上，正是这种马虎的科学和随之而来的对当前流感疫苗的推广，让我们多年来一直没有充分意识到，为什么必须有明显更好的疫苗。

安东尼·福奇坚持认为，我们必须在这方面做些什么。"我们现在需要意识到，我们并没有足以应对流感的疫苗。"他告诉我们，"我们投入了巨额的、难以置信的资金来研制 HIV 疫苗，我们也该用同样的投入来寻找流感疫苗。我认为我们陷入了某种自欺欺人的境地，因为已经有了一种基本上每年都会用到的流感疫苗，做点小修小补就能应对抗原漂移和抗原转变。我们从来不说：'等一下，我们要做得比这更好！'"

不管是在美国还是在国际上，过去差不多 15 年里的流感疫苗政策都聚焦于确保有能力生产足够的季节性疫苗，让越来越多的人群可以接种，特别是在发展中国家。这种方法同时得到了政府公共卫生机构和疫苗产业的支持，后者要依靠稳定的市场来销售疫苗，从而获得稳定的年利润。虽然考虑到目前流感疫苗科学研究的状况，这些目标是重要的临时措施，它们却不足以应对全局挑战。也就是说，公共卫生政策专家和疫苗产业还没有关注目前针对多变的

HA 头部抗原疫苗的局限性。

例如，当联邦政府对 2009 年 H1N1 大流行当中疫苗的反应进行详尽审查时，从未问过这种疫苗实际上起到了多少保护作用，只问它能否在出现第二波疫情的情况下及时投入使用，答案是基本办不到。事实上，美国疾控中心的一项出色研究表明，疫苗的整体保护有效性只有 56%。我不明白为什么美国政府的审查会忽略这一事实。目前改进疫苗的一般政策方法是对现有的 HA 头部抗原疫苗进行循序渐进的改变。这些努力可能会带来一些进步，然而整体影响不会太大。

自我们 2011 年在《柳叶刀·传染病》上发表那篇文章起，美国、加拿大、欧洲和澳大利亚开展了一系列年度疫苗有效性研究。这些研究大多得到美国疾控中心的支持，所用的方法也避免了先前研究中存在的问题。它们的结果充分支持我们关于疫苗的结论，即疫苗能提供的保护每年变化无常，在大多数年份都远远低于最佳效果。还有几项新研究表明，最好**不要**每年都接种疫苗，因为这种做法实际上可能会降低抗体的应答。我们需要更多的调查，来证明这个说法是否适用于所有年龄段和各种健康状况的人，如果适用，两次使用季节性流感疫苗（注射或鼻腔喷雾）的间隔多久才最有效。此时此刻我们应当足够诚实地承认，我们就是不知道。

* * *

2012 年 10 月，传染病研究与政策中心发布了一份详细报告，提到了第 10 章里我们分析过的疫苗问题，这篇报告名为《颠覆性流感疫苗的迫切需求：对流感疫苗事业的分析和对未来的建议》。
我们称这份报告为 CCIVI，即"传染病研究与政策中心综合流感疫
苗计划"（CIDRAP Comprehensive Influenza Vaccine Initiative）的首
字母缩写。我相信，这项工作依然是迄今为止对任何一种疫苗进行
的最全面的、从来路到去向的分析。

在 CCIVI 报告当中，我们涵盖了所有方面，从对流感感染的
概述到目前获批的疫苗、安全性、公众接受度、疫苗可获得性、流
感免疫学、研究渠道中有潜力的颠覆性疫苗、法规、金融和市场考
量、公共卫生政策、组织、领导方面的障碍。

关于 21 世纪流感疫苗方面的集体失败，我们找出了四个原因。
首先，几十年来，公共卫生本身是我们在证明迫切需要新疫苗时最
大的敌人。因为我们错误地告诉全世界，旧疫苗的有效性是 70%～
90%，所以政策制定者、疫苗制造商和投资者对发现和改进新疫苗
几乎没有兴趣。其次，由于在研究新流感疫苗方面的投资相当有
限，我们依然缺乏通过调查和批准程序将新疫苗推向市场所需的研
究和开发水平。再次，必须找到一条健全的商业途径，以克服不利
于目前流感疫苗制造商开展研发工作的经济因素，终结他们一年一
度的疫苗销售期，采取一个可能每十年才接种一次疫苗的市场。如
果疫苗产业不参与，就没有人会生产这些未来的疫苗。最后的问题
是，没有人负责让这些新流感疫苗变成现实，政府、产业、学术界
或像世界卫生组织这样的机构都未能做到。我与这些团体的领导者
开会时，大家都同意迫切需要这样的新流感疫苗，然而每个人都觉
得，需要负责让它变成现实的是其他人。政府机构表示，疫苗需要
的领导者是疫苗产业，反过来，疫苗产业指出领头的应当是政府。

我甚至在关于流感疫苗的流行病预防创新联盟的参与者当中发现了同样的问题。创新联盟的结论是，支持新流感疫苗的研发并非其任务，因为疫苗产业已经承担了这个任务——然而疫苗产业的所作所为毫无意义。在上述问题得到解决和答复前，新流感疫苗不会有进展。

在上一章我们讲到，如果在这个问题上坐视不管，不去明显改进我们目前的流感防御措施，会发生什么后果。然而，让我们听听内部人士的意见。

斯图尔特·西蒙森就是这样一位内部人士，他曾是汤米·汤普森任州长时期的首席法律顾问，并跟随汤普森前往美铁公司，后来又去了卫生和公共服务部。西蒙森加入卫生与公众服务部是在"9·11"事件发生的一个月前，自那时起他负责协调这个部门在生物防御和公共卫生准备方面的工作。2004年时，他成为负责公共卫生应急预案的第一助理部长，并在汤普森的继任者迈克尔·莱维特的领导下继续任职。在那个职位上，他的奉献精神，他对工作职责的理解，他为了让政府有效地进行应急准备而发挥的创造性想象力，都给我留下了深刻印象。

我们询问他，我们对于不确定的未来某个时候出现的流感大流行，现在准备得有多充分，他回答道："我们知道，流感能够引起灾难。我们知道这一点是因为它曾经发生过，而且会再次发生：不被禁止的就是强制性的。"这是根据 T.H. 怀特的《永恒之王》中的一句名言改编的，对我来说它的意思是，如果什么事是可能发生的，在我们的这种计划中，它就是不可避免的。

"这种可能性不算低。"西蒙森接着说。

流感大流行是一种高概率、低频率的威胁。所以它会发生，这是必然的。变量在于什么时候发生，情况有多严重，当然还有人类在多大程度上准备好了去应对它。我们知道大自然是所有生物中最强大的恐怖分子，没有经济条件限制，也不会感到伦理道德上的内疚（至少根据我们的理解），它能做到什么程度也不受限制。我们最危险的敌人并非来自阿富汗的部落，或者别的偏远地区。人类和动物近距离生活的一切地方都有可能。问问鸡就知道了。就像我们在卫生与公众服务部常说的，如果你是只鸡，那么现在已经是大流行病时期了。

而且这种事情不可能一蹴而就。你必须来一趟十年长跑。问题在于，国会面对这些威胁中的任何一个都会感到担心，会拨一大笔款。那些必需的资源就会被拿掉，投放到下一个应对威胁的项目中去，然后再投放到下一个。

没什么比投资给我所说的"颠覆性的流感疫苗"更划算了。在任何特定一年，甚至任何一个十年里，出现流感大流行的可能性都相当低。但它在将来某个未知时间暴发，却几乎是注定的。

我们所说的"颠覆性"是什么意思？公共卫生界的许多人都在讨论一种"通用的"流感疫苗，像我们在第8章里解释过的那样，它理论上可以针对在所有毒株中保持不变的那些病毒成分。我认为这一目标无论在科学上还是经济上都不切实际。不过我们可以尽可能接近它。

第19章里提到过，甲型流感可以有18种不同的HA和11种不同的NA。引起人类患病的主要是HA1、HA2、HA3、HA5、

HA7、HA9 和 NA1、NA2、NA9。如果我们可以研发出恰好针对目前会感染人类的这 6 种 HA 类型和 3 种 NA 类型的疫苗，当新的 HA 和 NA 毒株出现时，即使病毒中出现抗原漂移和抗原转变，我们也有一种能够基本上消灭流感大流行的疫苗。那当然会是"颠覆性"的。

"一旦你这样做了，"安东尼·福奇表示，"你就采取了一种不同的方法。如果操作正确，我们可能就会得到一些趋近现存假设的东西。如果人们获得了正确免疫原的正确诱导，就完全没有理由失去对流感的长期［抗原］记忆。所以我觉得，我们需要重新审视整个流感的主题。"

我们还想要一种疫苗，接种一剂就可以保护我们好几年，而不需要每年都去打针。我相信这种疫苗是我们力所能及的。别忘了，我就是那个在 1984 年说，自己职业生涯里不可能看到有效 HIV 疫苗的家伙，所以你不能说我是不理性的乐观主义者。

我们希望，颠覆性疫苗可以通过此类制造技术来生产：能够轻松扩大规模，并用作抗击季节性流感的全球行动的一部分，让全球大流行病暴发的可能性变得微乎其微。

在 CCIVI 报告中，我们详细介绍了颠覆性疫苗的其他有益特点。它必须足够经济划算，才能像儿童免疫接种那样在全世界范围内推广。疫苗制造技术应当能轻松转移到发展中国家。它应当是耐热的，这样一来在将它从工厂运输到最终目的地的过程中不需要冷藏链。如果可能的话，它根本不需要注射，可以通过一些更有效的、侵入性更小的方式来接种。

这是实际可行的，还是一厢情愿的科学幻想？

"我们需要真正探索科学，"安东尼·福奇表示，"这不是一个工程问题，而是一个科学问题。所以我们将其攻克就可以了。这需要付出重大努力，就像我们对 HIV 所做的那样。"

尽管在科学上，概念证明不总能转化成有效性证明，然而好几种有前途的技术目前处于试验阶段。它们都不需要依赖那种有几十年历史的应用鸡蛋的老掉牙工序。

在最早这些颠覆性流感疫苗研究中，免疫应答结果一直让科学家喜忧参半，依然有重重障碍需要克服。2007—2014 年，我领导着明尼苏达州流感研究和监测卓越中心，这是美国国家卫生研究院进行流感研究的五个主要中心之一。我到现在还致力于这方面的研究，流感免疫学领域的一些顶尖人才也在这一网络中参与研究。他们并没有低估发现颠覆性流感疫苗要面临的各种挑战，但他们确信这是可行的。我们前进中最大的障碍是缺乏协调的领导和持久的资金供应。

让这些疫苗获批的道路将是复杂的。必须进行大规模随机对照的有效性试验。因为这些新疫苗不会像之前的疫苗那样，以产生针对 HA 头部的抗体为基础，所以要设置和评估新的免疫学指标。

截至今日，有潜力成为颠覆性流感疫苗的备选者当中，进入食品与药品监督局一期或二期试验的有 19 种。我意识到，有些备选疫苗可能被认为风险太大，不值得在三期试验中投入 10 亿美元，但是，我们要想获取颠覆性疫苗，唯一的途径就是穿过"死亡之谷"，寻找切实可行之物。

一定程度上，这就像说我们已经开发出了一种新型高效超声速班机的原型。唯一的问题在于，我们不能让它离地进行测试，因为还没有人建造足以让它起飞的跑道。

正如我们针对新抗生素和其他抗菌药的发展提出的建议，如果我们要制造出一种颠覆性疫苗，通过它使流感基本上不再成为全球关注的问题，就不能指望光由私营企业承担这一重负。

除了所有研发和临床费用，颠覆性流感疫苗还将改变目前依赖每年新疫苗销售量的商业模式。有了颠覆性的新流感疫苗，我们有希望让人们每十年才接种一次。在一个典型的季节性流感年度，全球疫苗市场接近30亿美元。成为大流行病后，哪怕只是相对温和的流感，这个数字也将翻好几倍。然而有了颠覆性疫苗，一旦制造商在美国、加拿大、欧洲等地度过了最初的销量激增期，销量就会骤减，而在世界其他区域还有60多亿人，我们能接种的人越多，出现另一场大流行病的风险就越低。

如果疫苗产业没有看到颠覆性疫苗拥有全球市场的可能性，这种疫苗问世的希望就相当渺茫，除非政府或基金会提供了重大激励。虽然我们已经看到，许多政策文件认识到了利用新方法和新技术研发颠覆性流感疫苗的必要性，但是为任何一项新方法、新技术的实现提供所需资源和战略的政治意愿却几近于无。

所以我们的建议是，首先像NASA（美国国家航空航天局）太空计划实施前那样开展教育和推广，让公众意识到这将给全人类带来多么巨大的福祉，然后投入"曼哈顿计划"那样的努力。如果我们能让大家明白，颠覆性流感疫苗能像天花疫苗那样影响深远，我们相信这个项目从价值与成本的角度来看，会是笔不错的买卖。

正如大多数人所知，"曼哈顿计划"是美国政府研究、开发、测试核武器的紧急秘密项目。唯一的差别是，我们创造颠覆性的流

感疫苗这个项目不用保密。"曼哈顿计划"这个术语已经变成一个
项目需要同时付出巨大辛劳、专业知识和资源以实现特定目标的同
义词,这个项目也被广泛认为是现代管理最成功的项目之一。1944
年项目建设达到高潮时,一共雇用了 129 000 名各类员工,在 3 个
国家的 10 个不同地点开展重大建设工程,花费超过 20 亿美元,大
约相当于如今的 300 亿美元。

在研究了通用流感疫苗开发事业会涉及的科学、后勤、法律、
采购、公私伙伴关系、资源优先顺序、管理要求之后,我们相信"曼
哈顿计划"的模式是对疫苗也是恰当且有用的。第一,这个项目被美
国政府最高层认定为关键任务。第二,它得到了相应的资源。第三,
它采用了最好的项目管理原则,以安全、及时的方式完成任务。

我们甚至可以考虑一个类似国际艾滋病疫苗行动(简称 IAVI)
的模式。它是一个全球性的非营利公私合作项目,致力于加速开发
预防 HIV 感染和艾滋病的疫苗。IAVI 年度预算超过 10 亿美元,工
作包括研究和开发候选疫苗、进行政策分析、呼吁预防 HIV、让社
区参与试验进程,还有艾滋病疫苗教育。IAVI 的科学团队来自私营
企业和超过 50 家学术机构、生物技术机构、制药机构和政府机构。
IAVI 的主要捐助者包括 12 个政府机构或跨国组织、13 家基金会和
12 家公司。

以我们目前最乐观的估计来看,全球范围内对于研究颠覆性流
感疫苗的公共支持和行业支持资金只有 3 500 万~4 000 万美元。与
每年用于 HIV 疫苗的 10 亿美元相比,这笔投资微不足道。想象一
下,如果在同 HIV 疫苗相近的资金水平上以一种协调合作的方式研
究颠覆性流感疫苗,我们能做到什么。

* * *

我们当然知道美国当前处于财政紧缩的环境。然而正如我们所揭示的，在缺乏现成有效疫苗的情况下，一场严重流感大流行对整个世界造成的社会、经济、政治影响怎么强调也不过分。我们的终极目标应当是为地球上的每个人准备一剂颠覆性的流感疫苗。

总部位于伦敦的全球性专业服务公司韦莱韬悦每年都会让3 000名保险业高管投票，选择他们认为自身行业面临的最大风险是什么，换句话说，什么会给他们带来最大损失。我们查看了2013年的《极端风险调查》（*Extreme Risk*）。在57个条目中，排名第三的是"食物 / 水 / 能源危机：食物、水、能源极难供应或获取，造成严重社会性短缺"。排名第二的是"自然灾害：严重的地震、海啸、飓风、洪水和 / 或火山爆发同时发生，对全球产生重大影响"。

这份清单最顶端的一项是"大流行病：一种新的、具有高度传染性的致命疾病在全世界的人类、动物或植物种群中传播"。

上面所说的大流行病，最有可能以一种致命流感毒株的形式到来。

第 21 章

生存战略

"在我更走近你指出的那块墓石之前,"私刻鲁挤说,"请回答我
一个问题。这些是'必然'的事情的影子呢,还是'可能'的
事情的影子?"

鬼魂仍然朝下指着它站在旁边的那座坟墓。

"人们的道路必然预示着某种结果,这种结果,假如坚持不懈,人
们必然会达到,"私刻鲁挤说,"不过,假如离开这种道路,结果
也会改变。你说,你给我看到的事情就是如此这般的吧!"

—— 《圣诞颂歌》,查尔斯·狄更斯[*]

* 引自郭少波等译,《圣诞颂歌》,浙江文艺出版社,2001 年 8 月,第 174 页。——译者注

当前世界在诸多层面上存在着分歧，我们对于危机议程在此间可能取得的成果不抱任何幻想。但我们也完全清楚**必须**要做什么，才有可能让我们的世界变得对子孙后代来说更安全、更健康，让大流行病不会在一切可以想象的层面上威胁我们的生活方式，让具备耐药性的微生物导致的感染不会因缺乏有效疗法而置人于死地，让饮用水不会成为死亡的载体，让新出现的传染病不会因我们没准备好迅速阻止它们而变成公共卫生危机。如果我们不去实践那些需要我们众志成城去做的事，那些**可能**发生之事的暗影几乎一定会变成今后**将至**的严酷现实。

通过这本书，我们旨在呈现现代世界里传染性疾病的面貌。我们已经试着将尽可能多的点联系起来，特别是从科学到政策之间。在得出结论的过程中，我们调查了公共卫生和公共政策领域一些最优秀人才的想法和观察结果。我用上了为防控传染病而奋斗的 40 多年里学到的全部经验教训。最后这一章按优先顺序列出了我们必须做的事情，只有这样，才能避免传染病对人类和动物的潜在灾难性影响。

回顾一下，我们面临的最大威胁有：

1. 可能造成大流行病的病原体，主要指流感和抗生素耐药性的下游影响。

2. 具有关键的区域性影响的病原体，包括埃博拉病毒，SARS 和 MERS 等冠状病毒，拉沙和尼帕等其他病毒，伊蚊传播疾病如登革热、黄热病、寨卡。

3. 生物恐怖主义和值得关注的两用性研究，以及值得关注的功能获得研究。

4. 持续对世界卫生造成重大影响的地方病，特别是新兴国家的地方病，包括疟疾、结核病、艾滋病、病毒性肝炎、儿童腹泻病、细菌性肺炎。

我们必须在涵盖特定因素的背景下考虑这些威胁。其中最关键的有气候变化、饮用水和灌溉用水的获得、全球治理和脆弱的国家地位、经济差异，以及争取女性权益的持久斗争。

我们用一个包括 9 点内容的危机议程来应对以上 4 个威胁。我们给出了具体项目建议，很大程度上，联邦政府和公共卫生组织，甚至是最近关于西非埃博拉疫情的全球公共卫生应对的正式审查，对它们都不够重视。

这些优先事项按重要性排序，也就是按照它们对全球公共卫生整体和可避免的过早死亡的潜在影响来排序。

危机议程

优先事项 1：创建一个类似"曼哈顿计划"的项目，确保开发出颠覆性的流感疫苗，并为全世界接种。

在限制甚至阻止灾难性的全球流感大流行方面，我们能采取的最重要的行动就是开发出颠覆性的流感疫苗，并为全球接种。这在科学上是可行的，尽管 CCIVI 报告得出的结论是，只有美国政府拥有必要的基础设施和资源。我们只需要最优秀科学家的创造性想象、政策领袖富有远见的支持、技术和财政投入、必要的项目管理结构。我们希望其他国家的政府、慈善组织、疫苗制造商和世界卫生组织乐意参与这种努力。最乐观的情况是，未来 7～10 年里，我们需要每年 10 亿美元的投资，来实现以上目标。这个数字差不多就是我们目前每年研究 HIV 疫苗上的投资，而且我相信，让流感疫苗发挥作用的机会更大。在另一场灾难性的大流行病抓住机会暴发之前，给世界大部分人口接种疫苗，这在短短几个月内拯救的生命可能比过去 50 年里美国所有急诊室拯救的患者还要多。

优先事项 2：建立一个国际组织，紧急处理关于抗生素耐药性的各方面问题。

政府间气候变化专门委员会由世界气象组织和联合国环境规划署于 1988 年创立，旨在"基于能够找到的科学信息，对气候变化及其影响的所有方面开展评估，以制定切合实际的应对策略"。自那之后，在关于气候变化的所有方面，政府间气候变化专门委员会都名副其实地发挥着科学权威、道德良知的作用。解决抗生素耐药性问题也必须要有类似的模式。同气候变化一样，抗生素耐药性是全球性的危机，无法靠某一个国家或地区解决。温室气体不管源自哪里，都存在于整颗行星周围的大气中，具备抗生素耐药性的病毒、细菌和寄生虫也是一样，不管它们在哪里进化繁衍，都会传播到世界各地。通过联合国的授权成立像政府间气候变化专门委员会这样的抗生素耐药性专门小组，需要发达国家的支持和资源。

优先事项 3：支持流行病预防创新联盟的任务并大幅度扩展其范围，加速综合性公私合作疫苗的研究、开发、制造和分配，以防控当前或可能有关键的区域性影响的疾病。

显而易见，我们迫切需要疫苗来防范具有关键的区域性影响的疾病的病原体。然而除了一小群公共卫生专业人士和疫苗行业专家，人们并未明确意识到，研究、开发和分配这些疫苗的国际体系已在瓦解，几近崩溃。我们不该争论为什么政府和慈善组织必须向私营制药公司提供大量支持，以确保我们在有需要的情况下随时随地都能得到疫苗。

流行病预防创新联盟代表了在获得这类疫苗方面的第一个实质性进展。它是一种新型伙伴关系，由美国政府、欧盟政府、印度政府、盖茨基金会、惠康基金会、全球疫苗免疫联盟、世界经济论坛、主要疫苗制造商组成。挪威除了通过欧盟参与其中，还同流行病预防创新联盟建立了单独的伙伴关系。

我最担心的是流行病预防创新联盟的想法不够远大。流行病预防创新联盟最初几年的年度资金规模预计控制在 2 亿美元以内。但当我看到其"投资组合"方案，项目包括急需的疫苗和让疫苗获得批准、购买和分配所需的资源时，我相信每年拿出 10 亿美元赞助这一项目，将在拯救生命、挽回直接和间接经济成本两方面提供巨大的回报。利益相关各方都坐在会议桌前，来实现这一切，只看他们是否接受和支持这种更加高歌猛进的做法。一旦我们拥有了这些疫苗，我们要在出现毁灭性流行病之前用上它们。这就是全球疫苗免疫联盟和世界卫生组织需要进一步扩大流行病预防创新联盟使命之处。想象一下，我们今天可以发起大规模的埃博拉疫苗接种行动，为非洲所有具有潜在风险的人群接种，包括医护工作者、救护车司机、公共安全工作者和丧葬业成员，或者我们可以给阿拉伯半岛的医护工作者和放牧骆驼者接种 MERS 疫苗。以上两个案例中，我们都可能阻止大规模疫情再度发生。

解决缺少关键疫苗这一问题的同时，我们还需要解决缺少关键诊断性检测的问题，特别是对那些能够导致突发的区域性流行病的传染病进行检测。诊断性检测对于识别和控制传染病暴发是必不可少的，那些能够在患者床边迅速而准确完成的诊断尤其重要。例如，无法对西非的埃博拉患者进行快速可靠的诊断，是造成病毒迅猛传播的因素之一。除非有短期财政激励诊断性检测技术的研发公司，让它们有动力创造针对埃博拉、寨卡或其他未来会出现的病原体的检测技术，并进行市场推广，否则在下一场危机到来前，我们就不可能用上这类检测手段。如果想从公共卫生和医疗保健方面改善新发感染的状况，我们就需要一项类似流行病预防创新联盟的全面的国际性倡议，来解决这个重大缺陷。

优先事项 4：建立防控伊蚊传播疾病全球联盟，与比尔和梅琳达·盖茨基金会的疟疾防治战略"加速清零"进行配合。

迫切需要将蚊虫防制科学与实践带入 21 世纪。过去 40 年里，出现了不少由埃及伊蚊传播的、引人注目的流行性虫媒病毒病。同一时段内，此前为伊蚊的防制研究和专业培训提供的高水平投资与承诺实际上已经消失了。目前我们迫切需要蚊虫防制科学与政策方面的专家，为伊蚊防制工具制定有效的整体战略，并开始研究杀虫剂等新工具。为了提供这种领导能力，世界范围内的伊蚊生物与防制专家已经提议创立一个全球联盟，由那些从预防伊蚊传播疾病中能够获利的国际机构组成，将其定名为防控伊蚊传播疾病全球联盟。成员将包括各国政府、非政府组织、国际资助机构和基金会。这个联盟将根据章程建立，设有委员会，由来自各成员组织的代表构成。

联盟的资金来源需要经过协调，以开发、管理、实施项目。我们相信，每年 1 亿美元的初期投资就会有效。美国政府应当带头支持这个项目，位于"伊蚊带"的其他国家也应当给出可观的投资。防控伊蚊传播疾病全球联盟的活动将需要同世界卫生组织密切配合，然而如前所述，世界卫生组织不具备主要的虫媒疾病相关的资源或专门知识。

盖茨基金会已经发起了一项名为"加速清零"的重大行动，来对抗疟疾这种由按蚊传播的疾病。到目前为止，其成果让人钦佩。虽然伊蚊和按蚊的生物学特征差异颇大，因此相应的防制措施也极为不同，但是防控伊蚊传播疾病全球联盟和盖茨基金会的活动若能协调开展，将有利于共享研究活动，如开发有效的、安全的新型杀虫剂。

优先事项 5：全面执行生物防御特别研究小组（Blue Ribbon Study Panel of Biodefense）在两党报告中的建议。

2015 年 10 月的报告是一份具有里程碑意义的文献，它为我们指明了路线，告诉我们应如何最大限度地为美国或世界其他区域出现的生物恐怖袭击做好准备。报告的结论称："美国对生物威胁的准备不足。民族国家、独立恐怖分子（通过生物恐怖主义）和自然本身（通过首次暴发或卷土重来的传染病）对我们造成威胁。虽然生物威胁可能无法避免，但它们对我们国家的影响程度并不是不可控制的。"

今天，这份报告恐怕正在华盛顿官僚机构的书架上蒙尘。下一届政府和国会应当将执行这份报告中的 33 条建议列为最高优先事项。正如前海军部长理查德·丹齐格对研究小组所言，"我们必须在哪些事情上未雨绸缪，其实由不得我们自己选择"。

优先事项 6：创建一个类似国家生物安全科学咨询委员会的国际组织，以尽量减少利用 DURC 和 GOFRC 传播可能引发大流行病病原体的风险。

虽然我们一直对国家生物安全科学咨询委员会的成绩感到不满，但在解决当前和未来 DURC 与 GOFRC 带来的挑战方面，它却依然引领着世界。我希望，国家生物安全科学咨询委员会可以进行下一步工作，就按照第 10 章里为他们提出的如何解决其他问题的建议来做。与此同时，DURC 和 GOFRC 工作会继续在世界各国进行。

此外，需要建立一个类似国家生物安全科学咨询委员会的组织，在全球范围内找到一种方法，就 DURC 和 GOFRC 工作地点和方式达成共识。这个国际组织需要听取行业内专家的指导意见，不光要重视来自美国的专家，也要听听全世界的声音。我们不会幻想用这种方法去制止一切新兴技术有意或无意的滥用。然而，不尝试去制止滥用是不负责任的。

优先事项 7：认识到结核病、艾滋病、疟疾和其他威胁生命的传染病照样是重大全球卫生问题。

集体忽视结核病、艾滋病、疟疾的代价，全世界都承担不起。2014 年时，据估计全世界有 3 690 万人感染了 HIV，导致 120 万人死于艾滋病。根据 2015 年的统计数字，估计有 960 万例结核病，导致 110 万人死亡。同年还有 2.14 亿例疟疾，导致 438 000 人死亡。我担心世界还没有彻底认识到，为什么未来控制结核病和艾滋病病例数量的任务将更加艰巨，更不用说大幅度减少病例了。

2014 年时，据估计只有 63% 的活性结核病例被上报给了世界卫生组织，这意味着超过 300 万已感染或可能感染结核病的人未能确诊或上报。结核病的控制，通常在已感染 HIV 的人群中展开，无法获得足够的资金，再加上日益严重的耐抗生素结核感染问题，对全球控制来说并不是个好兆头。随着同伊蚊有关的疾病卷土重来，我们痛苦地认识到，如果停止努力，过去取得的公共卫生成果可能很快就会丧失。发展中国家的特大城市中，结核病控制面临的挑战只会更加艰难。

艾滋病领域也有些相同的社会力量参与其中，特别是在发展中国家。一项名为"无艾滋病世界"的运动期待着某一天能出现有效的疫苗和治愈艾滋病的方法。这是一个美好的愿望，可是它如果让我们产生错误的希望以为我们即将战胜 HIV，就可能导致各国政府甚至是为 HIV 项目提供充足资金的慈善组织降低紧迫感。

最近来自亚洲国家特别是菲律宾的报告表明，最新的 HIV 感染人数创历史新高，还有报告称，非洲感染 HIV 的新病例数量越来越多，超过了"总统艾滋病紧急救援计划"有望提供治疗的人数，这些都证明了这一挑战有多么巨大。今天在我们的公共卫生计划里，没有任何内容支持联合国设定的 2030 年消灭艾滋病的目标。

对于控制疟疾的可能性，我的看法更加乐观，因为盖茨基金会提出了富有进取精神的"加速清零"倡议。时间会证明一切。再说一次，我们也必须记住伊蚊的教训，我们写下这段文字时，它们正在委内瑞拉肆虐。1961 年时，委内瑞拉是世界上第一个被证明消灭了疟疾的国家。但如今由于国民经济崩溃，成千上万陷入经济困境的委内瑞拉人迁移到丛林矿区寻找黄金。他们所在的潮湿金矿是传播疟疾的按蚊理想的繁殖场所。那些感染疟疾的人回到了他们在城市的家中，在肮脏的城市环境里传播疾病，那里的居民没钱购买药品、获取医疗服务、喷洒药剂、防制蚊虫。所以在 2016 年疟疾气势汹汹地回归。这生动地提醒我们，公共卫生与生活的所有方面紧密交织。

优先事项 8：预测气候变化的影响。

我们在第 4 章里已经详细阐明，有 4 种重大事件足以影响整个地球，气候变化和灾难性的大流行病就位列其中。尽管气候变化可能不会影响大流行病发生的概率，可是它必然会对其他传染病的发病率产生重大影响。如果我们把传染病想象成火，气候变化便是燃料。随着气候变化，某些传染病，比如病媒传播疾病，会让更多的人面临潜在风险，因为蚊子和蜱虫会出现在此前没有出现过的地区。

气候变化还将影响降水模式，引发洪水和旱灾，导致饮用水和作物灌溉用水严重短缺。由于海平面上升，密集群居的人类和动物必须大规模地从沿海低地迁走，特别是像孟加拉国这样的地方。缺乏安全的水源加上缺乏安全的食物，二者创造了增加传染病风险的完美"配方"。

我们只是刚刚开始理解气候变化对人类传染病和动物传染病的潜在影响。我们必须维持强有力的研究和疾病监测项目，以更好地理解和应对这一新常态。

优先事项 9：采用"同一健康"的方法，处理世界范围内的人类疾病和动物疾病。

整本书中，我们强调了人类与动物的交互对传染病的出现和传播具有重要意义。是时候将几乎所有人类传染病和动物传染病看作风险统一体来进行防控了。在公共卫生界，这场运动被称为"同一健康"。今天，我们拥有处理人类健康问题的世界卫生组织，还有世界动物卫生组织。世界动物卫生组织的主要职责是协调、支持和促进动物疾病控制。从动物卫生的角度来看，创建独立组织是合理的，例如，某些传染病对食用动物有着重大经济影响，人类却不会患上。然而，除非我们将人类疾病和动物疾病视为一个学科，否则我们将在努力预防、控制人类传染病和动物传染病上处于不利地位。我们建议世界卫生组织、世界动物卫生组织，还有各国政府的人类健康机构和动物健康机构，创立"同一健康"的联合优先项目。

＊ ＊ ＊

现在要讨论的关键问题是，我们需要怎样的领导、指挥和控制体系，让这一切得以实现，能够有效且高效地处理我们在本书开头列举的关键问题：感染者是谁？是什么疾病？何时？何地？起源？传播方式？

我们危机议程的前提之一是，美国将不得不承担主要领导责任和大部分财政负担。G20 应当对全球公共卫生项目提供大力支持，然而考虑到国际支持相对缺乏，这种情况不大可能出现。大部分 G20 国家只给世界卫生组织提供了相当有限的财政支持，在应对关键的区域性疫情时基本缺位，在研发新的疫苗和抗生素药物上做出的努力也微乎其微。

针对 2014—2016 年西非埃博拉疫情期间世界卫生组织的表现，曾有许多内部和外部评审报告，这是对国际公共卫生界和世界卫生组织应对此类危机能力的重要评估。在讨论如何重组我们的全球公共卫生战略时，应当认真对它们加以考虑。然而报告中的建议只能被看作一个开端，而非完整的议程。例如，没有一份报告涉及我们前面已经指出的那些最优先的危机议程项目。

我们必须清楚地阐明我们需要怎样的全球公共卫生领导，考虑其他可选的方法。就像林肯麾下的将军来了又去，才能挑出一个领导联邦军走向胜利的人，我们可能也要经历国际公共卫生基础设施的若干次迭代，才能取得成功。

为了拯救我们自己和世界其他所有区域，我们美国人将不得不加快步伐。然而全世界也需要意识到，新水准的公共卫生领导、组织和问责制将涉及政府、私营部门、慈善组织和非政府组织。在对抗致命细菌的战争中，我们需要投入难以估量的资金，这是一方面；然而另一方面，任何一个真正参加过战争的人都会告诉你，要是没有领导、问责制、高效的指挥和控制体系，哪怕动用世界上所有的资源都无法取得多大成果。

　　我们坚信必须对世界卫生组织进行重大改革，首先是改变它的管理和成员国的财政支持，以便在面对 21 世纪的传染病世界时给出有效的公共卫生应对。如果实现不了这一点，我们就需要另起炉灶，建立一个能够完成这项工作的新国际组织或机构。这样一个机构的标志是，它有能力在战略和战术层面解决我们前面提出的危机议程。如果我们要在预防和控制传染病方面做出有意义的改变，美国政府就必须仔细考虑重整和重组我们自己的公共卫生项目。

　　劳里·加勒特是《逼近的瘟疫：失衡世界里的新发疾病》(*The Coming Plague: Newly Emerging Diseases in a World out of Balance*) 和《辜负信任：全球公共卫生的崩溃》(*Betrayal of Trust: The Collapse of Global Public Health*) 这两本重要著作的作者，她告诉我们："我不认为现在参与全球卫生工作的大多数人在看待问题与解决之道时，已经适应了 21 世纪的视角。我们着眼的还是 20 世纪的政治现实、20 世纪的技术、20 世纪看待问题规模的观点。我认为我们会陷入范式的困境，2017 年公共卫生学校教授这些问题时，就和 1970 年讲得一样简单。"

　　世界卫生组织由联合国管理，负责推进和保护全球健康。然而它有 194 个成员国，组成了世界卫生大会，享有平等的投票权。比尔·福吉向我们评论道:"想象一下,给一家有194位董事的公司当CEO!"

尽管享有平等的投票权,大部分成员国提供的财政支持却很少,而且日内瓦的总干事和各区域办事处都握有权威,彼此之间关系复杂且相当紧张。世界卫生组织多年来一直没有增加资金,事实上也没有赶在疫情暴发前采取行动的能力,难怪它会因2014—2016年西非埃博拉疫情期间的应对受到如此严厉的批评。尽管世界卫生组织应当已经从埃博拉的经历中吸取了教训,可2016年,它还是因为应对安哥拉和刚果民主共和国黄热病疫情时的表现,遭到了非洲国家和非政府组织的批评。

加勒特很不乐观地对我们说:"我实际上已经觉得,世界卫生组织不可能得到有效改革。可是我们能让它改善。我们或许不能没有世界卫生组织,但是说到底,为了得到我们真正需要的回应,为了得到我们迫切需要的在全世界范围内拯救生命的能力,我们需要的是一种完全不同的'思考',思考我们要做什么。"

或者如比尔·盖茨所言:"世界卫生组织没有资金去做很多事。它有几架飞机?它有几家疫苗工厂?我们不应该认为它会去做从未打算做的事情。"

然后是问责机制。世界卫生组织对世界卫生大会负责,这基本上意味着它对自己负责,或者说不对任何人负责。

加勒特指出:"所有现存体制都没有任何可落实的问责办法。没有'惩罚'。没有'点名批评'。失败、搞砸、故意说谎和隐瞒,都不用付出代价。这些都不会让你陷进严重的麻烦。如果说存在一个法庭来审判这些,那么就要靠公共舆论的法庭。然而公共舆论法庭的问题在于，过去以报纸的节奏发挥作用时，舆论可以散布得相当广泛。可在推特和图片墙（Instagram）的年代，注意力持续时间只有10秒，所以我们没有一个将'点名批评'转化为持续改革的机制。"

如果说传统科学界与政治界之外，有谁的声音能得到重视，那就是比尔·盖茨和最近的杰里米·法勒博士了。比尔和梅琳达·盖茨基金会，加上美国政府的投资，占了世界卫生组织预算的23%，这一定程度上让我们了解到盖茨基金会在国际公共卫生舞台上的影响力之大。杰里米·法勒最近让惠康基金会在全球卫生事业中扮演了几乎同等重要的角色。

哪怕只和盖茨进行过一次简短交谈，也可以从中明显看出，他花了大量时间关注这一领域的新近发展，而且不光是在基金会支持的领域。同样重要的是，将老话反过来讲，他做到说到。从TED演讲到《新英格兰医学杂志》，在公共卫生领域的各种场合，比尔·盖茨已经成了一位频频露面、口才出色的评论员、分析师和解释者。

我们第一次同他会面时，他提出了一个切实可行的计划：利用已经投入落实的人力和物力资源，在新疫情或流行病出现时发起第一轮攻击。

人们不希望［在公共卫生方面］为"备用能力"花钱。这些钱要花在军事上，花在火灾上。但我希望钱能花在流行病上，但恐怕不会如此。而且你永远不能确定"备用能力"究竟好不好用。我们正在开始根除疟疾的努力，这将一个地区接一个地区进行。我认定，我们应当让一个想法落实，就拿疟疾做个例子吧，当你在根除这种疾病时，有很多了不起的人在现场。他们知道怎样建立紧急行动中心，知道怎样考虑后勤，知道怎样传递信息，知道怎样应对恐慌。

我们应当说，这几千人实际上是处理流行病的"待命人员"。因为根除疟疾是一件超级重要的事务，我是它的头号支持者，将积极参与其中。根除疾病项目中好的方面是你可以让它中断。

在最坏的情况下，根除疟疾的努力中断了一年。好吧，疾病又开始传播，这很糟糕。可是它让那些待命人员提前做了面临流行病时需要做的事情。所以你就能明确地说："当我们遇到问题时，就让他们中的 30 个人去调查。""好，看起来可行？那就让他们都去做。"

根除脊髓灰质炎就是这样一种工作 [2014—2015 年西非埃博拉疫情期间，当地正在开展根除这种疾病的努力]。人们不承认，不认为它是正式的努力。但在尼日利亚，你能最清楚地看到这些。对，拉各斯当地 [负责公共卫生] 的那些人表现很好。然而这得到了负责脊髓灰质炎 [并且已经在这一区域工作] 的那些人的支持，他们来到前线，他们所工作的系统对埃博拉产生了重大影响。

我认为，将正在进行的根除疾病项目和应急储备项目联系起来，这两个项目都能得到更多关注，最终或许也能获得更多资源。

尽管上述方法可能很有用，然而它并不能代替一个能够对世界范围内的任何传染病威胁迅速做出有效的应对的组织。

如果世界卫生组织都不能满足我们的要求，那么又有谁能呢？

2014年时，美国政府发起了全球卫生安全议程，它是各国、国际组织、非政府利益相关者之间的合作项目，公开目标是"帮助各国提高应对能力，以帮助创造一个免受传染病威胁的安全世界，将全球卫生安全提升为国家和全球优先事项"。它现在有50个成员国，期望能够得到各国自愿的资金支持。包括世界卫生组织在内的若干组织担任顾问。

同世界卫生组织本身一样，我看不出全球卫生安全议程如何在危机议程中发挥真正的作用。它可能会加强一个国家的医疗服务体系，或许还能加强紧急响应能力。但在应对具有造成大流行病潜力，甚至具有关键的区域性影响的疾病方面，全球卫生安全议程能力有限。看看寨卡和黄热病这两个突发公共卫生事件就知道，全球卫生安全议程对于世界各国的疫情应对几乎没有发挥影响力。它对全球优先事项——如疫苗研发、应对抗生素耐药性等迅速增长的挑战——也几乎没有提供任何领导或支持。

同公共卫生、国家治理和国际治理领域的众多专家交谈过以后，我们相信，一个类似北约的条约组织将是强力应对传染病危机的最佳模式。成员国将预先提供资源、人力、财政支持，以便组织做好准备，在威胁变得明确时及时做出反应。

最困难的部分可能就是不谈政治。"如果能保证组织里的权威不会蓄意阻挠，条约组织就会发挥作用，"安东尼·福奇评论道，"但我不得不告诉你，这真的很难。"

* * *

在美国国内的防疫前线，在推动有效的公共卫生管理和实践以应对 21 世纪的挑战时，我们面临着自己的问题。作为一个国家，我们需要给领导层以权力——资源和决策能力——就像我们建立军事指挥结构一样，这会让决策者知道，他们的命令将得以执行，能够获得完成任务所需的资源。同样重要的是，这让指挥者们知道，他们要对做出的每一个决策直接负责。

斯图尔特·西蒙森曾在两任卫生与公众服务部部长手下工作，成绩斐然，他还与总统办公室频繁接触。他表示："关于国防的对话要比关于国家整备的对话成熟得多。"

西蒙森援引了前负责人汤姆·里奇的例子，他被乔治·W.布什总统任命为"9·11"事件后的第一任国土安全部部长。里奇希望建立一个功能性的运作模式，设立区域指挥部，各部由一名来自联邦应急管理局、海岸警卫队或其他一些机构的官员来领导，授予这些官员做出决策和调用人员、装备与资金以迅速处理紧急情况的权力。

里奇的想法未能成功，因为政府机构都不希望自己的权力被收归其中。

要想建立我们此处讨论的国家实体，最有效的方法可能需要政府部门重组。我们现在可能需要一个公共卫生部，它有自己的部长，此人可以整合卫生与公众服务部的资源，包括公共卫生局、国家卫生研究院、疾控中心、食品与药品监督局，以及农业部、国土安全部、国务院、国防部、内政部、商务部的相关机构。这个职位的权责将比今天的卫生与公众服务部部长更加集中。例如，联邦医疗保险和医疗补助服务中心——卫生与公众服务部负责监督非军事医疗服务的机构——2017 财政年度预算为约 1 012 765 000 000 美元，而合并后的美国疾控中心（包括传染病和非传染病），加上国家卫生研究院下属的国家过敏与传染病研究所年度预算之和是 16 616 000 000 美元。疾控中心和过敏与传染病研究所的预算仅仅是联邦医疗保险和医疗补助服务中心的 1.6%，因此很容易看出，卫生与公众服务部部长必须将大量注意力放在何处。就像国防部一样，这个新机构也应具有提前规划、做出全球快速应对的权限和能力。

在一次背景介绍会上，我向众议院议员做了关于寨卡病毒的说明。一位资深国会议员评论道，如果我们能证明每只蚊子实际上都是由"伊斯兰国"控制的微型无人机，我们就能得到想要的全部资金。

我们军事反应的关键组成部分是人员、武器系统、后勤支持、情报和外交。我们无法想象没有这些资源，也不会等到需要时才去采购。如果我们在地中海遇到危机，就会派出准备好的第六舰队战斗群，而非开始申请资金，去建造一艘航母、两艘驱逐舰、一队喷气式战斗机，还有其他所需的一切。

为了在我们目前对抗传染病威胁的战争中保持同等的准备，需要以下人员就位并准备好做出反应：公共卫生流行病学家、医生、护士、兽医、公共卫生学家、统计学家、监测技术人员、现场工作人员、实验室人员和他们都需要的支持性岗位。

武器系统包括疫苗、抗生素、杀虫剂、即时实验室检测、环境卫生工具（水井、管道系统、下水道）、蚊帐、综合性全球疾病监测系统。

在领导层方面，我不相信传统的公共卫生专业人员能够带领我们走出目前在传染病问题上的骄傲自满。我们需要能够看到甚至预见大局的人，知道怎样调动政府、科学界、私人机构的资源来面对我们的挑战。这些**危机议程**领导者需要对全球政治、区域政治和国家政治有独到理解、实践经验，还要对议程背后的科学有足够而关键的应用知识。他们需要某些和"二战"中负责"曼哈顿计划"的美国陆军工程兵团军官莱斯利·格罗夫斯准将相同的组织才能。他们必须激励政府和公众支持危机议程，就像肯尼迪总统激励美国实施登月计划那样。

我们清楚，我们提出的上述建议难以实施，而且需要投入大量金钱、人员、外交努力、政治力量和勇气。然而这并不会减少它的必要性。我们不应该等到事情发生了才做出反应。这些点就在那里，等着我们去连成线。寨卡病毒让我们震惊，但本不应该如此。埃博拉、黄热病、基孔肯雅热或其他许多疾病让我们震惊，但本不应该如此。如果明天的危机是马雅罗病毒、尼帕病毒、拉沙热、裂谷热或一种新型冠状病毒引起的，我们也不应该震惊。

如果在未来我们对致命流感毒株造成的大流行病没有做好准备，或者抗生素不再能防止普通感染引起严重或致命的疾病，我们当然不能说之前没有收到警告。因为我们已经有了警告和解决方案，需要的只是采取行动。

普通公民能怎么做呢？这些确实都是全球性重大问题，需要强有力的领导者和政策制定者做出全球性的重大应对举措。然而普通公民可以要求政府采取行动。例如，2016 年夏天，如果我们的立法者不通过为寨卡病毒提供资金的两党法案，就休想从国会山溜走。我们要让他们悬崖勒马，让他们清楚地知道，党派政治在公共卫生政策或行动当中没有容身之地。我们需要草根政治行动，就像普通人在其他议题上影响国会那样。

传染病研究与政策中心倡导用最好的科学来落实具有前瞻性的、无党派的公共政策。我愿意相信，在这些议题上我们是公民的代表。如果你想了解更多关于传染病研究与政策中心的最新消息，可以在我们的网站（www.cidrap.umn.edu）关注相关新闻和别的信息。不收取任何费用，信息每天更新，即使你不是医师或科学家也能理解。

如果我们确实做了我们该做的，开始提出质疑和要求，我们的领导人也确实开始承担在公共卫生方面的责任，我们提议和赞同的一切就能完全消除传染病的威胁及其对世界各地现代生活造成的严重影响乃至危害吗？当然不是。然而我们能做的是，通过必要的集体意志和资源投入，使世界上更多的人，特别是我们的子孙后代，有机会过上正常、快乐、积极的生活。我们可以把无数令人痛苦的死亡换成善终。

这就是我们所希望的一切。

致　谢

来自迈克（迈克尔的昵称）：

从我在家乡艾奥瓦州的童年，到这本书写作之时，我受到了许多人的指导，他们不知疲倦、无私奉献。我对那么多人的爱意和感激难以言表，他们支持着我并点燃了我的公共卫生事业梦想。要是没有莱斯和拉维恩·赫尔、萨拉·希尔，这一切都不会发生。此外，伦恩·布鲁斯、汤姆·考尔金斯、大卫·邓克利、肯恩·朗普曼、欧尼·卢班、马文·斯特赖克和已故的吉姆·伍顿教会了我，要努力有所作为。

在路德学院，我的科学与人文教育融合在一起，形成了看待世界的"正确方式"。绰号"博士"的戴夫·罗斯林博士负责带领我走过这个过程，至今仍支持着我。还有他那些擅长给人启迪的同事——温迪·史蒂文斯、吉姆·埃克伯拉德博士、罗杰·克努森博士、菲尔·里坦博士、约翰·乔思泰姆博士，和已故的鲁斯·卢伦，以及他们的配偶。

1975 年，我自路德学院进入明尼苏达大学公共卫生学院就读，再也没有离开。哪怕是在明尼苏达州卫生部门工作的 24 年里，公共卫生学院也一直是我的学术家园。到校后不久，已故的雷克斯·辛格教授就成了我的学术"点金石"、一对一指导教师、亲密朋友。辛格教授给我和他指导过的好几百人留下了不可估量的遗产。

就像在路德学院时一样，由最优秀、最聪明的资深教师组成的团队让我受益良多，他们对我和我的工作浇注了大量心血，我受之有愧。这些人包括已故的院长李·斯托弗、院长马克·贝克尔博士和约翰·芬尼根博士，还有已故的 R.K. 安德森博士、韦尔维·格林尼博士、伦纳德·舒曼博士、康拉德·斯特劳布博士。后来，弗兰克·塞拉博士、亚伦·弗里德曼博士、布鲁克斯·杰克逊博士、塔克·勒比恩博士继续支持我。

巴里·利维博士聘用我到明尼苏达州卫生部门工作，对我这个刚刚开始成为研究生的孩子寄予厚望。我和我的团队从一群欠缺经验的年轻流行病学家，变成一个能够破解最困难传染病谜团的精干团队。在那里，我有幸指导过两个最后超越了他们老师的人：克里斯汀·摩尔和克雷格·海德伯格，如今他们都在明尼苏达大学工作，在我珍重的职业和人际关系清单上居于顶端。克里斯汀是传染病研究与政策中心的医学负责人，而克雷格是环境健康科学系的教授。明尼苏达州卫生部的以下成员也为我的职业生涯做出了重大贡献：玛丽·麦当娜、阿什顿修女、克里斯滕·埃雷斯曼、扬·福尔方、琳达·加布里埃尔、艾伦·格林、已故的杰克·科尔拉斯、阿姬·莱斯瑟尔、琳恩·梅塞德斯、迈克尔·摩恩、特里·奥布莱恩、琼·兰贝克、玛丽·希恩、约翰·沃什伯恩、凯伦·怀特、扬·维尔、杰弗里·本德尔博士、约翰·贝瑟博士、理查德·丹尼拉博士、凯西·哈里曼博士、露丝·林菲尔德博士和柯克·史密斯博士。

如今，传染病研究与政策中心是我的职业家园。多亏了迈克尔·奇雷西和凯瑟琳·罗伯茨，它的创立才成为可能。除了克里斯汀，吉尔·德鲍尔和伊莱恩·科里森都是卫生部门的老兵，他们共同组成了领导团队。我对他们致以无限尊敬和钦佩。马蒂·海伯格·斯温是传染病研究与政策中心创立时的成员之一，也是地球上数一数二的编辑。朱莉·奥斯特洛夫斯基、丽莎·施涅林格和吉姆·瓦珀斯也都是非常宝贵的同事。传染病研究与政策中心前员工亚伦·德斯蒙德、卡琳娜·米洛索维奇和罗伯特·鲁斯的慷慨奉献造就了今天的我们。我以前带过的博士生尼古拉斯·凯利也是传染病研究与政策中心员工，他教给我的东西，和我教给他的一样多。过去 15 年里，朱迪·曼蒂和劳雷尔·奥尼尔负责日常运营。他们是我的"空中交通管制员"和现实的试金石。

传染病研究与政策中心之所以能够继续努力，是因为有理解我们任务重要性的捐助者慷慨解囊，特别是本特森基金会和劳瑞·本特森、朱迪·达奇尔的坚定出资。

"9·11"事件后，卫生与公众服务部部长汤米·汤普森让我分出一定时间，除了在明尼苏达大学工作，还担任他的特别顾问。我身兼两职近 3 年，这段时间里，我发现他是个有活力、有远见、有爱心的领导，同他成了亲密朋友。我还有幸同他的后继者迈克尔·莱维特密切合作，不管是个人还是职业方面，我都对这位领导者极为尊敬。斯图尔特·西蒙森在这两位部长手下担任过重要职务，在美国政府高级官员中，他的能力、谦卑、学养数一数二。

我有幸得到了本领域几位巨擘的无价指导和坚定支持：已故的威廉·帕特里克和已故的威廉·豪斯勒博士、爱德华·卡斯博士、约书亚·莱德伯格博士、威廉·里弗斯博士、谢尔登·沃尔夫博士、昵称"杰克"的约翰·伍德尔博士、威廉·福吉博士、菲利普·拉塞尔博士、阿尔弗雷德·萨默博士。

谢谢你们，特别的朋友和最尊敬的同事：马苏德·阿明博士、爱德华·贝朗吉亚博士、露丝·伯克尔曼博士、塞斯·伯克利博士、罗伯特·鲍曼博士、贝基·卡朋特博士、盖尔·卡斯尔博士、詹姆斯·柯伦博士、杰弗里·戴维斯博士、马丁·法韦罗博士、大卫·弗朗茨博士、布鲁斯·耶林博士、理查德·古德曼博士、丹·格拉诺夫博士、杜安·古布勒博士、玛格丽特·汉堡博士、佩妮·希顿博士、托马斯·轩尼诗博士、基思·亨利博士、詹姆斯·休斯博士、大卫·英格巴尔博士、艾伦·金德博士、艾米·基尔舍博士、约珥·库里茨基博士、乔迪·兰纳德博士、莫妮可·曼苏拉博士、托马斯·莫纳斯博士、特鲁迪·墨菲博士、詹姆斯·尼顿博士、杰拉尔德·帕克博士、菲利普·彼得森博士、乔治·波斯特博士、大卫·雷尔曼博士、彼得·桑德曼博士、帕特里克·施利维特博士、詹姆斯·托德博士、普利蒂什·托什博士、大卫·威廉姆斯博士。还有约翰·巴里、理查德·丹齐格、苏珊·埃利希、拉里·戈斯丁、戴安娜·哈维、安·莱昂、吉娜·普格利泽、唐·谢尔比、珍妮特·休梅克、克里斯汀·斯陶弗、萨拉·扬格尔曼。

有两个人对我职业生涯、个人生活的支持值得我致以最深切和特别的感谢、欣赏、爱意：朱莉·戈贝尔丁和沃尔特·威尔逊是备受尊敬的同事，在各方面也都与我情同兄弟姐妹。

我在美国国家卫生研究院的合作者也在诸多方面支持着我们的工作。在我们这一行里，安东尼·福奇博士是个至关重要的人物，然而我最珍视的是我们30多年来的特殊友谊。国家卫生研究院的其他人，包括已故的约翰·拉蒙塔涅博士，和卡罗尔·海尔曼博士、琳达·兰伯特博士、帕姆·麦金尼斯博士、黛安·波斯特博士。还要感谢格雷格·福克尔斯。

约翰·施瓦茨同我合著了《活生生的恐怖》一书。直到今天，我都感激他作为才华横溢的作者和朋友同我分享了经验。

最后但同样重要的是，这本书也关乎我的家庭，也为了我的家庭而写。我只能想象，如果我们同传染病的斗争不改变方向，你们，我的孩子与孙辈，未来的世界将是什么模样的。要是我能做些什么来改变这一方向，我的整个职业生涯就都值得了。

来自马克：

我总是依赖两个学医的兄弟罗伯特和乔纳森·奥尔沙克博士，加上罗伯特的妻子杰奎琳·劳林博士的知识、经验和建议。他们的职业生涯和对患者的照顾是对我已故父亲贝内特·奥尔沙克博士生生不息的致敬。

30多年来，我与电影制作上的搭档拉里·克莱因合作。这让我获益良多，他在业内堪称顶尖编导，他的洞察力足够强，多次请迈克担任项目参与者和顾问。拉里的影响贯穿全书。

　　马蒂·贝尔是杰出的作家、百老汇制作人，如今还是名政治倡导者。他让我开始写书，对我来说一直是鼓励、支持和灵感的源泉。每名作者都应当有一批文友。我的文友有幸包括：杰夫·迪弗、埃里克·德泽霍尔、约翰·吉尔斯特拉普、吉姆·格雷迪、拉里·利默尔、丹·莫迪尔、彼得·罗斯·朗格、吉姆·雷斯顿、格斯·鲁索、马克·斯坦因、詹姆斯·斯旺森、约珥·斯威德洛、格雷格·维斯迪卡。

　　我妻子卡洛琳不光是我在所有事情上的伙伴，也是陪我经历所有冒险的热情旅伴和代理、经理、顾问、激励者。我爱你胜过一切，没有你就没有我今天的成就。

＊ ＊ ＊

　　这本书是一次真正的合作，然而不光是在我们两个作者之间。

　　我们团队的最高层是编辑特蕾西·比哈尔，她对我们有信心，也有眼光预见到这本书可能的模样。她的扶持、建议、温和的刺激、一丝不苟的校订从头到尾引领着我们，塑造着我们的叙事，打磨着我们的信息。对任何作者来说，能拥有像特蕾西这样的编辑和朋友都足够幸运。值得高兴的是，利特尔与布朗出版社的高级副总裁兼出版人里根·亚瑟也具有上述那些品质，他同样自一开始就相信我们。

　　我们的代理人，弗里欧文学管理公司的弗兰克·魏曼很快就对这个项目产生了热情，指导我们完成提案和陈述，并在写作的每一个步骤鼓励我们。

　　除了上面已经提到的那些人，我们也非常感谢你们对这本书的巨大贡献：巴里·比蒂博士、马丁·布莱泽博士、詹姆斯·柯伦博士、女爵士莎莉·戴维斯博士、劳里·加勒特、比尔·盖茨、杜安·古布勒博士、罗恩·克莱因、马琳·麦肯纳、勋爵吉姆·奥尼尔博士、斯图尔特·西蒙森、布拉德·斯佩尔伯格博士、劳伦斯·萨默斯博士。感谢朱莉·克莱门特对我们关注的广泛领域的研究和更新。

　　借此机会，我们以爱和感激之情缅怀已故的代理人兼朋友史蒂文·保罗·马克，他自一开始就鼓励我们，让我们和弗兰克聚到了一起，对这个项目的开展至关重要。我们非常想念他。

　　最后还有绰号"D.A."的唐纳德·安斯利·亨德森博士，他在我们完成这本书后不久去世。D.A. 是一位坚强、勇敢的真正世界英雄。他领导的根除天花行动，可能让他成了历史上令最多人免于过早死亡的人。在辉煌的职业生涯中，D.A. 是富有远见的公共卫生专家、鼓舞人心的导师、强有力的道德典范、非常亲爱而特别的朋友。他以自己的一生为榜样，向我们所有人展示了人类的潜力。